职业教育工学一体化课程改革规划教材·老年服务与管理系列
北京劳动保障职业学院国家骨干校建设资助项目
总主编 王建民

老年生活照料

主　编　王文焕

副主编　陈捷文　黄文杰　许川资

　　　　付　玉　郝莹莹

U0385857

中国人民大学出版社
·北京·

图书在版编目（CIP）数据

老年生活照料/王文焕主编．—北京：中国人民大学出版社，2015.2
职业教育工学一体化课程改革规划教材．老年服务与管理系列
ISBN 978-7-300-20410-9

Ⅰ.①老… Ⅱ.①王… Ⅲ.①老年人-家庭-护理-高等职业教育-教材 Ⅳ.①R473.2

中国版本图书馆 CIP 数据核字（2014）第 297669 号

职业教育工学一体化课程改革规划教材·老年服务与管理系列
北京劳动保障职业学院国家骨干校建设资助项目
总主编　王建民
老年生活照料
主　编　王文焕
副主编　陈捷文　黄文杰　许川资　付　玉　郝莹莹
Laonian Shenghuo Zhaoliao

出版发行	中国人民大学出版社		
社　　址	北京中关村大街 31 号	邮政编码	100080
电　　话	010 - 62511242（总编室）	010 - 62511770（质管部）	
	010 - 82501766（邮购部）	010 - 62514148（门市部）	
	010 - 62515195（发行公司）	010 - 62515275（盗版举报）	
网　　址	http://www.crup.com.cn		
经　　销	新华书店		
印　　刷	天津鑫丰华印务有限公司		
开　　本	787 mm×1092 mm　1/16	版　　次	2015 年 5 月第 1 版
印　　张	13.5	印　　次	2024 年 1 月第 5 次印刷
字　　数	355 000	定　　价	28.00 元

北京劳动保障职业学院国家骨干校建设资助项目

编 委 会

贾　真	北京京北职业技术学院	雷　雨	重庆城市管理职业学院
齐玉梅	荆楚理工职业学院	刘　琼	北京京北职业技术学院
马丽娟	东北师范大学人文学院	王　允	大连职业技术学院
许川资	CFU家庭支持资源中心	曲　波	东北师范大学人文学院
杨　萍	北京市华龄颐养精神关怀服务中心	王鹏云	中国科学院心理研究所
黄文杰	东北师范大学人文学院	陈捷文	甘家口社区卫生服务中心
刘世文	东北师范大学人文学院	肖品园	北京京北职业技术学院
赵　强	北京鹤逸慈老年生活用品有限公司	邢　媛	北京鹤逸慈老年生活用品有限公司
王红歌	北京鹤逸慈老年生活用品有限公司	程俊飞	北京无障碍设施中心
苏兰君	北京信息职业技术学院	欧阳青	禄祥源（北京）科技发展有限公司
朱军伟	邢台学院	薛　齐	北京劳动保障职业学院
张　妍	北京劳动保障职业学院	张　洁	用友新道科技有限公司
章艳华	淮安信息职业技术学院	肖三喜	北京市海淀区职工大学
杨爱春	北京诚和敬投资有限责任公司	贾金凤	北京市朝阳区寸草春晖养老院
崔文一	北京英智康复医院	王艳蕊	北京市乐龄老年社会工作服务中心
韩艳萍	东北师范大学人文学院	尚振坤	北京市第一社会福利院
付　玉	东北师范大学人文学院	郝莹莹	甘家口社区卫生服务中心
惠普科	北京劳动保障职业学院	徐海峰	北京劳动保障职业学院
弓永钦	北京劳动保障职业学院	张艳宁	临沂职业学院

总　序

　　中国的老龄化趋势日趋严峻，养老服务人才严重短缺，为了加快养老服务人才培养的步伐，北京劳动保障职业学院与同类院校、行业企业专家共同编写的国内首套"老年服务与管理"专业系列教材终于开始出版发行了。作为整个系列教材立项的支持者和编写过程的见证者，我感到无比兴奋与欣慰。

　　第一，本套教材的推出是促进专业发展的"及时雨"。21世纪的第一个十年刚刚过去，我国老龄人口已经突破两个亿，老龄社会已经快速到来。老年服务业开始成为"夕阳事业中的朝阳产业"，老年服务人才已经成为老年服务企业竞相争抢的对象。面对老年服务产业人才短缺现状，不少具有战略眼光的高职和中职院校纷纷开设老年服务类专业。然而，教材的短缺已经成为制约专业教学发展的重要瓶颈之一。在此时推出本套系列化教材可谓"好雨知时节"，"久旱逢甘霖"，某种程度上可以说填补了国内空白，相信一定会很好地满足老年服务类专业教学的迫切需要，发挥其应有的作用。

　　第二，本套教材是真正以能力为导向的项目化教材。项目化教材是"坚持能力为重"的最好体现。《国家中长期教育改革和发展规划纲要（2010—2020年）》关于"坚持能力为重"是这样论述的："坚持能力为重。优化知识结构，丰富社会实践，强化能力培养。着力提高学生的学习能力、实践能力、创新能力，教育学生学会知识技能，学会动手动脑，学会生存生活，学会做事做人，促进学生主动适应社会，开创美好未来。"职业教育改革的实践证明，能力不是教师"讲"出来的，不是学生"听"出来的，能力是靠学生自己动手、动脑"练"出来的，而项目和任务是训练能力的最好载体。参与教材编写的专家和老师们高度认同这些观念，所以，本套教材打破了传统的"知识体系"，确立了现代职业的"能力体系"；改变了惯常的"章、节"编写体例，创建了以项目和任务贯穿始终的新体例。而且，每一个项目和任务都不是孤立存在，而是根据具体的工作情境设计出来的。因此，这是一套真正意义上坚持能力导向的项目化教材。使用本套教材的学生，定会成为学习的真正主体，在教师的引导下，靠项目和任务的驱动去学习知识、创新方法，在完成一系列项目和任务的过程中提高分析问题和解决问题的能力。

　　第三，本套教材是学校、企业、行业多方合作的结晶。《教育部关于全面提高高等职业教育教学质量的若干意见》（教高2006年16号文）对如何进行教材建设明确提出："与行业企业共同开发紧密结合生产实际的实训教材，并确保优质教材进课堂。"在本套教材的编者中，既有企业实践一线的业务骨干和管理者，又有养老行业的知名专家。企业专家贡献他们的实践经验，为教材提供真实的案例；行业专家发挥他们的战略思维优势，为教材开发指明方向。教材中涉及的学习项目和典型工作任务都是专业教师和行业、企业专家一起从实际工作中提取出来的，切合实际，便于教与学。

第四，本套教材是学院国家骨干校建设结出的硕果。北京劳动保障职业学院 2011 年被评为国家骨干高职建设院校，其中项目化课程改革是骨干校建设的一项重要内容。"三年磨一剑，今日把示君"，经过三年艰苦努力，学院不仅在办学硬件方面提升了一个档次，而且在专业建设方面也打磨出了一批精品专业。其中"老年服务与管理"专业成为学院的品牌专业，在北京市乃至全国高职院校中都享有一定的知名度。该专业的所有核心课程都完成了项目化课程改革，并随之产生了相应的项目化校本教材。有观念的改变和课程改革经验的积累，才能编出优秀的教材，从这个意义上讲，本套教材的产生是学院国家骨干建设结出的硕果。

本套系列教材共 16 本，几乎涵盖了"老年服务与管理"专业所有专业基础课和专业核心课，这是一项浩大的工程。我为北京劳动保障职业学院专业教师的勇气和能力感到骄傲，为多位行业、企业专家能够积极参与到教材编写中来而深深感动。祝愿这套系列教材能为全国有志于为老年事业服务和奉献的同行们提供教学和培训参考，为促进中国老年事业健康发展贡献自己绵薄的力量！

北京劳动保障职业学院院长、教授　李继延博士

2014 年 12 月 10 日

前　言

　　中国人口的快速老龄化，使得我国为老服务的各种需求越发迫切。由于衰老的原因，老年人出现各器官功能的衰退，同时罹患多种慢性疾病，日常生活活动出现困难，需由他人帮助。另外，老年人口高龄化的发展趋势，将带来高龄老年人的照料看护需求大大增加；加之家庭规模日益小型化，使空巢家庭比例不断提高，家庭对老年人的照料功能日益减弱。当子女在现代社会中忙碌着自己的事业与生活并无力无暇兼顾其长辈时，老年人的照料服务急切地呼唤着社会的回声。

　　老年人的生活照料绝不仅仅是靠生活经验就能做好的，它是一项包含一定科学知识的专业技能，为了保证老年人的安全舒适，必须在经过专业教育培训的基础上，为老年人提供更好的生活照料服务。这也是一名合格的养老护理员必须具备的技能。为此，我们组织了行业企业专家，在广泛借鉴国内外养老经验的基础上共同编写了这本教材。本教材深入贯彻党的二十大精神，全面融入社会主义核心价值观，全书贯穿现代养老观念，以实用技能为主线，重点介绍在为老年人提供生活照料服务中的核心技能。本教材采用目前广受推崇的项目化编写体例，通过任务驱动将理论知识与实践技能连接起来，并提供大量的延伸阅读、案例思考等栏目，增加了趣味性和可读性，特别适合高职院校相关专业的课程教学及一线养老护理人员的技能培训使用。

　　本书是校企合作、集体智慧的结晶，由北京劳动保障职业学院王文焕担任主编，副主编包括甘家口社区卫生服务中心护理部主任陈捷文、东北师范大学人文学院讲师黄文杰及CFU家庭支持资源中心主任许川资、甘家口社区卫生服务中心郝莹莹及东北师范大学人文学院教师付玉。具体分工为项目一和项目七由黄文杰、付玉编写，项目二、项目三和项目六由王文焕编写，项目四、项目五和项目八由陈捷文、郝莹莹编写，项目九由许川资编写。主编除编写本书的部分项目外，还负责全书总体框架和编写提纲的设计、研讨和确定，并负责统稿及对部分参编人员的稿件进行适当的调整和修改。

　　本书在编写过程中，得到了北京大学护理学院刘宇副教授、北京劳动保障职业学院工商管理系主任王建民教授的大力支持与帮助，在此一并表示感谢。

　　由于时间紧迫及编者水平所限，仍有不足、不妥之处，还望广大读者批评、指正。在此对所有关心、支持本书出版和编写的同仁表示感谢！

编　者

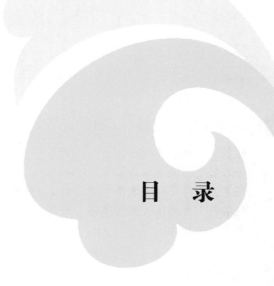

目　录

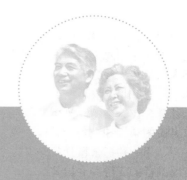

老年生活照料认知

学习目标

知识目标

1. 了解三种主要的养老模式
2. 理解老年人生活照料的涵义
3. 掌握养老护理员职业的基本道德标准

能力目标

1. 能够从老年人心理特征出发理解老年人照料工作
2. 能够掌握养老护理员工作的基本规范

素养目标

1. 熟记老年生活照料的各个注意事项
2. 具备养老护理员的基本素质

中国是在 1999 年进入人口老龄化社会的。根据联合国的统计标准，如果一个国家中 60 岁以上的老年人口达到总人口数的 10％或者 65 岁以上的老年人口占人口总数的 7％以上，那么这个国家就属于人口老龄化社会。根据 2010 年第六次人口普查数据，我国 60 岁及以上人口为 1.77 亿人，占 13.26％，其中 65 岁及以上人口为 1.18 亿人，占 8.87％。按国际标准衡量，我国已进入了人口老龄化社会。在这样的背景下，怎样来应对日趋严重的人口老龄化问题？关键就是要提高整个社会对这个事情的认知和准备。具体来说，可能就需要个人、家庭、企业、社区当然还有政府都发挥积极的作用。用一句话来概括就是，为全社会性质的维持和应对做准备。下面让我们一起来了解一下我国主要推行的三种养老模式。

情境导入

小王和小贺夫妇俩都是在北京打工的独生子女。前年小王的父亲突发脑血栓，出院后生活不能自理，无奈之下，小贺辞去了北京的工作，回到老家照顾公公的生活，全家的开销全部落到了在北京工作的丈夫小王身上。而小贺由于年轻，起初打算在家里照顾公公，却渐渐发现有很多力不从心之处，考虑到请专业看护的开销问题，今年过完年和丈夫小王商量之后，决定把老人送到专业的养老机构，由专人照料，小贺也回到了北京继续工作，两人共同负担老年人在机构养老的各项开销。问题虽然暂时得到了解决，可小王心里总是对父亲被送到养老院一事倍感歉疚，小贺也觉得是自己没能照顾好公公，才导致公公被送入养老院。为了此事，两人的夫妻感情也受到了影响。试通过该案例分析，我国目前有哪些养老模式，其各自的优缺点有哪些；专业的养老护理员可以从哪些方面为小王的父亲提供生活照料；照料过程中应该注意些什么。

任务一

养老模式认知

任务描述

随着人口老龄化程度的日趋严重以及"421"家庭、"空巢"家庭的不断增多，传统的家庭养老已经不能满足社会养老的需求。与此同时，养老模式也发生了重大变化，由传统的家庭养老为主到家庭养老、社区居家养老、机构养老等多种模式并存的养老体系。家庭养老是传统的养老模式；机构养老是社会化的养老模式；社区居家养老是一种兼顾家庭和社会的养老模式。

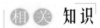

相关知识

一、家庭养老

（一）家庭养老的涵义

家庭养老是我国传统的养老模式，指的是以血缘关系为纽带，由家庭或家族成员对老年人提供衣、食、住、行及送终等一系列生活安排的养老方式。在中国，家庭养老通常被解读为由子女供养，并且更多的是指来自儿子的赡养。中国宪法规定："父母有抚养教育子女的义务，成年子女有赡养扶助父母的义务。"这是对东方反哺模式的法律解说。

家庭养老主要有三种模式：一是父母与某个未婚子女共同生活，如子女已成家，父母则固定居住在某一子女家中，其他子女分担赡养物资或相关费用。二是"吃转转饭"，即要么以某一段时间为单位，父母轮流吃、住在各个子女家中，称为游离式共居；要么父母单独居住，轮流到各家吃饭；要么父母固定居住在某个子女家中，轮流到各家吃饭。三是父母单独居住，由各子女提供生活费用和生活资料。前两种方式在我国农村较为普遍。

（二）家庭养老的作用和优势

家庭养老是我国现阶段主要的养老形式。与其他养老形式相比，有其特有的作用和优势，主要表现在以下几方面。

1. 能够促进代际交流，使老年人具有精神上的归属感

家庭与老年人的关系是非常密切的，对于中国的老年人，尤其如此。家庭是老年人毕生精力和努力的结晶，保留了老年人整个生命历程的印记，使老年人感到安全和对亲情需求的满足，满足老年人"叶落归根"的心理。费孝通教授讲过："家，强调了父母和子女之间的相互依存。它给那些丧失劳动能力的老年人以生活的保障。它也有利于保证社会的延续和家庭成员之间的合作。"但是，"在父母和孩子之间并不计较经济贡献上的平等问题"。可见，老年人更多的是从子女身上获取那种情感慰藉，"儿女孝顺，含饴弄孙"是中国老年人晚年生活的最高理想和最大精神寄托。

2. 能够降低社会成本

与社会养老相比，家庭养老是把这个社会的养老负担转化为子女的负担，可以规避社会养老在基金管理方面的风险，同时也不存在服务和交易费用支出问题。尤其在我国目前"未富先老"的情况下，各项养老保障体系尚不完善，家庭养老对于分担社会负担、保障老年人顺利度过晚年生活起着重要作用。

3. 能够使老年人得到家庭成员的悉心照料

对于那些和谐和睦的家庭来说，孝道一直得到良好的传承。这种"孝"随着老年人的衰老过程的出现，主要体现在对老年人的生活照料上。尤其是当老年人生病或无法自理后，如果继续留在家中的话，一般靠家庭成员提供日常的照料和护理服务，提供服务的或是老年人配偶，或是老年人的

儿孙辈。老年人长期和家庭成员生活在一起，其生活习惯、身体需求更容易受到家庭成员持续性的关注，特别是靠着一种血缘、亲缘的纽带，家庭成员对老年人的照顾会尽心尽力。

（三）家庭养老存在的问题

家庭养老有一个关键性的前提：家庭内部能够积累或提供足够的养老资源。目前社会中普遍存在的独居老年人问题、留守老年人问题、空巢老年人问题、高龄老年人问题等都在不同程度上导致了家庭养老功能的弱化，养老成了家庭不能承受之重。

1. 子女数量减少，家庭养老负担加重

生育率下降、人均寿命延长直接导致家庭供养资源减少，子女养老的人均负担成倍增长，从过去的 1/5～1/4 上升到如今的 1/2 甚至 100%。如今，中国第一代独生子女的父母已经开始进入老年。"421"家庭模式作为中国今后几十年的主流家庭模式，这批家庭中的老年人养老将成为一个重要的社会问题。

2. 死亡率下降推动寿命延长，导致低龄老年人供养高龄老年人的问题产生

当一个国家或地区 60 岁以上的老年人口占总人口数的 10%，80 岁以上的人口占全部老年人口的 10%时，意味着这个国家或地区分别进入了人口老龄化社会和老年人口高龄化的社会。过去"人生七十古来稀"，如今"七八十岁不稀奇"，我国的一些地区已开始呈现人口高龄化的趋势。由于老年人所在家庭往往出现两代老年人，赡养数量增多。供养老年人的老龄化，导致低龄老年人供养高龄老年人的局面产生。

3. 独居造成代际分离，增加了家庭养老的困难

21 世纪是老年人独居的时代。中国社会科学院发布的《中国老龄事业发展报告（2013）》显示，2012 年我国空巢老年人为 0.99 亿人，2013 年则突破 1 亿人大关。空巢家庭是未来老年家庭不可避免的发展趋势。因为从子女的角度来讲，现代化的速度导致工作日益变动频繁，住房条件的改善为与老年人分开居住创造了条件。从老年人自身来讲，一些老年人主动选择"自由自在，自得其乐"的生活空间。但是在空巢居住的情况下，老年人会出现精神生活的质量下降、生活缺乏照料等问题。

4. 传统养老观念受到各种不良价值观念冲击

改革开放以来，中国经济社会发生了重大变革，对公民的个体价值给予了多方面的承认，并从道义上肯定了追求个人幸福的合理性，个体价值的确立动摇了传统家庭伦理的基础。许多年轻人在追求现代生活方式的过程中，价值观、利益观均发生了很大变化，他们的"孝道"观念、家庭观念和老年价值观念开始淡化，有些人拒绝承担赡养老年人的义务，甚至虐待、遗弃老年人。

延伸 阅读

家庭养老方式历经千百年而仍有活力，这是值得探讨和研究的。各国现存的家庭养老方式，尽管其政治、经济、文化和历史的条件各有不同，各国做法也有差异，但老年人对家庭的依赖及所追求的养老目的却是基本一致的。从跨文化的角度考察家庭养老方式至今仍有一定的生命力。不同的国家有其不同的家庭养老模式，但都有值得我们借鉴的地方。

在这里以同样受到儒教文化影响的日本为例。在日本，老年人与子女的同居率非常高，从人们的家庭观念和养老观念来看，日本"至今还存在一种社会习俗，即只有父母与已婚孩子共同生活才被认为是正常的、能给人以安宁的生活形态"。

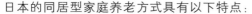

日本的同居型家庭养老方式具有以下特点：

（1）父母一般与长子的家庭同居养老，基本上是生活在三代同堂家庭。一般来说，日本的父母对长子下面的孩子是不抱什么希望的，而分家出去的孩子也完全认可自己不继承家产的地位。由于长子夫妇全面承担赡养父母的义务，不仅有经济上的负担，还包括从照料年迈父母的日常生活到他们生病时的护理，负担过重。因此近年来，有识之士要求按照是否赡养父母来有差额地分配财产的呼声渐高。

（2）政府对同居型家庭养老方式采取支持和鼓励的态度。日本政府规定和实行了一系列有利于推进家庭养老的社会保障措施，包括：如果子女照顾 70 岁以上收入低的老年人，可以享受减税；如果照顾老年人的子女要修建房子，使老年人有自己的活动空间，他们可以得到贷款；如果卧床老年人需要特殊设备，政府予以提供；同时在社会舆论上提倡三代同堂，提倡子女尽抚养老年人的义务。

（3）日本发展了完善的养老护理服务，可以归纳为"在宅服务"和"设施服务"（即在养老机构接受全方位的服务）。日本政府鼓励以家庭养老为主的所谓"在宅服务"，并为之提供了非常全面的援助。例如，已接受专门的学习培训的家庭护理员上门对老年人进行服务，主要包括身体护理、家务及生活咨询等；定期早晚用车接送老年人到设在养老院的或单独设立的"日托护理中心"，对其进行各种服务；还有"福利用具的借贷"等种类繁多的服务项目和福利设施，为那些因护理老年人而身心疲惫的家庭成员提供了休整的时空，使得居家养老得以顺利进行。"孝顺父母"这一美德在今天日本人的心中依然存在并被付之行动，与欧美核心家庭一直强调夫妇间的横向关系不同，当今日本家庭在实质上依然顽固地保持着传统的家族制度所体现的那种一代接一代的纵向关系。由于日本在人口结构、文化底蕴等方面与中国有很多相似之处，"尊老敬老"这一传统美德是两个民族共同奉行的主导思想，因此，日本政府针对家庭养老实施的各种政策、日本社会实行的家庭养老模式有许多符合我国国情，值得我们学习和借鉴。

二、机构养老

（一）机构养老的涵义

机构养老是指以社会机构为养老地，依靠国家资助、亲人资助或老年人自备的形式获得经济来源，由养老机构统一为老年人提供有偿或无偿的生活照料与精神慰藉，以保障老年人安度晚年的养老方式。

在我国，机构养老由来已久。由国家专门收养孤老贫病、不能自存者的机构最早设立于汉代。公元 521 年，梁武帝颁布诏令，决定在京师建康设置"孤老院"，目的是让"孤幼有归，华发不匮"。隋唐五代继续设立这类机构，并派官吏专门负责相关事宜。元代设立养济院，收养"诸鳏寡孤独、老弱病残、穷而无告者"。明清两朝更是制定了明确法规，加强对这类机构的管理。新中国成立之初，机构养老一直是以社会救济的形式存在。在农村，主要集中供养"五保对象"（无劳动能力、无生活来源、无依无靠、残疾人、孤儿）；在城市，主要集中供养"三无"（无法定赡养人、无固定生活来源、无劳动能力）人员。随着社会经济的发展，人们越来越意识到人口老龄化带来的社会问题，一些学者开始研究人口老龄化的应对措施和政策，实践层面也开始探索应对老龄化的办法。在机构养老方面，兴办养老机构的主体越来越趋向多元化，服务内容也越来越丰富，而且随着经济的发展和老年人观念的变化，机构养老已成为老年人选择的一种重要的养老形式。

关于养老机构的类型，可以从不同的角度进行界定。

1. 根据投资主体和经营主体的不同，养老机构可分为四种基本类型

第一种是公营养老机构，即由公共部门投资、经营的养老机构。从工作人员来看，专职的工作人员由公共部门指派或聘任，同时招募志愿者作为兼职工作人员；日常运营经费主要来自财政拨款，也接受社会捐赠；向入住者收取较少的费用或不收费，但要对其进行严格的资格审。第二种是公办民营的养老机构，即公共部门投资，私人部门经营。公共部门在保证公有资产安全的前提下，通过租赁、承包、股权转让等形式将养老机构的使用权转让给私人部门，私人部门负责养老机构的具体经营业务。第三种是民办公助的养老机构，即由私人部门经营、公共部门适时提供帮助的养老机构。目前投资经营的私人部门主要是社会团体、民办非企业单位。公共部门一般在政策、资金和实物、向其购买床位等方面给予私人部门以支持。第四种是民办民营类养老机构，即私人部门投资，私人部门经营，完全依靠市场机制调节的养老机构。这种养老机构通常是以营利为目的，公共部门一般不向其提供帮助。

以北京为例，北京目前共有养老机构 340 家左右，其中民办的养老机构约有 100 家。这些养老机构可以分为三类：国家创办的国营养老机构，乡镇、社区、村、街道办的集体所有养老机构，以及企事业单位或个人所创办的民办养老机构。在这些机构中，进入公立养老院的难度也是人所共知，北京市第一、第四、第五养老院的入住率常年为 100%，目前有 1 600 多人在排队等候入住，城八区的公立养老院入住率也都在 98% 左右。而民办养老院的床位已有近 12 000 张，但平均入住率只有 2/3。市民政局相关负责人表示，更多老年人趋向于公立养老院，是出于对"国字头"的传统信任感，但在其他城市，状况有所不同，各方面条件优越的养老机构，入住率较高，收费也较为高昂，而一些条件一般的私立养老院，由于资金有限，各方面条件都一般，虽然有心扩大发展，但苦于入住率低，只能面临倒闭的风险。

2. 依据国家《老年人居住建筑设计标准》，把养老机构分为五类

第一种是托老所，指设在居民小区内的寄托型（日托型或全托型）养老机构；第二种是养老院，指具有相对完整的配套服务设施，为老年人提供集体居住的养老机构；第三种是老年公寓，指具有齐全的公共服务功能，为老年人提供建筑和装修都符合老年人心理和生理特征的（独立或半独立）家庭居室的养老服务机构；第四种是护理院，指借助器材、依靠护理才能实现基本生活的养老服务机构；第五种是临终关怀机构，指为生活完全不能自理老年人提供服务的机构。

3. 按照养老机构的功能分类，即根据每个养老机构所需要帮助和照料的程度，对其按照料的功能进行分类

在一些发达国家和地区，会根据养老机构的功能不同，将其分为不同的类型，以便于政府主管部门依法对养老机构进行有效监管，确保住客的利益获得保障。例如在美国，根据养老机构的不同功能将其分成三类：第一类为技术护理照顾型养老机构，主要收养需要 24 小时精心医疗照顾但又不需要医院所提供的经常性医疗服务的老年人；第二类为中级护理照顾型养老机构，主要收养没有严重疾病，需要 24 小时监护和护理但又不需要技术护理照顾的老年人；第三类为一般照顾型养老机构，主要收养需要提供膳食和个人帮助但不需要医疗服务及 24 小时生活护理服务的老年人。

从目前我国养老机构的功能来看，除属于卫生部门主管的老年护理院与民政部门主管的老年公寓在收养的老年人需要照料的程度上有明显的差别外，一般的社会福利院、敬老院均未进行功能定位，其收养的老年人从基本生活能自理到长期卧床不起，甚至需要"临终关怀"的均存在。这些养老机构只是在机构内部按收养老年人需要照料程度的不同分成专门护理、一级护理、二级护理、三级护理等几类，实行分部或分区管理，尚无专门收养需专门护理和一级护理的养老机构。

在舒适度与便利性方面，不同等级的养老院差距较大。条件简陋的养老院只是提供老年人最基

本的吃、住服务，缺少人文方面的关爱，老年人的隐私可能得不到良好的保护，而一些条件较好的养老院则大不相同，院方会为老年人制定一周的活动安排，如打太极拳、做广播操、戏剧大家唱、球类运动、交谊舞、棋牌活动等，丰富老年人的日常生活。不过现在大部分养老机构都设有"入住条件"，一般要求老年人的身体较为健康，无传染病、精神病或老年痴呆症，并对半集体化的生活能够适应。院方在收纳老年人入院前，都会要求家人提供老年人体检报告，或是由院方安排体检。由于护理资源的缺乏，生活能够基本自助的老年人较容易找到合适的养老院，而提供医疗护理、特殊护理的养老院则数量较少。一些身体状况较差的老年人依然无法得到很好的照顾。

（二）机构养老的作用和优势

1. 能够满足庞大失能、失智老年人的服务需求

虽然不少老年人的健康状况良好，具有较强的独立生活能力，大多数老年人并不是完全依赖他人照料的。但是，由于慢性病的发展，导致了老年疾病的多样化，失能、半失能、失智老年人越来越多。按照《中国老龄事业发展报告（2013）》，2013年我国有3 750万人生活完全不能自理。而专业的养老机构能够从建筑格局、环境设计、生活照料、医疗护理、心理慰藉等方面对老年人提供多样而具有个性化的服务；对于那些存在工作与照顾不能两全、收入与照顾花费不能持平、健康与生活被扰乱、缺乏专业照顾知识等问题的老年人的家人而言，缓解了"久病无孝子"的问题；对于医院医治无效的老年人，养老机构就是他们可以依赖的"家"，它可以帮助这些老年人有质量、有尊严地走完人生的最后一步。

2. 机构养老成为越来越多老年人主动的选择

不可否认，无论是在西方国家还是中国，家庭都被认为是最好的养老方式。20世纪90年代之前，有子女的老年人到机构养老的很少，很多人有"机构养老是无儿无女的孤老选择"的观念。但是今天，随着经济的发展，社会的进步，人们生活质量的提高，养老观念正在发生变化，越来越多的老年人主动选择到机构养老。据某地调查显示，城乡居民养老观念有了明显的改变，城镇60岁以上的居民中74.4%的调查对象同意"不能指望独生子女照顾父母的晚年生活"，93.1%的调查对象同意"对高龄和不能自理的老年人来说机构养老是一个好的选择"。农村60岁以上的农民中，有69.8%的调查对象同意"老年人可以在养老机构安度晚年"。虽然"养老院是否真的比在家好"等类似的问题需要进一步研究，但多少能够反映一些老年人观念变化的问题。另外，现在很多入住养老院的老年人已经不再是过去人们所认为的都是一些生活不能自理的老年人，相当多的老年人具有较高的文化层次和精神需求，他们要求到养老机构享受集体生活，满足文化爱好的修身养性的需求，享受规范的照料和专业的护理。

（三）机构养老面临的挑战

1. 从总体看养老机构的布局还不能更多满足老年人的需求

老年人为什么要到机构养老？是想享受星级的服务，还是迫于健康的压力？答案是后者。也就是说在现在以及今后较长的一个时期，大部分中国的老年人的养老需求主要不是宾馆的星级服务，而是享受儿孙绕膝，有老伙伴、老邻居聊天的快乐，多数老年人入住机构是迫于健康问题。时下，一股建造高档养老机构的风潮悄然兴起，这些养老院或依山傍水，或有温室园林，装修设计堪比高星级酒店，而入住率却不高。"家门口的养老院"方便儿女探望和亲友往来，因此备受青睐。以前老龄化问题不突出时，城区养老院建得少，条件也较为简陋。现在受土地限制，新建的养老院多在风景宜人的郊区。但是大多数老年人不愿意去一个与亲情、天伦之乐相距遥远的环境里"隐居"。

目前社会上公立的社会福利院、敬老院与私立的养老院都有，规模从几十张到几百张床位不等，居住条件、生活质量大多较差。公立养老院因享受政府补贴，价位不高，人满为患。但养老机构建设的布局并没有真正抓住老年人的需求。

2. 养老机构的服务质量还有待提高

可以说，服务质量是所有养老机构的"软肋"。专业化的服务理念缺乏，养老机构从业人员、照护人员资质审查不够严格，专业化不强。养老机构服务不仅仅需要的是爱心和热情，还应具有比较系统的专业知识。而现阶段养老机构的专业人员比较匮乏，限制了养老机构的迅速发展。实际上，目前养老机构的发展出现了非常矛盾的现象，实际入住养老机构的老年人比例与老年人入住意愿之间出现了较大的差异，表明有大量老年人入住养老机构的意愿得不到满足，较高的床位空闲率不等于床位供给过剩。这种现象的出现是经济原因和社会原因共同起作用的结果，其中人们对养老机构服务质量的疑虑很关键。

3. 很多养老机构没有把老年人的精神慰藉的需求纳入服务的重要内容中

人都是有心理需求的，老年人也不例外。很明显的一个事实是，老年人从工作、劳动的岗位上退下来后，角色发生了几个大的转变：一是社会地位和工作岗位丧失，原来的那种同事、合作伙伴的关系大部分丧失，人际关系改变，因此很多人猛然离开工作岗位会产生许多不适应。二是身体状况变化引起在家庭地位上的变化。健康的丧失容易造成老年人的苦恼，老年人需要另外的参与途径，扮演有意义的社会角色，建立新的人际关系，满足其社会分工的需求，满足自己支配的需求，满足其被尊重的需求。目前很多养老机构还是把老年人的精神需求当成可有可无的事情，服务的观念上还停留在"三个饱一个倒"、不磕着别碰着的水平上，这不仅制约了人们选择机构养老的意愿，也制约了养老机构的发展。

三、社区居家养老

(一) 社区居家养老的涵义

所谓社区居家养老，是指老年人在家居住，由社区服务机构提供专业化、全方位的养老服务，满足老年人医疗保健、家政服务、生活照料、文化娱乐和精神慰藉等方面需求的一种养老模式。社区居家养老以家庭为核心，以社区为依托，由政府和社会力量提供支持，体现了家庭、国家和社会对于养老责任的共同承担。作为一种新型养老模式，社区居家养老的提出是人们基于传统家庭养老功能的弱化和机构养老的缺陷而做出的必然选择。一方面，传统家庭养老模式面临巨大挑战。计划生育政策的实施，使得我国人口生育率持续下降，家庭结构日趋小型化、核心化，"421"家庭的比例逐年上升，一对年轻夫妇需要赡养四位老年人并抚养一个孩子，使得家庭养老面临人力资源匮乏的困境。同时，现代社会中生存竞争的加剧、跨地域职业流动的增加，也使许多子女在照顾父母方面感到心有余而力不足，家庭对老年人的照料和服务功能出现削弱趋势。另一方面，机构养老虽然是重要的养老模式之一，但从总体发展趋势上看，其不可能成为社会化养老模式的主要选择。即使克服了老年人和子女观念上对于机构养老的诸多顾虑，有限的床位数量也无法满足日益增长的老年人口的需求。而且，养老机构较高的收费标准并非多数家庭能够承受，程序化服务和科层制管理带来了与社会隔绝的生活环境，容易造成老年人的社会疏离，并加重老年人的心理压力。在此背景下，发展社区居家养老成为政府和学术界的共识。在借鉴国外社区照顾模式和继承中国养老传统的基础上，从2000年开始，社区居家养老在全国各地城市中陆续推广开来。

社区居家养老的基本做法是：在城市各个社区建立养老护理服务中心，老年人仍然居住在自己的家里，享受服务中心提供的营养和医疗护理以及心理咨询，并由服务中心派出经过训练的养老护理员按约定定时到老年人家中为老年人提供做饭、清扫、整理房间等家务服务和陪护老年人、倾听老年人诉说的亲情服务。所以，有人说：社区居家养老是一个无围墙的养老院。开展居家养老服务相对于机构养老，更为适应我国老年人的生活习惯和心理特征、满足老年人的心理需求、有助于他们安度晚年，也更为符合中国实际，符合大城市中心城区发展的社区为老服务的新路子。

（二）社区居家养老的意义

社区居家养老模式之所以得到倡导和推进，是因为它是当前人口老龄化发展的客观要求和社会养老保障体系的必要补充，也是提高老年人生命生活质量和构建和谐社会的重要组成部分，具体而言，发展社区居家养老具有以下几方面的现实意义。

1. 符合中国的传统文化

孝道是中国传统文化的重要组成部分，是中国独具特色的文化现象。中国传统孝道作为伦理道德准则和行为规范，在中国传统养老中起到了保障、凝聚、调控和稳定社会的作用。"老有所养"、"老吾老以及人之老"是中国传统社会沿袭下来的基本道德追求之一，而这种道德追求也以社区居家养老为主要的实现形式。伴随着社会经济的发展，社会化养老替代家庭养老是一种必然的趋势，虽然社区居家养老及其服务的提出弱化了家庭养老的功能，但这并不代表家庭可以完全摆脱养老的责任，特别是在现阶段我国社会养老体系尚未建立健全的时候。年轻人在忙于工作的空余，也不要忘记给父母打个电话、常回家看看，这种亲情式问候带来的精神慰藉是无可替代的。从这个意义上讲，"孝"的观念作为一种道德准则，确实对子女的行为构成了约束，因而从子代方面弥补了社区居家养老模式的不足。

2. 符合大多数老年人的需要

老年人除了一般的、基本的需要外，在生活、生理上还有特殊需要。我国学者认为，老年人的这种特殊需要就是养老需要，包括经济支持、生活照料、居住安排和精神慰藉。

（1）老年人需要经济上的支持。

处于社会、政治和经济转型期的中国老年人，经济状况有其自身的特征。他们总体上收入水平低，社会养老保障和医疗保障水平也不高，个人储蓄水平也很低。当老年人需要照护和服务时，由于经济上的制约，对于高档的养老机构付不起费用，而一些公立的服务质量较好的机构又没有多余的床位，因此社区居家养老服务成为国家构建老年人公共服务体系的重要内容。近年来，各地在政策和资金方面大力推进社区居家养老，更好地保障了老年人分享经济发展的成果，使得这种养老方式更能符合大多数老年人及其家庭的经济状况，体现了国家对老年人经济上的关怀。

（2）为老年人提供一个健康、良好的居住环境，发挥家庭、社区以及社会多方面的资源，对于老年人安度晚年是十分有意义的事情。

无论是从社会保障或社会福利制度非常完善的福利国家来看，还是从我国尊老敬老的优良传统以及当前的社会现状来看，要想为老年人创造一个十分满意的养老环境，提高其生活质量，全靠正式的社会保障制度是不能解决的，还需要社会方方面面的非正式的支持系统发挥力量。实行老年人社区居家养老的服务，使得老年人不仅能享受家庭的温馨，还可以接受社区提供的服务，而且老年人在熟悉的社区环境中更有利于身心健康。

（3）生活照料是老年人需求中最基本的部分。

特别是老年人口高龄化的发展趋势，将带来高龄老年人的照料看护需求大大增加；家庭人口向高龄化发展，加之家庭规模日益小型化，空巢家庭比例不断提高，使得家庭对老年人的照料功能日益减弱。当子女在现代社会中忙碌着自己的事业与生活而无力且无暇兼顾其长辈时，老年人的照料需求急切地呼唤着社会的回应。建立以社区为单位的老年人社会服务网络，发展社区养老机构，将卧床不起老年人的护理康复及生活照料放在社区，是最切合老年人实际需求的主要照料方式。

3. 体现了社会的和谐

（1）有利于代际关系的协调和社会和睦。

代际关系是家庭中最基本的关系。构建和谐社会必须把老年人照顾好。在家庭中，照顾不好老年人，家庭就不会和谐；在社会上，照顾不好老年人，社会就不和谐。现代社会，养老有了更多的选择方式：传统的居家养老，洋溢着亲情；养老院，提供护理和多种服务；社区托老所等居家养老服务机构，可使老年人早去晚回，有一个沟通说话并且得到照顾的场所；独自生活，对于身体比较健康的老年人来说，能追求个性化生活和娱乐的空间。在多种样式的养老形式中，老年人喜欢什么呢？调查数据表示：传统的居家养老依然是老年人以及老年人子女的首要选择，选择"家庭式养老"（与儿女共同居住）的老年人比例高达43.6%，远远高于其他选项。老年人倾向于居家养老的一个重要原因是：居家养老有"家"的感觉。

由于当前的人口老龄化趋势日益严峻，越来越多的老年人家庭变成了空巢家庭或独居家庭，给老年人的生活照顾、医疗保健及精神照料方面都带来诸多不便。即使和晚辈居住在一起的老年人，也由于年轻人工作压力大的原因得不到很好的照顾。这种传统的居家养老的局限性在社区居家养老的新模式中得以弥补。社区居家养老具有社会化成本低、覆盖面广、服务方式灵活的优势，集中了传统家庭养老与机构养老两方面的优点。社区居家养老努力为老年人创造一个安定祥和的养老环境，促进了实现代际的和谐，大力推进了和谐社会建设的进程。

（2）有利于社会的公平。

公平是和谐社会的特征，公平也是和谐社会的要求。我国目前正在实现从传统的家庭保障和计划经济时期的单位保障到社会保障的历史性跨越。但我国社会保障体系还不完善，主要问题是：城乡社会保障发展不平衡，广大农村地区严重滞后，一些基本保障制度覆盖面比较窄，保障水平不高，尤其是农民、农民工、被征地农民、城市无业人员和城乡残疾人等群体的社会保障问题比较突出。也就是说，实现我国社会保障的"公平原则"，任务仍然艰巨，其中老年人的社会保障体系建设，特别是农村老年人的社会保障问题更为突出。通过合理的制度安排，对老年群体特别是社会上需要照顾的老年困难群体进行倾斜性保护，使"所有人共同享受大家创造出来的福利"，才可以进而实现公平与正义。因此，我们必须把社区居家养老纳入长远规划，抓住我国经济发展的大好机遇，采取有力措施，从理顺社会分配关系，促进社会公平、公正，构建和谐社会，维护社会稳定的战略高度，结合国情，深入研究，积极探索相关政策、有效途径和方法，为保障老年人合法权益创造良好的经济、法制、道德和社会环境，更快地满足广大老年人的物质生活、精神生活、文化生活的需要。而积极开展居家养老和社区照料，通过政府出资、购买服务等方式拓展为老服务，是重要措施之一。要积极推进社区居家养老，鼓励和支持民办养老福利事业发展，加快形成以居家养老为基础、社区养老为依托、机构养老为补充，适宜老年人需求的养老服务体系。

（三）社区居家养老目前存在的问题

反思我国社区居家养老服务10余年的实践，一些经验性的东西已经成为未来事业的有益资源。但是由于我国的社区居家养老服务体系还只是刚刚起步，在推进的过程中还存在一些问题，主要包括：

（1）法律法规不健全、不完善。我国目前的社区居家养老缺乏相应的政策法规和完善的服务体系支撑。比如非营利组织的社会地位尚未得到承认（如在登记注册方面受到限制），相关的法律法规不完善，扶持非营利组织发展的相关政策不够完善。

（2）政府职能不清，政社未能真正分开。由于我国的改革正在进行，社区服务发展在总体上仍属于政府推动型，社区养老服务还带有浓厚的行政管理色彩。同时，政府在社区养老服务中也出现职能缺位的现象。

（3）居家养老服务内容单一，不能满足多样化的需求。目前各地开展的居家养老服务，虽然承诺的服务内容和项目较多，但实际上真正提供给老年人的往往比较单一，由此所提供的居家养老服务内容与老年人的需求之间存在一定程度的错位。

（4）居家养老服务队伍的规模有待扩大、素质有待提高。各地居家养老服务的提供者主要分为两类：一类是受薪的服务人员，另一类是不受薪的志愿服务人员。由于居家养老服务对象的有效需求不足，使得居家养老服务中心或服务站雇佣的服务人员数量严重不足；另外，现有居家养老服务人员的专业化程度不高，绝大部分人员没有经过系统的专业培训，不具备养老服务护理员的专业资质和执业资格。

针对目前社区居家养老服务中存在的问题，应采取以下措施加以解决：健全法律法规，完善相关政策措施，建立相关管理规章；明确政府在城市社区养老服务中的定位，实行政社分开；完善社区养老机构的设施建设，满足老年人多重的服务需求；建立一支专业人员与志愿者相结合的居家养老服务队伍。

同 步 训 练

阅读"情境导入"中的案例，根据小王父亲的经历，分析我国主要的养老模式有哪些，各自有哪些优缺点。

任务二

老年生活照料

任务描述

据全国老龄工作委员会办公室的预测，到 2020 年老年人口将达到 2.48 亿，占总人口的 17.17%，2021—2050 年，老龄化水平将加速推进到 30% 以上。老年人作为一个个体来说，其随着年龄增长，身体健康状况下降，无论是从身体方面还是心理方面都需要照料。作为一个群体来说，由于各种条件的进步，老年人逐步向高龄化发展，而计划生育政策以及经济的发展，又促使老年人口的家庭向核心化、小型化发展，还有"空巢家庭"的出现，这些都让我们更加关注对老年人的生活照料问题。

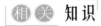 知识

随着时代的发展，人们生活及医疗条件的不断改善，人口老龄化已成为世界人口发展的普遍趋势，老年人占患病人群的比例逐渐增加。由于各种因素的作用形成了老年人比较特殊的生理特点及心理状态，这成为照护上一个不容忽视的问题，老年人的生理、心理健康面临新的挑战。

（一）生理特点

老年患者由于身体机能的减退，智力、记忆力、感觉均减退，呼吸消化功能、代谢功能、排泄循环功能均下降，免疫功能明显下降，易感染各种疾病，且病程长，康复慢，并发症多。

老年人在身体形态和机能方面发生的一系列变化，主要表现在：

第一，机体组成成分中代谢不活跃的部分比重增加，比如65岁与20岁相比，体脂多出部分可达体重的10%～20%；而细胞内水分却随年龄增长呈减少趋势，造成细胞内液量减少，并导致细胞数量减少，出现脏器萎缩。

第二，器官机能减退，尤其是消化吸收、代谢功能、排泄功能及循环功能减退，如不适当加以调整，将会进一步促进衰老过程的发展。

1. 消化系统的改变

（1）老年人因牙周病、龋齿、牙齿的萎缩性变化，而出现牙齿脱落或明显的磨损，以致影响对食物的咀嚼和消化。

（2）舌乳头上的味蕾数目减少，使味觉和嗅觉降低，以致影响食欲。每个舌乳头含味蕾平均数，儿童为248个，75岁以上老年人减少至30～40个，其中大部分人会出现味觉、嗅觉异常。

（3）黏膜萎缩、运动功能减退。年逾60岁者，其中50%可发生胃黏膜萎缩性变化，胃黏膜变薄、肌纤维萎缩，胃排空时间延长，消化道运动能力降低，尤其是肠蠕动减弱易导致消化不良及便秘。

（4）消化腺体萎缩，消化液分泌量减少，消化能力下降。口腔腺体萎缩使唾液分泌减少，唾液稀薄，淀粉酶含量降低；胃液量和胃酸度下降，胃蛋白酶不足，不仅影响食物消化，也是老年人缺铁性贫血的原因之一；胰蛋白酶、脂肪酶、淀粉酶分泌减少、活性下降，对食物的消化能力明显减退。

（5）胰岛素分泌减少，对葡萄糖的耐量减退。肝细胞数目减少、纤维组织增多，故解毒能力和合成蛋白的能力下降，致使血浆白蛋白减少，而球蛋白相对增加，进而影响血浆胶体渗透压，导致组织液的生成及回流障碍，易出现水肿。

2. 神经系统的改变

（1）神经细胞数量逐渐减少，脑重减轻。据估计脑细胞数自30岁以后呈减少趋势，60岁以上减少尤其显著，到75岁以上时可降至年轻时的60%左右。

（2）脑血管硬化，脑血流阻力加大，氧及营养素的利用率下降，致使脑功能逐渐衰退并出现某

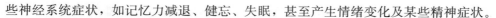

些神经系统症状，如记忆力减退、健忘、失眠，甚至产生情绪变化及某些精神症状。

3. 心血管系统的改变

（1）心脏生理性老化主要表现在心肌萎缩，发生纤维样变化，使心肌硬化及心内膜硬化，导致心脏泵效率下降，使每分钟有效循环血量减少。心脏冠状动脉的生理性和病理性硬化，使心肌本身血流减少，耗氧量下降，对心功能产生进一步影响，甚至出现心绞痛等心肌供血不足的临床症状。

（2）血管也会随着年龄增长发生一系列变化。50岁以后血管壁生理性硬化渐趋明显，管壁弹性减退，而且许多老年人伴有血管壁脂质沉积，使血管壁弹性更趋下降、脆性增加。结果使老年人血管对血压的调节作用下降，血管外周阻力增大，使老年人血压常常升高；脏器组织中毛细血管的有效数量减少及阻力增大，使组织血流量减少，易发生组织器官的营养障碍；血管脆性增加，血流速度减慢，使老年人发生心血管意外的机会明显增加，如脑出血、脑血栓等的发病率明显高于年轻人。

4. 呼吸系统的改变

（1）老年人由于呼吸肌及胸廓骨骼、韧带萎缩，肺泡弹性下降，气管及支气管弹性下降，常易发生肺泡经常性扩大而出现肺气肿，使肺活量及肺通气量明显下降，肺泡数量减少，有效气体交换面积减少，静脉血在肺部氧气更新和二氧化碳排出效率下降。

（2）血流速度减慢，毛细血管数量减少，组织细胞功能减退及膜通透性的改变，使细胞呼吸作用下降，对氧的利用率下降。

5. 运动系统的变化

老年人脊柱纤维弹性下降，身体变矮。肌肉韧带随着运动减少而萎缩并收缩、变硬，纤维组织增生，肌肉力量减弱，肌弹性降低，易出现肌肉疲劳，腰酸腿疼，容易发生腰肌扭伤。老年人的骨骼明显改变，骨骼中有机物质减少或逐渐退化，出现骨质疏松，极易发生骨折，常见的是手腕部骨折、坐骨骨折和股骨骨折。关节囊结缔组织增生、韧带退行性改变及组织纤维化，导致关节僵硬，活动不灵活。

6. 泌尿系统的变化

老年人肾血管硬化，管腔缩小，致使有效肾血流量减少，肾小球滤过率下降，肾小管重吸收功能减退，对水、电解质调节功能降低，使老年人易发生水、电解质紊乱。老年人膀胱容量减少，膀胱肌肉萎缩，排尿收缩能力减弱，膀胱残余尿量增多，使老年人排尿次数增加，尤其夜尿次数增加，易发生尿急，甚至出现尿失禁。老年男性因前列腺肥大，有时感到排尿困难，有可能造成尿潴留。老年女性因尿道短，尿道肌肉萎缩，括约肌收缩不良，易发生压力性尿失禁和尿路感染。

7. 生殖系统的变化

女性40岁以后性激素分泌逐渐减少，45～50岁开始绝经、停止排卵。绝经后，输卵管、卵巢、子宫、阴道黏膜开始萎缩，阴道壁变薄，外分泌腺减弱，分泌液减少，阴道干涩、瘙痒，抵御细菌感染的能力减弱，所以，要注意老年女性的外阴清洁。由于性激素水平下降，会出现一系列更年期症状，如暴躁、多疑、出虚汗、心慌等。男性的更年期出现在55～60岁，也可能会发生性格变化。

8. 内分泌系统的变化

在衰老过程中，甲状腺和促甲状腺激素的合成和分泌减少，使甲状腺功能减退。另外，老年人胰岛素的生物活性明显降低，易患糖尿病。

9. 感官的变化

除因神经系统的变化导致老年人对外界事物反应迟钝外，感官的变化也使他们对外界反应减少。主要表现如下：

（1）视觉减退。由于晶状体失去弹性，眼肌调节能力降低而出现老花眼，造成视物模糊。此外，老年人还容易出现白内障、视野变小、瞳孔对光反应减弱等症状。

（2）听觉障碍。老年人由于听力障碍，听不清别人说话，常常答非所问，久而久之，不愿与别人交流，因而变得闭塞，反应更加迟钝。

（3）皮肤感觉减弱。照料老年人时要注意防止冷、热和触觉的伤害。

（4）味觉变化。由于舌苔变厚，味蕾减少，唾液分泌减弱，使味觉大大降低，喜吃甜、咸食品，应注意控制糖量和食盐的摄入。

（二）心理特点

老年人由于器官老化及疾病的原因导致身体各种功能受限以及社会地位、经济状况的变化易产生悲观失望等不良情绪。对新鲜事物缺乏好奇心，且敏感多疑。有的因资历大、经验足，喜欢得到周围人的尊敬，所以对照护的要求高，一不如意就产生急躁情绪，甚至不服老，固执己见。若入住养老机构，离开了熟悉的环境就倍感孤独、寂寞或循环重复诉说一件事情，情绪反复无常，像常说的老小孩。总之，老年人在知觉、注意、记忆、思维、情绪、意志、气质、性格、信念等方面均呈现出不同特点。

1. 影响老年人心理特点的因素

（1）生理因素。

生理功能衰退涉及全身细胞、组织和器官，出现皮肤松弛、毛发稀疏变色、视力减退、动作减慢、手脚抖动等现象，使人产生"人老珠黄"的老朽感。老年人情绪不稳，易兴奋、爱唠叨，办事固执刻板，还有的由于以自我为中心，影响人际关系。

（2）疾病因素。

有的老人对疾病本身产生心理反应。老年人常常患有一种或多种疾病，他们表现为精神紧张，惧怕因病影响子女的工作和学习，有的慢性病人担心"久病床前无孝子"，又怕支付高额医药费用，增加经济负担，影响生活质量。特别是肿瘤病人和患过心肌梗死的病人，常有消沉、痛苦不安、抑郁或怕死的感觉。老年人对医院的各种辅助检查常恐惧不安。

有的老人因病住院改变了生活习惯易产生被隔离的感觉。对于需要别人护理的病人产生的心理挫折比躯体障碍更加严重，无价值感、老朽感油然而生，对于能自理生活和给人帮助的人一旦患病，自身价值可能严重受挫，表现烦躁不安或厌世心理。

（3）用药的心理反应。

老年人用药心理较为复杂，大病去医院、小病到药店和凭感觉吃药的现象较为普遍，对小医院和年轻医生开出的药物不放心，盲目崇拜进口药，面对铺天盖地的医药广告表现为束手无策，轻信小偏方、小广告，对保健品与药品分辨不清，对药物的包装、价格较为关注，对服药方法、剂量、疗程不太在意，容易接受暗示疗法，或上当受骗。

（4）家庭因素。

现实生活中三世、四世同堂的家庭不少，所以家庭结构、成员关系、老年人在家庭中的位置对心理影响较大。

（5）婚姻关系。

许多老年人认为婚姻关系质量随年龄增长而提高，夫妻恩爱是老年人心情愉悦的重要条件，因而丧偶是重大的精神刺激，常表现为抑郁失眠，对生活兴趣降低，有的人出现内疚情绪。

老年人再婚是较为复杂的事情，多数希望再婚，盼望身边有人交往，能为对方做事而感到生存价值，有的老年人再婚得不到子女支持，有的因为经济问题、对方性格、爱好影响生活质量，再婚后离婚率较高。

（6）家庭关系。

绝大多数老年人与子女关系良好，两代人之间的矛盾最多的是婆媳关系，这与文化修养、经济条件、饮食习惯、子女的受教育方式有关。另外老年丧子、经济困窘、通货膨胀等会造成老年人心理障碍。

（7）孤独因素。

生老病死是不可抗拒的自然规律，因此老年夫妇不可能手拉手同时离开人世，总会有人先行一步，于是孤身老年人的比例越来越高，夫妻长期共同生活产生的心理平衡一旦倾斜，会极大地影响孤身老年人的情绪和免疫功能，所以孤独郁闷是老年人心理健康的大敌。

（8）社会因素。

离退休是社会进行新陈代谢的一种必然现象，是顺乎客观规律的。但不少人离退休后抑郁伤感引发多种病症，其原因一是工作生活规律性破坏，社会圈缩小，因某种愿望或打算落空的遗憾而产生失落感；二是空闲时追忆过去美好时光，产生心情压抑、性格孤僻的回忆心理；三是远离熟悉的工作环境和面孔，产生忧郁孤独的复杂心理。

（9）生活事件的改变。

突如其来的自然灾害和老年人的亲朋好友相继患病、死亡，会严重影响老年人的身心健康，产生死亡离己不远，辛辛苦苦一辈子，到头来结果一样，悲观失望的情绪，还有部分老年人为子女就业、婚姻、经商、交友过分担忧，表现为烦躁易怒、心理失衡。

2. 老年人的心理变化特点

（1）知觉特点。

人对物的知觉主要有空间知觉、时间知觉和运动知觉，这些知觉主要是通过眼睛提供的视觉线索，其次有听觉、嗅觉、味觉、运动觉等。老年人由于各种感觉能力下降，知觉能力也受到影响，有时会对客观事物知觉得不准确，形成错觉。例如，知觉能力下降的老年人横过马路时，会把远处飞驰而来的摩托车看成自行车，并误以为有足够的时间穿过马路，结果造成交通事故。因此，要特别注意老年人的交通安全，上街时应佩带醒目标志，过马路应有人陪伴，老年人最好不要驾车。另外，老年人的生活环境要有序、简洁、安静，老年人的常用物品区别要分明。

（2）注意力特点。

老年人因脑细胞萎缩、减少，致使注意力明显下降，对生活有很大影响。比如，对新生事物接受较慢，学习、思考时间稍长感觉疲劳，兴趣范围狭窄等。根据老年人注意力的特点，健康照护人员在工作中应注意：向老年人介绍新事物时，语言要尽量简明、通俗易懂；安排老年人工作、学习的时间要短一些；组织老年人活动要生动、鲜明，尽可能增加老年人的生活乐趣等。

（3）记忆特点。

老年人的脑细胞萎缩、减少，造成记忆力下降，特别是近期记忆明显下降。老年人可能忘记刚发生的事，如半小时前服用的药等。老年人还有可能找不到自己需要的东西、不知道自己要做什么、忘记别人的嘱托等，所以总要旁人提醒，或做备忘录。因此，老年人的生活要有规律，日常用品摆放要固定，要有良好的生活习惯，手边应有记事本，把需要做的事写在记事本上，避免遗忘。

（4）思维特点。

思维是人脑对客观现实间接、概括的反映，反映事物的本质和内在规律。老年人由于记忆能力减退，概念形成较慢，思维过程受到影响，但由于经验丰富，老年人对某些事物的认识可能更明确。

（5）情绪特点。

人的情绪反应是大脑、丘脑、脑垂体等多种器官参与的生理、心理反应。老年人脑细胞和内分泌组织细胞萎缩、减少，情绪反应时内分泌腺释放化学递质的速度减慢，数量减少，故而老年人情绪反应不如年轻人猛烈。但另一方面，由于脑萎缩或软化，老年人的情感脆弱，有时不能自控，容易冲动，情绪变化快。

（6）意志、气质与性格特点。

由于精力、体力逐渐衰退，大部分老年人的意志不如青壮年人。由于老年人神经过程抑制强、兴奋弱，在行为和活动中表现为沉着、安静、迟缓、自信等气质。老年人的性格易向两极演变，一极是性格强化，自尊心增强、固执、急躁等；另一极是性格弱化，多疑、无自信心等。因此，老年人常表现为谨慎、固执、刻板等。由于兴趣范围狭窄及社会交往减少，易造成孤独、寂寞。

延伸 阅读

长寿老年人的心理特点

古人认为：凡欲身无病，必先正其心。《内经》指出：恬淡虚无，真气从之，精神内守，病安从来。现代医学研究证明，人体所有脏腑组织都受大脑神经的调节支配，这种支配在心理健康的情况下，能使机体免疫能力和抗病能力提高，从而让人延年益寿。长寿老人多伴有以下心理特征：

1. 宽以待人。长寿老人大多能做到严于律己，宽以待人。凡事不斤斤计较，不患得患失。当自己吃亏时，能为国家、集体和他人着想，做出一些让步和牺牲，平时能多看他人的长处和优点，取长补短。具有这种良好心理和精神境界，心理上自然容易保持平衡，有益于延年益寿。

2. 乐观豁达。长寿老人大都胸襟开阔，心态平和，为人处世热情，乐于工作，善于助人，遇事不怒。他们生活得自由自在，轻松大方，没有压力。事实证明"心胸窄，忧患多；心胸宽，人快活；人快活，疾病躲"。

3. 兴趣广泛。大多数长寿老人，都有业余爱好，兴趣比较广泛，如种花养鱼、吹拉弹唱、书法绘画、集邮写作、河边垂钓等。生活充实，才能"乐以忘忧"，并且使大脑和全身各器官得到锻炼，延缓衰老。

4. 热爱生活。长寿老人多数有"老骥伏枥，志在千里"的雄心壮志，显得精力充沛，生气勃勃，这主要是由于他们热爱生活，热爱家庭。他们每天读书看报，能与时代共前进，每天有事干，精神有寄托。而且他们具有比较科学的生活方式，起居有规律，睡眠有保证，能顺应自然。基本做到了人与自然的平衡。这些自然有益于健康长寿。

5. 知足常乐。研究表明，一个人有过多的奢求，必然会经常失望，心理出现不平衡，影响健康长寿。而长寿老人则多具备知足而乐的心态。因为他们知道，高兴是一天，不高兴也是一天，既然这样，为什么不快乐地度过每一天呢？所以，他们能够从实际出发，对自己和他人从不苛求。这种和善、平静、知足的心理，使他们的身心与环境长期处于平衡而有规律的状态，为健康长寿铺平道路。

6. 节哀制怒。在人生道路上，不可能一帆风顺，可能会遇到各种各样的坎坷、挫折，甚至灾难等，这些自然会让人气愤。而长寿老人遇到这种情形，都能尽量做到制怒，顺其自然，想得通、看得远，在逆境中自强自立，努力走出困境。

二、老年生活照料的涵义

所谓老年生活照料，一般性的定义是指老年人受身心健康状况或年老体衰的影响，在日常生活活动功能方面逐渐减弱，需要他人的照料。

面对老年生活照料的问题时，首要关注的都是老年人自身需要什么样的照料服务。老年人随着年龄的增长，其日常生活能力会下降，所以对于日常生活照料和病后照料的需求更为强烈，文化和经济因素会导致城乡老年人照料需求的不同，而多数的城区老年人在需要照料时会首选社区服务。而且老年人对照料的需求也与项目的服务内容和条件以及地区有关，所以对老年人的全方位评估十分重要，这可以决定老年人自身的需要和服务策略的制定。

照料成本也是老年生活照料问题中不可忽视的方面。照料成本是在照料老年人过程中付出的代价和牺牲，包括直接成本、间接成本和无形成本。影响老年照料成本的因素主要有个人特征、经济因素和养老模式等。研究发现，我国老年人的长期照料成本95％以上均由自己和家庭支付，其他途径占不到5％，因此，应对照料成本予以重视。

目前我国老年人生活照料体系由非正式照料（家庭照料）、正式的社区居家照料或机构照料构成。家庭成员是最重要的老年照料提供者，另外还包括家政服务员、养老护理员及护士等，而随着老龄化的加剧及专业的生活照料服务需求的增加，专业的养老护理员势必会在将来的老年生活照料中承担不可替代的角色。

三、老年生活照料的目的和原则

老年生活照料的目的是要让老年人身心愉悦，更高质量地享受晚年生活。其中有三大原则，需要每个养老护理员在日常的工作当中借鉴。

（一）内心接受老年人现状

这主要是与老年人的子女沟通交流时，应该尽量让其子女以及周边生活的人认识到老年人已经到了需要别人照料才能生活的地步的现实，从而积极配合日常照料工作的推进。

1. 家人

很多子女都有一个愿望，那就是父母能永远年轻。看到父母渐渐衰老，吃饭开始掉饭粒，内心中不知不觉就会产生这样的想法：不想看到这样的场面，不愿相信自己的父母已经老了的事实。而一旦父母有朝一日无法起床，需要靠别人照顾生活的时候，心中更是不免浮现起曾经父母健康高大的身影，希望他们能再一次站起来，回到从前的样子。但遗憾的是，愿望不能改变现实，父母在日渐衰老，他们正在从往日的健康矫健步入一种需要他人照顾的生活状态里。这种时候，接受现实，并听取专业人士的意见，采取适当的方式使老年人得到最好的照顾，尽量恢复健康，恢复行动力，就是作为子女最应该做的事情。

2. 周围人

有些人的父母或者配偶中风后半身不遂，走路的姿势怪异，带他们出门散步要承受周围人异样的目光。有些人就会很介意这样的眼光，不愿意带自己的亲人出门。

但我们要清楚地意识到一点，身体出了毛病，并不代表作为人的价值的贬低。而出外散步对于身体功能恢复有着相当重要的作用。所以身体出了毛病虽然遗憾，但事情已经发生，事实摆在眼前，我们能做的就是尽早地接受现实，尽快地走出阴影，争取让老年人早日恢复。

3. 养老护理人员

有的家人会因为心里接受度不高，或者没有照护经验等种种原因，不能很好地给老年人以最适当的照顾，对其机能恢复也起不到最佳效果，所以这个时候求助于专业的照护人士就是最好的选择。这样做不但可以吸收一些专业经验，也可以在自己因为付出了很多努力，老年人却仍不见明显好转的沮丧情绪中，有一个倾听和理解的对象。这个时候，也就要求专业照护人员能够客观看待现实情况，提供一些合适的解决方案和建议。

（二）支持老年人尽量自理

若老年人事事"衣来伸手，饭来张口"，久而久之就会丧失很多身体本来可以达到的功能。尽量自己能做的事情自己做，这样也可以淡化老年人被社会遗忘的孤独感，逐渐参与到日常生活当中，可以让老年人有意识地重新回归社会。例如，一位脑梗死卧床的老爷爷，起初不适应这种身体不听使唤的感觉，事事都想亲力亲为，但他的老伴却总是制止他，什么事都代替老爷爷做，这样的场景，在很多疗养院和康复中心并不少见。但人们恰恰忽略了一点：再小的事，通过自己的思考来指挥行动这种行为习惯的重要性。如果事事都要别人代替，本人的意识就会渐渐变得混乱，想做的事情也会逐渐减少，结果就会进入一种没精打采、有气无力的状态。所以在老年照料当中，最重要的一点，就是让老年人"尽量做一些力所能及的事情"。养成这种习惯，不管是照顾的还是被照顾的人都会更轻松，效果也会更好。

尽量让老年人做自己能做的事，在此基础上给予支持就是工作人员的本职工作。但分清楚老年人什么事能做、什么事做不了也非常重要。比如吞咽当中无人看护，导致事故发生等。所以，将老年人的生活能力究竟达到何种程度用本子记下来，做成一个"自理协助手册"，就是一个非常不错的方法。

例：自理协助手册

项目	现有的照顾方法	专家建议（例）
吃饭	手指没力气，不能很好地把吃的东西送到嘴里。	改用前端弯曲的粗柄勺或叉子。
排泄	有时失禁，有时会说有便意或尿意。在使用便器。	在白天固定时间领着上厕所试试。
换衣服	手指不灵活，衣服扣子和拉链弄不好，需要他人帮助。	把衣服扣子部分换成尼龙粘带，尽量自己穿衣服。
洗澡	无法跨进浴缸，不能泡澡。	借助浴缸搭板或淋浴凳暂时支撑跨进浴缸，尝试安装一些扶手。

（三）充分为老年人着想

生活照料必须要站在老年人的角度设身处地为老年人考虑，一些配偶等与被照顾者关系亲密的人，往往容易犯这样一个错误：因为老年人行动不便或者理解力下降，就事事代替老年人做决定。但其实即使在面对一些认知功能障碍的老年人时，也问一声"你感觉这样行吗"是非常重要的。人需要让他人认同自我思考，以及按照自己的意思决断，只有在这种时候人才能感觉到人生的意义和价值，并且感觉到自己存在的重要性。

不管是何种程度需要他人照顾的老年人，都希望能够自己的事情自己决定。即使当他们做不到时，也要尽量帮助他们做出属于自己的决定。

小贴士　　　　　　　　　　与老年人交流的诀窍

1. 交流记录法

在与被照顾老年人交流的过程中，用自己的方式记下照护日记，将老年人讲述的人生经历一一记录下来，会更加有助于交流的深入。

例：老年人的人生记录表

被照顾者的人生经历	
出生时	出生时的记忆　对父母的记忆　对兄弟姐妹的记忆
小学时期	小学校名和地址 老师的名字 最喜欢的科目 小学春游和运动会的经历
初高中时期	校名和地址　擅长的科目　初恋故事
成人以后	工作单位 和配偶的恋爱开端 对旅行的记忆　骄傲的事　对朋友的记忆

2. "yes，but" 的表达方式

跟老年人说话，最需要注意的一点，就是努力避免使用否定词。"不行，不能，做不了"这些词都会给对方一种被否定的感觉。不管是什么样的难题，最好都要采取先回答"yes"（是，好的）然后用"but"（但是）来继续说明这种委婉方式。比如老年人说"想要出门"，回答时最好不要说"今天外面下雨，不要出去了"，而是说"出门很好呢，但是今天可能要下雨，我们明天出去吧！"

3. 需要注意的具体事项

（1）打招呼的时候。用"早上好"、"晚安"等问候是基本的感情沟通方式。

（2）做什么之前知会一声。触摸身体某部位或者移动老年人之前知会一声能减轻老年人的忐忑感。

（3）进行说明。将现在开始干什么，或要做的事情给老年人说明。

（4）简单易懂。一次说得太多，或者说得太抽象都会难以理解，争取具体说明。

（5）不否定老年人。多难的事情也不要当面否定，那样会挫伤老年人的自尊心。

（6）注意和老年人说话声音的大小。声音太小听不清，声音太大有命令的感觉，要注意音量。

（7）慢慢说话。很多老年人的听力都会衰退，说话要慢，口齿要清晰。

（8）说话时要与老年人视线齐平。从上面看老年人会有一种压迫感，在正面同高度的位置说话正好。

四、老年生活照料的种类

（一）按照不同研究对象划分

可将需要照顾的对象按地域划分，由于我国城乡二元分割的现状，导致城市老年人和农村老年人对于生活照料的期望和需求不同，所以有学者对其进行区别研究。对城市老年人的研究较多，实际上近年来由于农村年轻人口外出打工导致出现许多"空巢"家庭，这不仅弱化了农村家庭照料，而且促使老年人对生活照料的客观需求增大，农村老年人生活质量低、医疗水平低、社会化保障水平低和精神文化生活空缺的"三低一缺"的照料现状，导致老年人对在需要照料时能够得到照料的担忧比城市更严重。

（二）按照老年人能否生活自理来划分

生活自理能力是衡量老年人在一些最基本的日常生活活动方面自己照顾和处理的能力，无论哪一项活动不能完全自理都会导致老年人在日常生活中对护理人员的严重依赖。目前已经提出的对老年生活照料的划分建议有：桂世勋提出的应针对生活自理无困难老年人进行预防性照料服务，针对生活有困难老年人提出补偿性和发展性照料服务的建议等。

五、对国外老年生活照料相关研究的借鉴

我国老年人的生活照料服务，无论是作为一个社会服务体系，还是作为一个产业，其发展还处于起步阶段，都存在很多问题，所以认真学习和借鉴国际经验就显得十分重要。

（1）老年生活照料问题在法律政策上的保障。只有法律越完善，对服务质量的监管越到位，老年人的权益才能更有保障。例如德国对居家照料和设施照料的老年人实施了看护保险制度，日本有《看护保险法》，澳大利亚也将社区老年人家庭照料作为一项基本卫生保健政策。在老年人生活照料问题上，许多国家都有一套完备的法律法规和质量监管、审核标准，来确保老年服务的质量，并对各种机构进行检查和监督。这也是我国在进行相关立法和制定标准时需要学习和借鉴的。

（2）在老年生活照料问题中，政府责任的定位。德国、法国、瑞典等国家都确定了政府在老年照料问题的立法责任及资金保障的责任。例如新加坡就确定政府是养老设施建设的投资主体，对养老服务机构提供不同的服务津贴并实行双倍退税的政策。

（3）建立相应的质量评估系统。为了让最需要在养老院接受照料的老年人入住，且老年人能享受到完善的服务，许多国家都建立了相应的评估系统。美国政府不仅制定了数据管理的量化评估体系和标准，同时各个州必须建立长期照料监察员制度，代表联邦政府每年都要对养老院和保健机构进行检查，对不服从规章制度的机构和个人进行惩罚。相比较，我国就缺乏完善的科学评估指标体系和机制，所以建立科学、规范、统一的评估系统也是完善老年照料问题的重要部分。

总之，为了让老年生活照料事业更快更好地发展，我们应归纳各方研究，总结他国经验，从而完善老年照料体系。在构建体系方面，我国应坚持以居家养老为基础，社区照料为依托，机构养老为补充。在法律上，我国缺乏一部完整性的，关于老年人社会福祉方面的全国及地方性法规。此外，要落实相关优惠政策，在资金筹集上，政府主要承担资金责任，同时发展福利彩票，充分调动社会资源来引导投资主体多元化。在设施建设上，逐渐加大社区老年人照料服务设施，以及爱心护理工程和农村敬老院的建设力度。

同步训练

阅读"情境导入"中的案例，若小王的父亲入住你所在的养老机构后，你被分配为王爷爷的养老护理员，你需要从哪些方面为其提供生活照料？在照料过程中要注意王爷爷的哪些生理、心理特点？

养老护理员职业道德

　　养老护理员是全球化背景下的一种新兴职业。目前，我国已经进入了老龄化社会。老龄化标志着社会文明和进步，但人到老年，身体健康状况日益下降，特别是随着"空巢"家庭的增多，社会对养老服务的需求也越来越大。全国几次较大规模调查的数据表明，我国约有3 250万老年人需要不同形式的长期护理；越是经济发达的地区，养老护理需求越高。我国养老服务市场供给缺口甚大，发展前景广阔，但服务人员的素质参差不齐、服务不规范、护理质量不高的问题也较为普遍，养老服务的数量和质量都远远不能满足市场需要。因此，加强养老护理员的正规化、专业化培训，实行统一的养老护理员职业资格证书制度，对于提高从业人员的职业技能，规范养老护理市场，建设一支专业化、规范化的养老护理员队伍具有重要意义。

 知识

一、养老护理员职业守则

　　（一）尊老敬老、以人为本

　　我国已进入老龄化社会，老龄化社会对国家、社会、家庭提出了新的挑战，如何实现老年人"老有所养、老有所医、老有所教、老有所学、老有所为、老有所乐"的目标，是全社会要面临和解决的重要问题。

　　中华民族自古就有尊老敬老的优良传统，2 000多年前孔子就教育后代，不但要养护老年人，而且要尊敬和孝敬老年人。老年人是我们幸福生活的开拓者，今天所有的一切都包含着老年人的劳动成果。年轻人有责任帮助老年人，使他们愉快、幸福地生活，安度晚年。

　　我国为保障老年人的权利，制定了相关的法律、法规和政策，并正在逐步建立以居家为基础、社区为依托、机构为补充的养老服务体系，以保证老年人能得到良好的照顾。为了保障老年人能真正享受到优质服务，在实践工作中，要把"以人为本"落实到每项工作中，制定规范化的服务流程和服务标准。

　　养老护理员直接承担着照顾老年人的工作，其工作不仅仅是对老年人的日常生活照料，还包括对老年人的情感慰藉，担负着国家、社会和老年人家庭对老年人的关怀，所以在工作中要处处为老年人着想，在实际行动中体现以老年人为本的服务理念，使老年人从养老护理员的工作中感受到全社会的尊敬与关怀。

1. 文明礼貌

文明礼貌是养老护理员职业的一个基本要求。什么叫文明？文明是我们在平时的言谈举止中表现出来的高尚与典雅。礼貌是对人表现出来的尊敬。养老护理员面对的是高龄老人，这些老人一生为社会做贡献，完成了社会和家庭交给的任务，将手中的接力棒交给了下一代，他们应当受到社会的尊敬。我们能为他们做些事情，替社会、替他们的儿女们照料他们是一项很光荣、很高尚的事业。

护理人员对待老人态度应和蔼、诚恳，交谈时语气应温和、亲切、措辞得当，称呼有礼貌，服饰得体，端庄大方，面带微笑，凡事用商量的口气与老人沟通，切忌态度冷漠，言语生硬。

文明礼貌还表现在衣着服饰上。衣服的三大功能是遮体、保暖、展示。养老护理员的服务对象情况比较复杂，这就要求我们从业人员的服装、服饰符合职业的要求，也就是说服装朴素大方，饰品不可太多。如戴项链不利于工作，低头时，项链容易被刮住，戴戒指护理时，容易损伤老人的皮肤。工作时间内应穿工作服、工作鞋，戴工作帽，帽子应将自己的头发罩上，防止工作时头发沾染老人的饮食、物品，也防止自己受到污染。工作服、工作帽和工作鞋应保持清洁，有污染时应立即清洗干净或更换，缺扣子时应立即缝上，禁止用胶布等粘贴衣扣或开线处。养老护理员得体的服装服饰，能给人以舒适感。

文明礼貌还表现在举止上。养老护理员的精神面貌也可以通过良好的体态表现出来。走路要轻快，身体要保持平直，防止在上班时间内打哈欠、伸懒腰或坐在椅子上歪歪倒倒、似睡非睡，这都会给人一种懈怠的感觉。

文明礼貌还表现在我们的态度上。其中，微笑服务是最重要的体现。养老护理员的微笑就像晴朗的天空、和煦的阳光，给老人温暖舒适的感觉，给老人自信和力量，鼓励他们战胜衰老，愉快地生活。

2. 助人为乐

养老护理工作是一个真正"助人"的职业，我们要帮助老年人树立信心，帮助他们建立重新生活的希望，解决他们生活中的困难，解除他们心灵的孤独和身体的伤痛，使他们生活得舒适、安全、快乐，充满信心和希望。这是一个崇高的专业，崇高的专业需要崇高的人来做，从事这样的工作，何乐而不为？我们每个人应从小处着手，从身边做起，从自己的行动做起，做好本职工作，就是对社会的奉献。

（二）服务第一、爱岗敬业

服务第一就是把为集体或服务对象工作放在第一位。养老护理员的工作与众多服务性行业的工作一样，是以为他人服务作为工作内容。养老护理员的工作对象是老年人，也就是说为老年人服务是第一位的，老年人的需要就是对养老护理员的要求，时时处处为老年人着想，急老年人所急，想老年人所想，全心全意为老年人服务是养老护理员职业素质的基本要求。只有树立"服务第一"的思想，把它作为工作行为的指导，并把它落到实处，才能赢得信任和社会赞誉。

爱岗敬业是服务第一的具体体现，只有爱岗才能敬业。热爱本职是一种职业情感，也就是人们对所从事的职业的情绪和态度。热爱本职工作，就是职业人以正确的态度对待自己的工作，认识到本职业的社会意义，努力培养对自己所从事的工作的荣誉感、责任感，从而热爱本职工作。只有这样才能全身心投入职业活动中，在平凡的岗位上，做出不平凡的业绩。

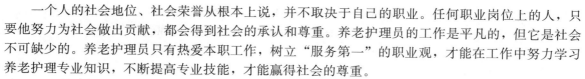

　　一个人的社会地位、社会荣誉从根本上说，并不取决于自己的职业。任何职业岗位上的人，只要他努力为社会做出贡献，都会得到社会的承认和尊重。养老护理员的工作是平凡的，但它是社会不可缺少的。养老护理员只有热爱本职工作，树立"服务第一"的职业观，才能在工作中努力学习养老护理专业知识，不断提高专业技能，才能赢得社会的尊重。

　　1. 自信自重

　　从事养老护理工作，是社会的需要，也是一项高尚的工作。从事这项工作的人没有理由自卑自贱，应理直气壮地面对这项工作。有了这种自信和自重，对自己从事的工作给予充分的尊重，那么就会赢得别人的尊重。

　　2. 诚信可靠

　　讲真话，办实事，这是诚信可靠的具体体现。和老年人接触中一定要实心实意地帮助他们解决困难，给他们切实的帮助，不能敷衍老人，更不能欺骗老人，时刻牢记对老人的服务承诺，多做实事，少喊空话，以实际行动取得老人的信任，做一个被老人信任的养老护理员。

　　3. 耐心倾听

　　爱唠叨是老年人的共性，当护理人员取得老人信任后，老人就会把护理人员当成知心朋友，无论是喜事还是烦心事，都愿意告诉护理员。护理人员不应把老人的唠叨当成负担，更不能表现出丝毫的不耐烦，要耐心倾听。当涉及老人隐私或不利于老人之间团结的问题时，护理人员一定要注意保密，在老人需要心理支持的时候，应及时给予安慰和鼓励，让老人切身体会到护理人员的关怀与体贴。

　　4. 一视同仁

　　护理人员应重视工作细节，对老人一视同仁，不分等级，不分贵贱，每做一件事都要考虑老人的感受，不要让任何一个老人因工作人员的疏忽而受到心理伤害。对老人要一视同仁，不薄此厚彼，尤其是在调解老人之间的纠纷时，更应该把握好尺度，尽量使每个老人都能接受。

　　5. 服务意识

　　老年人在性格、脾气方面都与年轻人有差异，心理脆弱、敏感，往往为一句不爱听的话或一个不满意的动作就会大发脾气。也有些老人因记忆力减退，经常否认护理人员为其做的工作，埋怨对自己照顾不周等。面对这些问题，护理人员要有很强的服务意识，应首先从自身找原因，及时改进工作方式，然后再慢慢安抚老人，用爱心感化老人，切忌和老人斤斤计较，更不可顶撞老人，要用博大的胸怀宽容、体谅老人。

　　6. 精益求精

　　养老护理是一项艰苦而细致的工作，必须为之付出爱心与耐心，老年人生理机能减退，其反应能力及表达能力都有不同程度的减弱，在心理、生活等各个方面对护理人员的依赖性很强，护理工作量大而烦琐，护理人员应具有认真负责、吃苦耐劳的精神，根据老人的不同需求，认真做好各项护理工作，养成严谨细致的工作作风，以达到老人满意为标准。

　　精益求精在工作中还表现为：仔细研究不同的老年人群的心理；努力寻求更适合老人的护理方法，如方便老人进餐、洗浴、如厕、翻身、活动的方法。想方设法去帮助、全心全意去解决，使老人生活得更愉快。努力为老人创造安静、舒适、无障碍的环境，增强老年人自理的能力，提高他们的生活自信心和生活质量。

　　7. 学习知识

　　养老护理是一种新兴的行业，社会的老龄化为这个专业的发展提供了前提和基础，人民生活的提高，人类寿命的延长，使社会进一步老龄化，就需要更多的养老护理人员，该职业是一个大有发展前景、需要不断提高的一个行业。因此，这个行业的从业人员要不断学习各种知识，来适应不断发展的社会需要。在养老护理中坚持以科学理论指导实际工作，切忌把一些陈规陋习带到工作中，要尊重科学、崇尚文明，一切工作以科学为依据，实事求是，禁止弄虚作假。

（三）遵章守法、自律奉献

1. 遵章守法

首先，树立严格的法制观念，认真学习和遵守国家的法律、法令，学习和遵守有关尊老、敬老和维护老年人权益的法律、法规。使自己的一言一行，都符合法律、法规的要求，做遵章守法的好公民。

其次，要遵守社会公德，遵守社会活动中最简单、最起码的公共生活准则，努力做到"爱国守法、明礼诚信、团结友善、勤俭自强、敬业奉献"，遵守养老护理员的职业道德和工作须知，爱老、敬老，热忱地为老年人服务。

2. 自律奉献

首先，严格要求自己，先为老年人着想，把为老年人服务作为行为准则，摒弃一切不利于做好本职工作的思想和行为，把自己的青春和才能奉献到为老年人服务的光荣事业中去。其次，要积极进取，刻苦钻研，努力学习和掌握科学先进的养老服务工作技能，不断提高养老护理工作的质量。

二、养老护理员服务礼仪规范

（一）语言要求

1. 语言准确恰当

要估计老年人的受教育程度及理解力，选择合适的语言来表达。语言内容要严谨、高尚，符合伦理道德原则。

2. 语言的情感性

语言的情感沟通是沟通护理员与老人之间感情的"桥梁"，应满腔热情地面对老年人，将对老年人的爱心、同情心和真诚相助的情感融在言语中。

3. 语言的保密性

对老年人的隐私如生理缺陷、精神病、性病等要保密，对老年人不愿意陈述的内容不要问，更不能向别人散布。

（二）日常口头语言

1. 规范要求

（1）说话诚实。不虚假、不浮夸、不随意乱说。

（2）语义准确。语义要表达得准确明了，切忌啰唆重复。

（3）音量适中。使对方能听清即可，切忌大声说话，语惊四座。

（4）语速适中。语速适中，避免连珠炮式的讲话。

（5）表情自然。表情要自然、亲切，面带微笑，目视对方眼鼻三角区，以示尊重。

（6）称呼得体。对熟人客人的称呼要得体，要符合自己的身份。

2. 文明礼貌用语

（1）日常礼貌用语。

1）问候语。用于见面时的问候，如"您好"、"早上好"、"欢迎您"、"好久不见，您好吗"等，

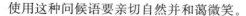

使用这种问候语要亲切自然并和蔼微笑。

2）告别语。用于分别时的告辞，如"再见"、"一路平安"、"您走好"、"欢迎您再来"等，使用这种告别语要恭敬真诚、笑容可掬。

3）答谢语。用向对方的感谢，如"非常感谢"、"劳您费心"、"感谢您的好意"等，使用这种答谢语要诚恳热情，目视对方。如表示向对方的应答如"不必客气"，"这是我应该做的"，"感谢您的提醒"等。若表示拒绝，如对方为你布菜时你不想吃时可说"不，谢谢"，而不能说"我不要"、"我不爱吃"。

4）请托语。用于向别人请教时，如"请问"、"拜托您"、"帮个忙"、"麻烦您关照一下"、"请等会儿"等，使用这种请托语要委婉谦恭，不要强求命令。

5）道歉语。用于自己做错事向对方道歉，如"对不起"、"实在抱歉"、"请原谅"、"失礼了"、"真过意不去"、"对不起，完全是我的错"等，使用这种道歉语态度要真诚，不能虚伪。

6）征询语。用于向别人询问时，如"需要我帮忙吗"、"我能为您做些什么"、"您有什么事吗"、"这样会打扰您吗"、"您需要什么"等，使用这种征询语要让对方感到关心人体贴人。

7）慰问语。用于表示对别人的关心，如"您辛苦了"、"让您受累了"、"您快歇会吧"等，给人一种善良、热心的好感。

8）祝贺语。用于表示对别人成功或喜事的祝贺，如"恭喜"、"祝您节日快乐"、"祝您生日快乐"等，以表示真诚的祝福、深厚的友谊。

（2）忌用不礼貌用语。

一忌无称呼用语；二忌用"嗨"、"喂"称呼人；三忌不用善称叫人；四忌蔑视语、烦躁语、斗气语；

老年护理员要知道语言交流中的"四有四避"，即"有分寸、有礼节、有教养、有学识"，要"避隐私、避浅薄、避粗鄙、避忌讳"。

（3）常用的文明用语。

与人相见说"您好"	问人姓氏说"贵姓"	问人住址说"府上"
仰慕已久说"久仰"	长期未见说"久违"	求人帮忙说"劳驾"
向人询问说"请问"	请人协助说"费心"	请人解答说"请教"
求人办事说"拜托"	麻烦别人说"打扰"	求人方便说"借光"
请改文章说"斧正"	接受好意说"领情"	求人指点说"赐教"
得人帮助说"谢谢"	祝人健康说"保重"	向人祝贺说"恭喜"
老人年龄说"高寿"	身体不适说"欠安"	看望别人说"拜访"
请人接受说"笑纳"	送人照片说"惠存"	欢迎购买说"惠顾"
希望照顾说"关照"	赞人见解说"高见"	归还物品说"奉还"
请人赴约说"赏光"	对方来信说"惠书"	自己住家说"寒舍"
需要考虑说"斟酌"	无法满足说"抱歉"	请人谅解说"包涵"
言行不妥"对不起"	慰问他人说"辛苦"	迎接客人说"欢迎"
宾客来到说"光临"	等候别人说"恭候"	没能迎接说"失迎"
客人入座说"请坐"	陪伴朋友说"奉陪"	临分别时说"再见"
中途先走说"失陪"	请人勿送说"留步"	送人远行说"平安"

（三）日常体态语言

1. 手势语言

老年护理员应该特别注意手势及其所代表的意义，在工作中，老年护理员应该禁止的手势有：指指点点、随意摆手、端起双臂、双手抱头、摆弄手指、手插口袋、搔首弄姿和抚摸身体。

2. 面部语言

面部表情也是体态语言中最常用的一种，它的变化多端和表达丰富的含义完全可以与手势比美。我们常用的面部语言有微笑、大笑、眨眼、瞪眼、变脸色、努嘴、吐舌、咂嘴、撇嘴、咬牙、抿嘴、皮笑肉不笑等。老年护理工作中，不同的面部语言可以显示出我们不同的工作态度。

3. 头部语言

头的动作相对来说比较简单，像点头、摇头、低头、抬头、仰头等，表达的意思也比较单纯些，一目了然。

4. 眼睛语言

在礼仪修养中，我们提倡用平和的目光与人们交流。所谓平和就是平视，就是用温和的目光看待人。包括的含义有这么几点：一是用平等的态度和目光对待人；二是用平常的心态和目光看待人；三是指目光的位置，平视过去，一般个子的人正好是对方的脸部。忌讳斜目而视。

（四）语言的综合使用

老年护理员在使用上述语言时要特别注意以下几点：一是精神状态保持平静、积极、向上，能较好地体现出自己内在的气质、修养、情操和性格特征；二是整个身体保持端庄、稳健、大方、自然，给人一种持重的感觉；三是表达简洁、自然、协调、恰当，尽可能不给人留下烦琐的感觉或多余的举动。

（五）仪容仪态

仪容仪态是一个人素质和修养的体现，也是一个人精神面貌的体现。养老护理员从事的工作是面对有丰富生活经历和社会经验的老年人，所以行动举止要特别注意。人的一举手、一投足并非偶然和随意的，这些行为举止自成体系，像有声语言那样具有一定的规律，并具有传情达意的功能。人们可以通过自己的仪态向他人传递个人的学识和修养，并能够以其交流思想、表达感情。正如艺术家达·芬奇所说："从仪态了解人的内心世界，把握人的本来面目，往往具有相当的准确性和可靠性。"护理员举止端庄、语言文明、服饰整洁得体，可以给老年人留下良好的印象，可取得老年人的信任、建立良好的关系。护理员走路的艺术、谈话的艺术、操作的艺术都给老年人带来幸福、安宁和健康。

仪容仪态的总原则是文明、优雅、礼貌。

护理员的举止要求是：尊重老年人，尊重习俗，遵循礼仪，尊重自我；做到：站立有相，落座有姿，行走有态，举手有礼。

上班时应穿着工作服，注意工作服的清洁、整齐，有污染及时更换，衣服有口子时应立即缝上，禁止用胶布等粘贴衣扣或开线处。

头发过长时，应佩戴工作帽遮盖碎发，防止在操作时头发沾染老年人的食物或物品。

饰品不可过多，可化淡妆上岗。

（六）养老护理员的基本姿势标准

优雅的举止不是天生就有的，而是靠在平时的日常生活中一点一滴地培训、积累起来的，只要有意识地锻炼和培养，任何一个人都可以做到。老年护理员的举止动作要文雅礼貌，要有优美的站姿、正确的走姿和优雅的坐姿（见图1—1）。

1. 站立姿势

正确、优美的站姿应该是：两足分开20厘米左右的宽度距离，或者两足并立在一起，但不要太贴近，以站得稳当为好。女士们可以把两个脚后跟并在一起，双腿微曲，收腹，挺胸，两肩平行，双臂自然下垂，头正，眼睛平视，下巴微收。

2. 走路姿势

最能体现出一个人的精神面貌的姿态就是步姿。走路大方，步子有弹力及摆动手臂，显示一个人自信、快乐、友善及富有雄心；走路时拖着步子，步伐小或速度时快时慢则效果相反。

3. 入座姿势

不论坐在什么地方，头要正；上身要微微地向前倾斜；膝盖和双腿轻轻并拢，体现其庄重、矜持；两足并在一起，并把两个脚后跟微微提起，这样，不仅姿势好看，而且会给人一种沉稳、大方的感觉。

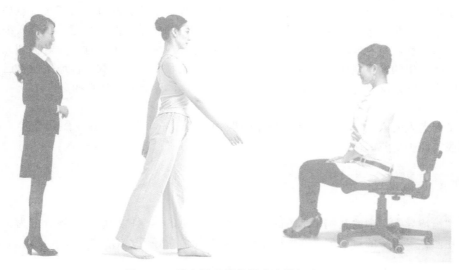

图1—1　养老护理员的基本姿势标准

有一些不文明、不雅观的坐姿，养老护理员一定要牢记在心，坚决避免。比如：叉开两腿、跷二郎腿、抖动腿、摇腿或裙子掀起露出大腿，都是些不文雅的坐姿。

三、养老护理员个人防护知识

老年照护工作最难的一点就是不知道何时才能结束。短时期可能谁都可以努力做好，但三年、五年甚至更长时间，就有可能引起身心平衡丧失，一些年老的养老护理人员甚至可能自己也病倒。

所以最理想的就是将照顾者与被照顾一方的生活节奏进行最大限度的协调，才能保证照护工作在最理想的状态下进行。

（一）养老护理人员个人防护的要点

（1）不在乎他人的眼光。介意其他人的意见是最易产生疲劳的，不利于长期的照护工作。

（2）找一个倾诉对象。找一个专业人士来时常倾诉一下非常重要。

（3）找一个照护同伴。在想发一些牢骚的时候找一个同为照护者的同伴互相发发牢骚。

（4）一家人一起商量。获得家庭的关心，什么事情都能全家一起商量非常重要。

（5）用一些照护用品和食品。使用照护专用用品和食品可以减少照护负担。

（6）注意自身的身体健康。平时要多注意体育锻炼并积极接受健康检查。

（7）时常出去，转换一下心情。和被照护者的家庭或者朋友一起外出旅行，积极给自己换个心情。

（8）要有自己的原则。长期照护工作的诀窍就在于有自己的原则，不因外界而改变。

（二）注重心理防线的建设工作

1. 对老年人要宽容

很多子女看着父母因为脑血栓引起的半身不遂，或者由于脑出血引起的瘫痪日益加重，心中总是无法接受现实，总是希望父母还能尽快恢复到原来健康的样子。但要知道，每个人都会老，会生病，最终走向死亡，即使再不能接受，也改变不了这种客观规律。所以对于养老护理人员来说，应从心理上接受人生的客观规律，切实关注老年人年的真实状态，不一意孤行地按照自己的意愿要求老年人，时常停下来反思自身。也就是说，养老护理工作最重要的就是心胸宽广。

2. 与家人携手

要尝试与老人的家人建立一个共同协作的照护体系，指导其家人确立照顾老年人的主要负责人，并积极与照护专业人员配合。

同 步 训 练

阅读"情境导入"中的案例，小王的父亲入住你所在的养老机构后，你被分配为王爷爷的养老护理员，在照顾王爷爷的过程中，有哪些职业守则？如何做好个人的防护？

项 目 小 结

本项目从我国的养老模式、老年生活照料工作及养老护理员具体的工作准则和要求几个方面，介绍何为老年生活照料事业。我国目前最主要的养老模式包括家庭养老、机构养老及社区居家养老。几种养老模式各有优缺点，适用于不同的老年人群。为老年人提供生活照料是养老护理员的重要工作内容，在照料老年人的过程中要注意老年人的生理心理特点，提供个性化的服务，遵守养老护理员职业守则，并做好个人防护。

一、选择题（选项不限）

1. 请问以下哪一种不是我国主要推行的三种养老模式？（　　）。

　　A. 家庭养老　　　B. 机构养老　　　C. 社区养老　　　D. 异地养老

2. 下列哪种养老机构的类型是按照《老年人居住建筑设计标准》进行的分类？（　　）。

　　A. 公营养老机构　　　　　　　B. 临终关怀机构

　　C. 托老所　　　　　　　　　　D. 老年公寓

3. 养老护理员职业守则包括（　　）。

　　A. 宽以待人，严于律己　　　　B. 尊老敬老，以人为本

　　C. 服务第一，爱岗敬业　　　　D. 遵章守法，自律奉献

二、简答题

1. 简述老年人的生理、心理特点。

2. 简述老年生活照料的原则。

三、论述题

如何做一名优秀的养老护理人员？

教学做一体化训练

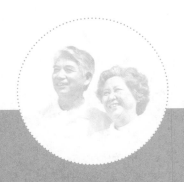

项目二

老年人家庭评估

学习目标

知识目标

1. 熟悉家庭的概念及类型
2. 掌握家庭压力与家庭资源的相关内容
3. 了解家庭生活周期及照护要点
4. 掌握家庭对老年人健康的影响
5. 掌握老年人家庭评估的内容及注意事项
6. 掌握家庭访视的内容与步骤

能力目标

1. 能够独自对老年人进行家庭评估
2. 能够独自对有需要的老年人进行家庭访视

素养目标

1. 能够从整个家庭的角度分析影响老年人健康的因素
2. 能够在进行家庭访视时保护好自身及被照护者的安全

社区居家养老服务是我国最主要的养老模式，家庭对老年人的影响不可忽视。尤其是有时候需要上门为老年人提供各种服务，这就需要养老护理人员正确地认识家庭，了解家庭的类型、家庭结构和功能、家庭对老年人健康的影响，掌握家庭访视的程序，从而能够为居家老年人及其家庭照顾者提供更加全面、专业并且个性化的服务。

情境导入

郭老今年84岁，是一名退休军人，患有冠心病、慢性支气管炎；老伴80岁，是退休职工，患有轻度老年痴呆。郭老和老伴一起居住，他们有两个女儿和一个儿子，都和他们在同一个城市，相距不远，有时间就会来探望一下。随着年纪的增大，郭老和老伴的身体状况也越来越差，经常觉得日常生活有些力不从心。郭老和老伴经全面考虑后，与你所在的居家养老服务中心签订了每周1次的服务协议，并确定你为他们的居家养老照护员，你在开始服务前要做哪些准备？如何进行你的第一次上门服务？

任务一

家庭认知

任务描述

家庭是人类社会中最基本、最重要的一种组织，与人的生存、种族的繁衍、社会的和谐有着密切的关系。随着城市化等社会化进程的不断发展，家庭结构、家庭功能甚至人们的观念已经发生了显著的变化。家庭结构趋于简单，核心家庭正逐步取代传统大家庭，家庭的许多功能逐渐向社会转移，家庭对社会化服务提出了更高的要求。为居家老年人提供服务时，应该将老年人与其家庭看成一个整体考虑问题，借助家庭资源让老年人生活得更加幸福和满足。

相关 知识

一、家庭与家庭类型

（一）家庭

家庭是构成社会的基本单位，也是社会制度的缩影。家庭中的社会关系与活动的规范体系，规定了家庭的组成方式，家庭成员的地位、权利、义务和角色行为。家庭由于其成员在遗传、发展、情感联系等方面的共有性，常常表现出类似的特征而区别于其他的社会团体。

随着现代社会结构和功能的不断变化，家庭作为社会活动基本单位的地位始终未变，但家庭却难以被准确定义。传统上，根据家庭的结构和特征，人们将家庭定义为"在同一处居住的，靠血缘、婚姻或收养关系联系在一起的，两个或更多的人所组成的单位"。近年来，有人提出现代广义的家庭定义："家庭是一种重要的关系，它由一个或多个有密切血缘、婚姻、收养或朋友关系的个体组成，它是社会团体中最小的基本单位，也是家庭成员共同生活、彼此依赖的处所。"

家庭关系基本上是一种终生关系，它不能因整个家庭或某个成员的功能低下或改变而改变某个成员的身份。另外，家庭关系的本质是感情关系，人们主要是彼此有感情，才会在一起组成家庭，比其他社会团体更重视关系、爱护感情关系。所以从家庭的发展来看，关系健全的家庭至少包含以下几种关系：婚姻关系、血缘关系、亲缘关系、伙伴关系、经济关系、人口生产与再生产、社会化关系等。实际上，社会上还存在一定的关系不健全的家庭。关系不健全的家庭往往存在更多的问题。

（二）家庭类型

家庭的分类方法有多种，根据家庭的代系和亲子关系一般分为核心家庭、主干家庭、联合家庭及其他类型家庭。

（1）核心家庭：指由父母及其未婚子女组成的家庭，也包括无子女夫妇家庭，以及养父母与养子女组成的家庭。现代社会中核心家庭已经成为主要类型。核心家庭的共同特征是规模小、人数少、结构简单、关系单纯，家庭内部只有一个权力和活动中心，便于作出决定，也便于迁移，与现代工业化、城市化社会相适应。

（2）主干家庭：又称直系家庭，是由一对已婚子女同其父母、未婚子女或未婚兄弟姐妹构成的家庭。特点是代际层次增多，家庭关系比较复杂，往往有一个权力和活动中心，还有一个次中心存在。但其家庭可利用的资源较多。

（3）联合家庭：又称复式家庭，是由至少两对或两对以上同代夫妇及其未婚或已婚子女组成的家庭，包括由父母和两对以上已婚子女及孙子女居住在一起的家庭，或两对以上的已婚兄弟姐妹组成的家庭。这类家庭同时存在一个权力和活动中心及几个次中心，或几个权力和活动中心并存。其结构相对松散且不稳定，难以作出一致的决定。

上述三种家庭类型是关系健全家庭的基本类型。后两者统称为扩展家庭。值得注意的是，尽管现代家庭理论中对家庭类型介绍的顺序如此，但从人类社会发展的过程来看，家庭主要类型的演变恰恰是从以联合家庭、主干家庭为主到以核心家庭为主的。

（4）其他类型家庭：包括单身家庭、单亲家庭、同居及同性恋家庭等。这些家庭类型虽然不具备传统的家庭形式，但也行使着类似的功能，表现出家庭的主要特征。这些类型的家庭在某些发达国家有明显的上升趋势。在我国，随着改革开放的不断深入和城市化的发展，人口流动性增加以及离婚率升高等原因，单身家庭和单亲家庭也呈增多趋势。

延伸 阅读

421家庭：所谓"421家庭"，即四个老年人、一对夫妻、一个孩子。随着第一代独生子女大多已进入婚育年龄，这种家庭模式开始呈现出主流倾向。而这种"倒金字塔"的家庭结构，也衍生出一些现实问题来。如何养老，如何教育孩子，身处"上有老、下有小"的中间层终归承受着压力。

（一）家庭的基本功能

家庭作为个体与社会的结合点，同时与两方面发生联系，因而家庭具有满足家庭成员个人和社会最基本需要的功能。家庭功能随着社会文化的发展而变化。虽然家庭可以独立地满足人们社会生活的需要，具有多样性、基础性、独立性的特征，但其最基本的功能始终是满足家庭成员在生理、心理及社会方面各个层次的最基本需要，包括：

（1）满足感情的需要。

（2）生殖和性需要的调节功能。

（3）抚养和赡养的功能。

（4）社会化功能。

（5）经济的功能。

（6）赋予成员地位的功能。

（二）家庭的健康功能

健康家庭常指健全家庭或有能力的家庭。其特点是家庭成员精神健全，相互间有感情和承诺并相互欣赏，积极交流，共享时光，同时家庭有能力应对压力和处理危机。

家庭在提供健康照顾上的主要职责有：

（1）提供最基本的物质保障。

（2）保持有利于生理和心理健康的居住环境。

（3）提供保持家庭成员卫生的资源。

（4）促进健康和健康教育。

（5）做出有关健康和疾病的初步判断。

（6）寻求卫生服务。

（7）家庭急救和用药监督。

（8）康复照顾。

（三）家庭功能运作的要素

家庭作为一个系统，各个成员之间以及与外环境之间有广泛的相互作用和相互影响。这种相互关系可以从以下几个方面体现，其中任何方面改变时，其他方面也会相应发生变化。

1. 家庭界限

所谓家庭界限，是指控制家庭成员在家庭内、外活动的规则。一旦家庭形成，其成员就有意或无意地确定了对外的活动规则。家庭借助于一定的界限来维护它的稳定性。然而实际上家庭界限就好比是家庭系统的膜结构，只有保持一定的开放性，才能真正维持它的稳定性。

2. 家庭角色

角色是指家庭成员在家庭中所期待的、符合规范的行为模式。家庭成员角色结构是由家庭依照工作性质和责任而自行决定分配的，它受传统信念、文化、宗教等因素的影响和支配。

家庭角色如同其他社会角色一样，要按照社会和家庭为其规定的特定模式去规范角色的行为，这些特定模式的行为称为角色期待。对于所有的家庭成员都存在传统的角色期待。如，在家庭中，"妻子和母亲"的传统角色被认为是富于感情的形象，她通常主内，包括生育、抚养子女、照顾老年人、做家务、体贴丈夫，为儿童提供"女性"行为的范例等。而"丈夫和父亲"的传统角色被认为是一家之主和顶梁柱的主外职责，包括养家糊口、负责作出重要的决定、作为"男性"行为的范例等。上述的各种家庭角色随着社会的发展正在发生着变化，如以前被认为是父亲或母亲各自的角色行为，现在正由许多家庭的父母共同承担，包括分担家务、母亲外出工作养家等。

家庭角色要实现角色期待，完成相应的角色行为，需要学习，称为角色学习。它包括学习角色的义务和权利，学习角色的态度与情感。角色学习是社会学习的主要内容之一，符合社会学习的机制与规律。如角色学习常因周围环境的积极反应而强化和巩固，也因周围环境的消极反应而弱化或修饰。角色学习是一种综合性的学习，是在相互作用着的人与人之间的社会关系中进行的，通常是在与互补角色的交往中进行的，如丈夫和妻子。角色学习是无止境的，需要不断适应角色的转变。

当一个家庭成员实现不了对其角色的期待，或适应不了角色转变时，便会在内心产生矛盾、冲突的心理，称角色冲突。它可以由本人、别人或环境对角色期待的差异所引起。例如婆媳关系不好，身兼儿子和丈夫角色的男人会左右为难。

家庭角色功能的优劣是影响家庭功能的重要因素之一，进行家庭评估时应考虑到家庭角色的问题。居家养老照护员可依据下面五个标准来判断家庭角色功能是否充分：

（1）家庭对某一角色的期望是一致的。

（2）各个家庭成员都能适应自己的角色模式。

（3）家庭的角色模式符合社会规范，能被社会接受。

（4）家庭成员的角色能满足成员的心理需要，即家庭成员乐意扮演自己的角色。

（5）家庭角色具有一定的弹性，能适应角色转换，承担各种不同的角色。

3. 家庭权力结构

家庭权利结构的中心即权力中心，指的是一般意义上的一家之主。家庭权力中心可以是约定俗成的，如父亲是一家之主；也可以是继承的，如长子如父。随着社会的变迁，家庭权力中心的形成越来越受到感情和经济因素的影响，专制的家庭权力形式正逐渐向民主、自由的家庭权力形式转变。

没有权力中心的家庭无法完成家庭应有的职能。而过于专制，容易出现压抑和对抗，不利于家庭成员的个性发展。家庭的权力结构模式反映家庭决策者在作出决定时家庭成员的相互作用形式。家庭的权力结构可分为四种类型：

（1）传统权威型：由家庭所在的社会文化传统"规定"而形成的权威。如在男性主导社会，父亲通常是一家之主，家庭成员都认可他的权威，而不考虑他的社会地位、职业、收入、健康、能力等。

（2）工具权威型：负责供养家庭、掌握经济大权的人，被认为是这种家庭类型的权威人物。妻子或子女若能处在这种位置上，也会成为家庭的决策者。

（3）分享权威型：家庭成员分享权力，共同协商作出决定，由个人的能力和兴趣来决定所分担的责任。这是现代社会所推崇的类型。

（4）感情权威型：由家庭感情生活中起决定作用的人担当决策者，其他的家庭成员因对他或她的感情而承认其权威。

家庭权力结构并非固定不变，它有时会随着家庭生活周期阶段的改变、家庭变故、社会价值观的变迁等家庭内外因素的变化而转化为另一种家庭权力结构的形式。家庭权力结构式居家养老照护员进行家庭评估继而采取家庭干预措施的重要参考资料，必须能确定家庭中的决策者，与之协商，才能有效地提供建议，实施干预。

4. 家庭沟通的类型

沟通是家庭成员间相互作用的关键，是相互交换信息、沟通感情、调控行为和维持家庭稳定的有效手段，也是评价家庭功能的重要指标。

沟通的三元素是沟通信息的发送者、信息和信息接收者。在这个传递过程中，任何一个环节出现问题都会导致沟通不良或误解而影响相互关系，如发送者表达有误、信息内容不清楚、说话含沙射影或接收者心不在焉等。家庭沟通的类型，根据沟通的内容是否与感情有关，分为情感性沟通和机械性沟通。情感性沟通是指沟通与情感有关，机械性沟通是指沟通内容仅为传递信息或与家居活动的动作有关。根据沟通时表达信息的清晰程度分为清晰性沟通和模糊性沟通。根据沟通时信息是否直接指向具体的接受者，可分为直接沟通和间接沟通。家庭沟通中采用上述三种分类的前者效果较好，即家庭沟通应采取明白而直接的方式。

观察家庭沟通的意义在于通过它了解家庭功能的状态。人们发现，情感性沟通受损一般发生在家庭功能不良的早期；而当机械性沟通也中断时，家庭功能障碍通常已到了相当严重的程度。间接沟通更易出现在功能不良的家庭中。有时家庭问题的根本原因就在于沟通的方式上。

5. 家庭价值观

家庭价值观是指家庭判断是非的标准以及对某件事情的价值所持的态度，它常常不被意识，却深深地影响各个家庭成员的思维和行为方式，也深深影响着家庭成员对外界干预的感受和反应性行为。各个家庭成员都有自己的价值观，他们相互作用并形成家庭共有的价值观。价值观的形成深受传统、宗教、社会文化环境的影响，在相同的社会环境中极不容易改变。家庭的疾病观、健康观对维护家庭健康至关重要，直接关系到家庭成员的就医行为、遵医行为、采取预防措施、改变不良行为等方面。居家养老照护员只有了解家庭的价值观以及健康观，明确特定健康问题在家庭中受到重视的程度，才能同家庭成员一起制定出有效的护理和预防保健计划，从而解决家庭健康问题。

6. 家庭气氛与生活空间

家庭气氛主要指感情气氛，是通过家庭成员之间的交往表现出来的，取决于家庭成员间相爱的程度、个人的表现风格、表达能力、个性及家庭沟通习惯等。家庭感情常表现为相互爱慕、相互依恋、关心、照顾和无私的奉献，它不同于任何其他社会场合的感情。家庭是爱的摇篮，是人类感情的源泉，营造良好的家庭感情气氛有利于家庭成员的身心健康与发展。

生活空间包括居住面积、空间以及空间在家庭成员之间的分配。居住面积和空间与个人身心健康与发展、家庭关系与家庭功能之间有着密切关系。正常的家庭生活需要一个合适而共同的生活空间，同时家庭成员也需要有一块属于自己的空间领域。

小故事

清朝乾隆年间，有一位百岁老年人是四世同堂，一百多口人的大家庭非常和睦，在当地传为佳话。当时的乾隆皇帝感到好奇，就亲自把这位百岁老寿星请到皇宫里，请教他怎么把这样一个大家庭搞得和和气气的，有什么秘诀吗？老寿星要来文房四宝：在纸上一口气，写下了一百个"忍"字，并说道："我和我的家人别无良方，就一百个忍！"

（一）家庭压力

家庭压力是指家庭中所发生的重大生活改变，包括家庭突然发生状态的改变、家庭成员关系的改变、家庭成员角色的改变、家庭成员道德颓废或有家人患疾病、重症等。有学者调查了43个最常见的生活压力事件，要求被调查者按事件给个人和家庭形成压力感的大小和适应的难易排出顺序。结果发现，其中绝大部分生活压力事件都来源于家庭内部。生活压力事件可粗略地分为四类：（1）家庭生活事件，如丧偶、离婚、家庭成员的健康变化、家庭矛盾与和解、新的家庭成员的加入等。（2）个人生活事件，包括伤病、生活环境与习惯的改变、获得荣誉或违法行为等。（3）工作生活事件，如退休、失业、调动工作等。（4）经济生活事件，包括经济状况的较大变化、大额贷款或还贷款等。

生活事件的压力作用于个人和家庭就会对其产生影响。生活事件作为压力源作用于个体和家庭，会导致两者调适不良、功能障碍或进入病态。家庭对压力事件的认知程度及应付压力事件的家庭资源的多少，决定了家庭对压力的调适能力。若家庭资源充足，家庭可通过良好的调适，恢复到原来的平衡状态或达到一个新的平衡，而当家庭内、外资源都不足或缺乏时，家庭即可能陷入危机。家庭通过一定的病态调适，会暂时处于一种病态平衡状态，但最终会进入彻底的失平衡状态。

（二）家庭资源

当家庭面对压力，甚至危机降临时，个体或家庭会寻找支持，以渡过难关，化解压力。支持可来自于家庭其他成员或来自于社区服务团体、邻居、专业养老服务人员等。这种维持家庭基本功能，应付危机状态所需要的物质和精神上的支持被称为家庭资源。家庭资源可分为家庭内资源和家庭外资源。

1. 家庭内资源

（1）经济支持：指必要的生活资料，支付养老服务费用，负担社会活动费用等能力，即提供金钱支持。

（2）情感支持：关心与爱是家庭资源的基石，家人对成员的关怀是精神支持，可以满足家人的情感需要。但当情感表达过度时，将影响到个体自我照顾及独立的发展，如情感支持过度为溺爱，减少为漠视。

（3）维护支持：家庭成员对其成员名誉、地位、权利和健康的维护和支持。

（4）医疗处理：指家庭为维护个人的健康作出正确的医疗决定和反应，照顾患病家庭成员的能力，以及家庭成员的健康信念和自我保健能力。

（5）信息和教育：家庭为个人提供必要的信息，培养每个成员生活与社会活动的技能，家庭成员间潜移默化的相互影响，最终获得个性的发展。

（6）结构支持：家庭住所或设施改变，以适应患病成员的需求。

2. 家庭外资源

（1）社会资源：亲朋好友及社会团体提供的精神支持和现金、物资、设备或医疗的帮助。

（2）文化资源：通过文化、艺术欣赏提高家庭生活质量，化解减少家庭成员压力和不良情绪。

（3）宗教资源：良心、道德、宗教信仰、宗教团体的支持。

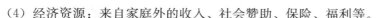

（4）经济资源：来自家庭外的收入、社会赞助、保险、福利等。

（5）环境资源：居住环境、社区环境、公共环境。

（6）教育资源：社会教育制度、教育水平、教育方式和接受教育的程度。

（7）医疗资源：医疗保健机构、卫生保健制度，即卫生服务的可及性、可用性。

四、家庭生活周期与照护要点

（一）家庭生活周期与照护要点

家庭生活周期是指人们经历从结婚、生产、养育子女到老年的各个阶段连续的过程。根据杜瓦尔（Duvall）以核心家庭为主将家庭生活周期分为八个阶段：

（1）新婚期家庭。男女结婚组成家庭。护理应注意加强夫妻双方适应及沟通（亲密和独立、自由和责任感的平衡）、性生活协调和计划生育。

（2）婴幼儿期家庭。第一个孩子出生至 30 个月。护理应注意父母角色的适应、经济及照顾幼儿的压力、母亲产后恢复等。

（3）学龄前期儿童家庭。第一个孩子 30 个月至 6 岁。护理应注意儿童的身心发育、孩子与父母暂时分离（如上幼儿园）等问题。

（4）学龄期儿童。第一个孩子 6 岁至 13 岁。护理应注意儿童的身心发展、上学问题。

（5）青少年期子女家庭。孩子 13 岁至离开家庭。护理应注意青少年的教育与沟通、青少年的性教育及与异性交往、谈恋爱等问题。

（6）青年期子女家庭。孩子成人进入社会，离家创业。父母与子女关系成为成人间的关系。护理应注意家庭继续为其提供支持、父母会逐渐产生孤独感。

（7）"空巢"期家庭。子女长大成人离开家庭，父母独处至退休，恢复仅夫妻两人的生活。护理要注意让父母重新适应婚姻关系、计划退休后的生活、计划与新家庭成员的关系。

（8）退休期家庭。退休至死亡。护理要注意老年人经济及生活依赖性增高，面临老年病、衰老、丧偶、死亡。

（二）空巢老年人的照护

"空巢"家庭一般是指家庭中因子女外出工作或学习老年人独居的一种现象。所谓"空巢"，是指子女长大成人后从父母家庭中相继分离出去，只剩下老年一代人独自生活的家庭。而一旦配偶去世，则家庭生命周期进入鳏寡期。"空巢"期与鳏寡期对老年人来说是生活中容易发生困难的两个重要阶段。"空巢"家庭的增加给传统的家庭养老带来强烈的冲击。

我国历史上以多子多福、子孙满堂的大家庭为荣。子孙同堂、兄弟不分的联合家庭被认为是繁荣幸福的象征。我国尊老、敬老、养老的优良传统正是通过大家庭的居住方式来体现的。如今，子女离开家庭给他们在经济上依靠子女造成困难，日常生活照料失去了依靠，精神上也失去寄托。特别是进入鳏寡期的老年人，他们面临的困难更大。

（1）经济方面。在空巢家庭中，有一部分老年人独居，其中不乏经济贫困者。2003 年，北京市 6 000 名享受城市"低保"的老年人中，就有 4 500 名是"空巢"老年人。

（2）生活方面。老年人身体好，生活尚能自理，一旦生病，子女不在身边，生活中就会有诸多不便。而老年人发病往往具有突然性，家中无人或抢救不及时，就可能会发生不可挽回的后果。

（3）精神方面。"空巢"老年人无法享受过去大家庭的天伦之乐，加上文化程度低，没有自己的兴趣爱好，离开子女时间久后容易产生孤独感。家里四处静悄悄，没有生气。他们有心里话没处述说，有时间没事可打发。这样的老年人很可能出现抑郁症状，精神寂寞、孤独，觉得生活没有意思，经常回想往事，感觉失落、悲观。经常独处、很少与人交流的老年人往往容易产生悲观情绪，有的人甚至会产生自杀行为。

（4）社会方面。人口预期寿命的延长和生育率的下降，使人口老龄化步伐加快，目前，我国已步入老年型年龄结构的国家行列。"空巢"老年人作为老年人中的一个特殊群体，他们的数量和比例更是以前所未有的速度增长，如何使这部分老年人安享晚年已成为一个亟待解决的社会问题。

空巢家庭问题实质是老年安全带发生危机。随着年龄的增长，老年人的生理功能逐渐衰退，他们在行动上越来越无能为力，对他人的帮助的依赖性越来越提高，脆弱性越来越强。他们越来越像儿童，逐渐成为一个脆弱者，需要家人的帮助，换句话说，他们越来越需要监护人。"空巢"家庭的含义就是老年人身边缺少监护人，他们与家人及社会之间的信息发生了断层，因此，导致老年安全带出现问题，松弛，甚至断裂。

2012年9月23日据中国之声《央广新闻》报道，全国老龄办表示，我国城市老年人"空巢"家庭比例已达49.7％。据全国老龄办副主任阎青春介绍，我国城市老年人"空巢"家庭比例将近一半，随着农民外出务工人员数量的增加，我们国家农村老年人"空巢"家庭比例也是上升得非常快，达到了38.3％，这个速度应该说比城市更快了。为此民政部副部长窦玉沛表示，十二五期间，民政部决定，连续五年开展养老服务体系建设推进年活动，用多元的方式来解决养老问题。

为有效提供"空巢"老年人的生活质量，应建立多层次空巢老年人关怀体系：

（1）老年人应自我适应，克服空巢心理，老年人无事可干是诱发心理问题的一大因素。所以首先，老年人应培养兴趣，广交朋友，充实生活。其次，积极投身到社会中去，关心社会，重新确立追求目标，发挥余热，老有所为。参加社会活动、重新确立新的生活追求目标是充实心理、克服"空巢"空虚心理的最好方法。一个人一旦有了一个坚定的追求的目标，其克服困难的意志力之大是难以想象的。最后，建立有规律的生活，老年人应根据自己的身体状况，为自己制定的科学的生活作息时间表，按时间表起居，有利于保养身体、克服心理问题。

（2）子女应敬老养老。子女尽可能地担负起赡养老年人的义务，尽管存在多种养老方式，但大部分老年人喜欢与子女生活在一起，不愿意住在敬老院。尽管国家的养老机构逐步健全，但很多老年人还是选择家庭养老。对于老年人来说，家庭起着重要的不可替代的作用。研究表明，让老年人从家庭和亲友中得到支持是进一步改善心理健康状况的关键。若家庭亲密度下降，子女对老年人的态度易引发老年人自觉幸福度下降。

（3）完善社会支持，健全社会养老保障制度，提高社会的养老意识，发展多种形式的社会化养老机构，如养老院、敬老院、老年公寓等，并提高这些机构的环境设施和服务功能，以提高老年人的主观幸福感。而老年人对社会化养老机构的要求最集中的是有定期的体格检查、多组织社会活动，因此必须着重建立社区服务网站，建立社区家政服务站，大力开展青年志愿者活动，协助老年人做家务，采购生活用品，协助完成日常生活活动，如饮食、起居等。建立老年人公寓、福利院，接纳生活不能自理的"空巢"老年人。

此外，要改变空巢老年人的认知观念。目前我国的家庭结构由"联合家庭"逐渐过渡到以"核心家庭"为主，家庭赡养功能逐渐弱化，多数老年人希望的"养儿防老"模式的实际在主观上和客观上都具有困难。为了避免面对空巢，老年人应改变观念，接受社会和社区所提供的养老机构，如敬老院、老年公寓、托老所等，这些机构在居住环境、娱乐场所、医疗保健等方面的设备较完善，可以满足老年人养护的需要。对于身体健康状况较好的"空巢"老年人，尤其是"空巢"夫妇老年人，其闲暇活动的要求较为强烈，愿意发挥余热，为社会多做点事，因此应为他们提供良好的再学习和再就业机会，如举办老年大学，组织离退休技术人员和知识分子组成技术咨询和学术交流队伍，为年轻人创业提供指导等。还可通过居委会或自发组织丰富多彩的娱乐活动和体育锻炼，以增强老年人的体质，充实老年人的生活，改善老年人的精神状况，还有利于建立和谐的人际关系，强化老年人的社会能力。

 案例思考

李奶奶今年 76 岁，自从退休以后基本上就自己一个人生活，老伴儿已经去世将近 20 年，之后再也没有找伴儿。膝下有 4 个儿子和一个女儿，也都算孝顺。

李奶奶每天的生活很规律，早早起床，去市场买点菜，回家吃顿简单的早饭，然后下楼去和几个邻居在小区的公园里聊聊家常。自从孙子、孙女长大之后，儿女的孩子也不用自己帮着带了，生活就更趋于平淡。不过让儿女放心的是，李奶奶的身体还算比较健康，倒也为儿女省去了一大部分钱。但是老年人总觉得生活没有太大的意义，自己虽然有时间、有体力，但是找不到合适的地方去用，这也直接影响到了老年人的心情与生活状态。看似挺幸福的生活，其实已经不再充满意义。

资料来源：雲杉镇：《退休老年人生活知多少》，http：//blog. sina. com. cn/s/blog _ 9e89b164010106zo. html，2014 -03 -13。

五、家庭对老年人健康的影响

（1）家庭对遗传的影响。每个人都是其特定基因型与环境之间相互作用的产物，一些疾病就是受家庭遗传因素和母亲孕期各种因素的影响而产生的。现在，先进的医学知识和技术已使其中的很多疾病得以预防。

（2）家庭对老年人心理健康的影响。家庭是维护老年人心理健康最具人性温情的场所。家人的亲情、子女的尊重与孝敬是老年人最主要的精神支柱、心理安慰和全部寄托。家庭中由于血缘的关联和作用，成年子女自觉树立养老、敬老、爱老的责任意识，主动履行对老年人的"反哺"义务，达成抚育和赡养之间的平衡。不能是只重视物质养老，还必须重视精神养老。如养老方式的选择、居住形式、子女探望频率以及家庭氛围等，都可能会影响到老年人的心理健康。

（3）家庭对疾病传播的影响。疾病在家庭中的传播多见于感染性疾病和神经官能症。部分感染性疾病在家庭中很容易传播。有关专家的研究证实，有精神疾病病人的配偶也有发生类似疾患的倾向，特别是在结婚 7 年后；而且，患精神疾病母亲的孩子更可能患精神疾病。

（4）家庭对生活习惯、行为方式和求医行为的影响。生活方式是指人们长期受文化、民族、经济、社会、风俗、规范，特别是家庭影响而形成的一系列生活习惯、生活制度和生活意识。现代研究表明，许多疾病与家庭不良的生活方式和生活习惯有关，如癌症、高血压等。同时，家庭成员的健康理念也是相互影响的，一个家庭成员的求医行为会受另一个家庭成员的影响或整个家庭的影响。

（5）家庭对康复的影响。家庭的支持对各种疾病（尤其是慢性病和残障）的治疗和康复有很大的影响。国外专家研究发现，糖尿病控制不良与低家庭凝聚度和高冲突度有关，家人的漠不关心可导致最严重的糖尿病失控。

案例思考

北京清河社区的沈奶奶有两个女儿，大女儿嫁到了上海，一年回来的次数不超过三次；小女儿结婚后也离开了家，平时工作繁忙，一个月会来看他们一两次。除了逢年过节，家中只有沈奶奶和老伴两个人，50平方米的房子对于两位老年人来说，显得空荡又冷清。

沈奶奶家餐厅柜子的抽屉里，各种各样的药摆得满满当当，"每天要吃一大把的药，光吃药就要不少时间。"去年4月，沈奶奶突发脑梗，给小女儿打电话时已经说不出完整的话。幸亏小女儿接到电话马上觉得不对劲，立刻赶来送她进了医院。当时为了照顾母亲，小女儿跟单位请了半个月的假，然而半个月后，沈奶奶还没有完全康复，但是，小女儿的单位已经不能再请假了。"幸亏那时社区居家养老服务站开张了，不然还真不知道该怎么办。"沈奶奶说，他们在居家养老服务站订了送餐服务，社区工作人员知道他们家的情况后也时不时地上门查看他们的情况，小女儿在假期照料他们，这样才慢慢度过了那段艰难的康复时间。

现在沈奶奶已经基本康复，但是走路还是有点不便，老伴今年76岁，身体也不太好，行走需要拄拐。今年，小女儿又告诉他们一个坏消息：单位今年要搬迁到安徽。这样一来，唯一能定期回来的小女儿也要远行了，沈奶奶不免更加惆怅。

"我们当然希望子女在身边陪着，但是现实不允许呀。"沈奶奶说，"现在我最担心晚上突然发病。老头子耳朵不好，电话根本听不见，万一我发病时说不出话，那可怎么办？"

资料来源：嘉兴新闻网，2014-3-13。

同 步 训 练

从身边选择一个老年人家庭，分析其家庭类型、生活周期与照护要点，并思考该家庭对老年人的健康产生了哪些有利和不利的影响。

任务二

家庭评估

任务描述

在对居家老年人进行照护前，需要通过各种方式收集有关老年人家庭健康问题的资料，从而了解家庭的结构和功能，分析家庭与老年人健康状况，掌握养老问题的真正来源。它包括对家庭成员的基本资料的收集，对家庭结构的评估，对家庭生活周期阶段的判断及对家庭压力和危机的评估，对家庭功能的评估及对家庭资源的了解等。

相关 知识

一、家庭基本资料

（1）家庭环境。包括家庭地理位置、周边环境、居家条件、邻里关系、社区服务状况等。

（2）每位家庭成员的基本情况。包括姓名、性别、年龄、家庭角色、职业、教育、婚姻及主要健康问题等。

（3）家庭经济状况。包括家庭主要经济来源、年均收入、年均开支消费内容、年度积累、消费观念和经济目标等。

（4）家庭健康状况。包括家庭生活周期、家庭生活事件、主要生活方式、家庭健康信念、利用社会养老资源的方法与途径。

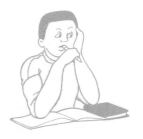

思考一下：

为了评估时更方便快捷，可以把家庭基本资料中的内容设计成问卷或表格的形式，你可以尝试设计一下吗？

二、家族谱——家庭结构资料

家族谱（或称家系图）可用来描述家庭结构、医疗史、家庭成员疾病有无遗传性、家庭关系及家庭重要事件等，使居家养老照护员能很快掌握大量的家族基本资料。家族谱一般包含三代人，可以从最年轻的一代开始向上追溯，也可以从中间一代开始上下展开，不同性别、角色和关系用不同的结构符号来表示，同代人中年龄大的排在左边，年龄小的排在右边，并在每个人的符号旁注上年龄、婚姻状况、出生或死亡日期、遗传病或慢性病等资料（见图2—1和图2—2）。还可以根据需要，在家族谱上标明家庭成员的职业、文化程度、家庭的决策者、提供家庭主要经济来源者、老年人的主要照顾者、家庭中的重要事件及成员的主要健康问题等资料。

延伸 阅读

家谱，又称族谱、家乘、祖谱等。是一种以表谱形式，记载一个以血缘关系为主体的家族世系繁衍和重要人物事迹的特殊图书体裁，以记载父系家族世系、人物为中心，是由记载古代帝王诸侯世系、事迹而逐渐演变来的。

一般可从家族谱中获得以下几个方面的资料：家庭人数、家庭的结构类型、家庭生活周期、家

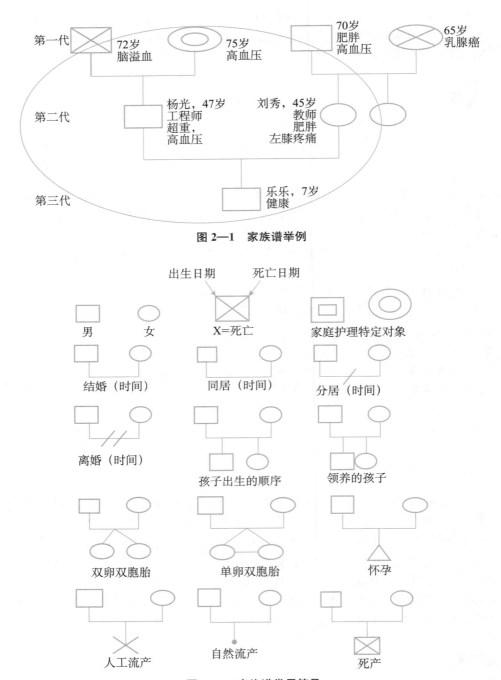

图 2—1 家族谱举例

图 2—2 家族谱常用符号

庭关系、遗传病的发病情况、家庭成员的基本资料。家族谱是了解家庭客观资料的最佳工具，是家庭档案的重要组成部分，一般可在 10～15 分钟内完成，其内容可不断积累修改，在居家养老照护中有较高的实用价值。

家庭圈反映的是服务对象主观上对家庭的看法以及其家庭关系网络。这种主观看法一般只代表当前的认识，会随着时间而不断地发生变化，因而需要持续的修正。

家庭圈的做法是先让被照护者画一个大圈，再在大圈内画上若干个小圈，分别为被照护者自己认为重要的家庭成员。圈之间的距离代表关系的亲疏，小圈本身的大小代表权威或重要性的大小（见图 2—3）。照护员可离开几分钟，让老年人单独完成。随后，照护员向老年人提问题或老年人向照护员解释图的含义，从而使照护员了解老年人的家庭情况。照护员还可以比较两个不同家庭成员的家庭圈，并与两位或几位家庭成员一起比较分析，发现他们之间缺少沟通的方面或彼此间不同的期望，使之修改角色，改善家庭功能。

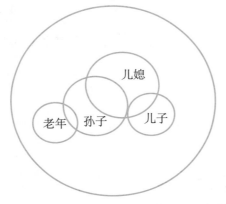

照护对象是一个72岁的老年人，儿媳主宰全家，儿子没有话语权，老年人内心孤独，多与孙子为伴。

图 2—3 家庭圈

家庭关怀度指数评量可采用 Smilkstein（1978 年）设计出的检测家庭功能的问卷，是自我报告法中比较简便的一种，反映了个别家庭成员对家庭功能的主观满意度。因为问题少，评分容易，可以粗略、快速地评价家庭功能，因而比较适宜在基层工作中使用。它共分两部分。

第一部分：测量个人对家庭功能的整体满意度，共 5 个题目，每个题目代表一项家庭功能，简称 APGAR 问卷。

（1）当我遇到问题时，可以从家人那里得到满意的帮助。

（2）我很满意家人与我讨论各种事情以及分担问题的方式。

（3）当我希望从事新的活动或发展时，家人都能接受且给予支持。

（4）我很满意家人对我表达感情的方式以及对我情绪（如愤怒、悲伤、爱）的反应。

（5）我很满意家人与我共度时光的方式。

以上 5 个问题有 3 个答案可供选择，答"经常这样"得 2 分，"有时这样"得 1 分，"几乎很少这样"得 0 分。将 5 个问题得分相加，总分为 7～10 分表示家庭功能良好，4～6 分表示家庭功能中度障碍，0～3 分表示家庭功能严重障碍。

第二部分：了解受测者与家庭其他成员间的个别关系，分良好、较差、恶劣三种程度。

五、家庭评估的注意事项

（1）全面、准确地收集资料。不仅收集家庭中老年人的资料，还要收集家庭其他成员的资料。同时要充分利用其他相关人员收集的资料，如社区居民健康档案、病历等。

（2）正确地分析资料并作出判断。由于对居家老年人的照护比对养老机构中老年人的照护复杂，所以正确地分析资料和判断显得十分重要。居家养老照护员要特别注意认识家庭的多样性，避免主观臆断，不能用自己的经验、感受判断一个家庭，而要客观、专业地评估一个家庭。

（3）随时收集资料，修订照护计划。

同 步 训 练

从身边选择一个老年人家庭，从家庭基本资料、家族谱、家庭圈及家庭关怀度指数四个方面对其进行家庭评估，并对评估结果进行评价。

任务三

家庭访视

任务描述

上门服务是居家养老照护员最主要的工作方式。通过这种方式，可以了解居民健康状况，建立家庭健康档案，开展有针对性的家庭护理、健康教育、保健指导等服务。与在养老机构中提供服务相比，上门服务对养老护理员有着更高的要求，如娴熟的操作技术、良好的沟通能力、独立解决问题的能力等。养老护理员须熟练掌握家庭访视的方法、原则及安全管理知识，才能安全有效地完成对居家老年人的照护工作。

相关 知识

一、家庭访视的概念与目的

（一）家庭访视的概念

家庭访视简称家访，是指为促进和维护个体、家庭、社区的健康，在服务对象家庭环境里进行的有目的的交往活动，是开展社区居家养老服务的重要手段。

（二）家庭访视的目的

居家养老护理员通过家庭访视，能实地了解家庭环境、设备、家庭成员的健康状况、家庭结构、家庭功能，从而发现家庭的健康问题，运用家庭的内在、外在资源，执行养老服务活动，解决家庭中老年人的问题。具体如下：

（1）为在家居住的老年人提供适宜、有效的照护。

（2）促进足够和有效的支持系统，鼓励家庭充分利用有关养老资源。

（3）促进老年人及其家庭成员正常成长和发展，提供有关健康促进和预防疾病的健康教育。

（4）加强家庭功能的发挥，促进家庭成员之间的人际关系。

（5）促进家庭环境的健康。

案例思考

虞爷爷，退休教授，79岁，晚期癌症，子女都在国外，无法在身边提供照顾。老年人情绪消沉、焦躁不安，有时候感到失望无助。因长期卧床，感觉腿部酸胀、不能排便、行动不便。居家照护中心的人员经过专业评估，为老年人提供每天24小时的重症护理服务。针对老年人的状况，照护员按照医嘱，每天为老年人做全身放松按摩；协助老年人排便；帮老年人翻身、擦浴、更衣。闲暇时给老年人读报、陪其聊天，让老年人舒心地度过了最后的日子，其子女无比感激。

二、家庭访视的类型

按访视目的可将家庭访视分为三类：

（1）评估性家访。目的是对照顾对象的家庭进行评估，通常是一次性的，常用于为老年人提供居家照护服务前对家庭环境的考察。

（2）连续照顾性家访。目的是为老年人提供连续性的照顾，常定期进行，主要用于患有慢性病或行动受限，有上门服务需求的老年人。

（3）急诊性家访。目的是解决家庭中老年人的临时问题或紧急情况进行的家访，如外伤、家庭暴力等急性事件。

案例思考

张阿姨56岁，是中学教师，去年退休。其父亲张爷爷78岁，瘫痪卧床1年多，生活不能自理，目前在家中由张阿姨护理。从家庭访视的现场观察中发现：尽管张爷爷下肢有部分活动能力，但在移动时，其女儿为了不让父亲多用力，把全部的重力压在自己身上。同时也发现其父亲依赖性很强，不主动做力所能及的事，把所有的事情都留给女儿去做。此外，张爷爷的床太低，导致张阿姨护理时弯腰过度。目前张阿姨出现了腰痛、肩痛和头痛。通过访谈得知张阿姨的丈夫是某公司的经理，每天工作很忙，晚上回来很晚，几乎不能帮助妻子照顾岳父。张阿姨有一个儿子在外地工作，张阿姨不愿意拖累他，不让他放弃工作或请假回来护理外公。张阿姨认为护理工作实在太辛苦了，感到生活暗淡、烦躁和苦恼，自己有些承受不了。但由于责任心和亲情的关系，依然每天坚持护理父亲。

三、家庭访视的内容与步骤

（一）家庭访视的内容

（1）分析、确认家庭存在的养老问题。通过访视确定家庭存在的养老问题，以便于制定居家老年人的照护计划，开展居家养老服务。

（2）提供直接照护服务。包括评估老年人的健康问题、实施照护操作和健康指导。

（3）健康教育。家庭访视过程中实施的健康教育不仅是为家庭提供信息，而且可帮助老年人有效地应用保健知识进行自我健康管理。内容包括有关家庭健康的行为，如家庭生活周期、家庭内部有效交流、家庭自理能力等方面的知识和技能；指导营造安全、卫生的家庭环境。

（4）提供咨询。提供如何利用各种社会养老服务资源的咨询指导。

（二）家庭访视的步骤

家庭访视一般包括访视前的准备、家庭访视、访视后的工作三个阶段。

1. 访视前的准备

家庭访视前的准备工作很重要，居家养老照护员在工作前必须要做好充分的准备方能达到访视目的。访视前的各项准备内容包括：

（1）确定访视对象：在许多需要接受家庭访视的老年人中有高龄的、独居的、患有慢性病的等。居家养老照护员在有限的时间、人力情况下，应安排好家庭访视的优先次序，以便充分利用时间和人力。确定优先次序时需考虑的因素包括：

1）群体为先，个体为后。

2）传染性疾病为先，非传染性疾病为后。

3）急性病为先，慢性病为后。

4）生活贫困、受教育程度低者优先。

5）如果一天访问多个家庭，其顺序是：先访问没有传染性疾病的有新生儿的家庭，最后访问有传染性疾病的患者家庭。

但是，上述访视顺序不是一成不变的，居家养老照护员可以根据具体情况适当调整。

（2）明确访视目的：居家养老照护员在家访前，必须把访视的目的、目标先确定后再制定实际访视中的具体程序。此外，对居家老年人做连续性管理时，其管理目标也要列出具体的要求，当经过一段时间的管理后，便可根据目标评价管理效果——目标设定是否正确，是否需要制定新的措施，是否需要连续管理，或是否现阶段可以结束。

（3）制定访视计划：根据访视目的，详细阅读服务对象的健康档案，制定初步的访视计划。

（4）准备访视物品：应根据访视对象的情况准备物品，例如对于有糖尿病的老年人，可能需要准备血糖仪；同时要尽可能利用家中的物品，如体温表、血压计、冷热敷所需的物品、物理消毒用品等。

（5）安排访视路线：依访视顺序安排访视路线。

（6）联系访视家庭：确定访视计划后通过电话与家庭联系，核实访视时间、确切地址、路径，并简要了解服务对象的状态。

（7）访视前将访视时间、地点、家庭、目的、路线、返回时间通知社区护士所在工作单位。

2.家庭访视

（1）首先居家养老照护员自我介绍工作单位、姓名，与老年人及其家庭成员谈论一些较轻松的话题，使双方熟悉、放松，再介绍本次家庭访视的目的，在和谐、轻松的气氛中开展本次家庭访视。

（2）按护理程序进行家庭访视，先对老年人进行评估，再对整个家庭进行评估，最后与老年人及其家庭成员共同制定照护计划。

（3）实施照护措施，根据评估结果及老年人的需要完成照护操作。

（4）整理用物，洗手。

（5）简要记录访视情况。

（6）根据老年人的具体健康问题，交代老年人和家属有关注意事项，同时预约下次访视时间。

（7）一般家庭的访视时间不超过1小时，访视人员不要接受任何形式的礼物。

3.访视后的工作

（1）消毒整理物品，检查、补充消耗的器材、物品。

（2）书写家庭访视记录，分析照护效果，总结服务的成败与经验，提出解决问题的策略和方法。

（3）与其他相关工作人员交流服务对象的情况，如个案讨论、开交流会等。

（4）如果现有的资源不能满足服务对象的需求，又不属于社区居家照护员的职责和能力范围能解决的问题，则可建议或帮助其寻求其他服务。

延伸 阅读

目前在居家照护中心最常用的工作步骤为：

评估照护需求→量身制定照护计划→选派适合的照护员→服务督导与跟进→保持与家人的沟通，评价服务效果。

四、家庭访视的原则

（1）按计划进行家庭访视。

（2）运用沟通技巧，获得护理对象的信任。

（3）保守被访视家庭的秘密。

（4）实施熟练的专业技能，保证护理对象的安全。

（5）与护理对象共同制定计划、实施和评价。

（6）掌握并充分利用社区资源。

（7）注意家庭访视的优先顺序。

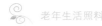

五、家庭访视者的安全管理

（一）访视者的自我保护原则

（1）访视者在家庭访视前必须与访视家庭取得联系，确定访视时间、家庭地址。

（2）家庭访视前如果确认有危险情况应尽量避免独自前往，同时访视者对家访有酌情决定的自由，如果觉得不安全可以不去。

（3）访视前将访视时间、地点、家庭、路线、交通方式及返回时间通知工作单位，留下电话，方便联系。

（4）访视者的着装要符合职业要求和访视需要。穿着合适、得体的便装或工作制服，不穿过于暴露的服装，不佩戴贵重的首饰，穿舒适的鞋子。

（5）随身携带身份证、工作证、适当的零钱，以备急需。

（6）如果在服务对象的家中看到一些不安全因素，如打架、酗酒、吸毒、有武器等，可立即离开。

（7）护理箱应放在照护员的视野内，不用时盖好，防止小孩或宠物好奇玩弄，发生意外。

（8）严格遵守交通安全规则，认真做好自我防护措施。

（9）如果发现走访家庭中有人可能有大的危险或正在受伤，必须立即报警，如果已有受伤，立即通知急救中心。

（10）实施护理操作时，应遵守无菌技术操作原则，严格执行"三查七对"，防止发生医疗事故。

（二）访视过程中应付危险情况的原则

当照护员家访时遇上家庭打架或有人手持武器等不安全情况，应遵循以下两个原则：

（1）保护自己的安全。照护员在家访中遇到上述情况，可能卷入其中或受到伤害，因此可以离开，同时可向访视家庭要求更换家访时间，并向所在工作单位通报此事。

（2）保护家庭成员的安全。有人可能有大的危险或正在受伤，访视者必须立即报警；如果有人受伤，必须立即通知急救中心。

案例思考

照护员小丽正在江奶奶家为其提供照护服务，江奶奶的儿子满身酒气地回到了家里，不一会儿小丽听到隔壁房间里江奶奶的儿子和儿媳妇吵了起来，并且声音越来越大，似乎快要打起来了，小丽该怎么办？

同步训练

李奶奶，65岁，患糖尿病10余年了，由于饮食没控制好，且经常忘记服药，血糖控制得一直不好，于是与你所在的居家服务中心签订了每周1次的上门指导协议，根据该案例分小组角色扮演模拟家庭访视的过程。

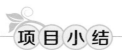

项目小结

　　本项目阐述了家庭的概念，重点介绍了老年人所在家庭的特点及家庭对老年人健康的影响；在此基础上训练学生对老年人进行全面客观的家庭评估，并根据老年人的需求，在保证自身及被照护者安全的前提下对老年人进行家庭访视。以上这些在社区居家养老服务中是非常重要的，也为进一步的生活照料奠定基础。

一、选择题（选项不限）

1. 李先生，未婚，和父母住在一起，请问这个家庭属于什么类型？（　　　）。
　　A. 主干家庭　　　　B. 核心家庭　　　　C. 联合家庭　　　　D. 空巢家庭
2. 下列哪项属于空巢家庭的护理要点？（　　　）。
　　A. 让夫妇重新适应家庭关系　　　　B. 夫妇计划退休后的生活
　　C. 计划与新家庭成员的关系　　　　D. 关心子女的恋爱等问题
3. 家庭访视的目的包括（　　　）。
　　A. 早期发现家庭健康问题　　　　B. 充分发挥家庭功能
　　C. 与访视对象建立良好的信赖关系　　D. 促进家庭环境健康

二、简答题

1. 简述家庭评估的注意事项。
2. 简述家庭访视的原则。

三、论述题

在家庭访视的过程中，如何保护好自身及被照护者的安全？

教学做一体化训练

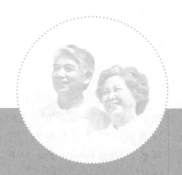

项 目 三

老年人居住环境的布局与调控

知识目标

1. 复述老年人居室环境的布置要求
2. 复述老年人居住环境调节的方法

能力目标

1. 能够对老年人的居住环境进行布置
2. 能够对老年人居住环境的细节进行调节

素养目标

1. 能够在为老年人布置居住环境时兼顾老年人的心理需求
2. 能够与老年人及其家属共同制定居住环境布置方案

居室环境是人们生活、学习、工作的最重要的场所之一，人的一生中有 2/3 以上的时间是在室内（主要是在家庭中）度过的，尤其是老年人在室内生活的时间更多。据国外的数据统计，在自己家中发生事故而死亡的人数比交通事故造成的死亡人数多，尤其是高龄者的事故中有 90％ 是与居住环境有关的跌倒、跌伤、坠落等，其中在厕所内发生事件的比例最大。良好的居室环境不仅可以防止疾病的传播，而且可以消除环境中的不利因素，对机体产生的良性刺激，使其精神焕发，增强对疾病的抵抗力。照顾者有必要掌握有关居室环境与健康的知识，充分利用环境中对老年人健康有利的因素，消除和改善环境中的不利因素，以增进老年人的身心健康。

情境导入

小王最近买了一套三室两厅的新房子，准备把其中一间给 70 岁的老母亲居住，由于母亲身体不太好，行动不便，小王想选一间对母亲健康有利的房间，并进行装修改造使母亲住着比较方便，作为一名居家养老照护人员，你能给出哪些建议？为了保证老年人在家庭中的安全，还应该注意些什么？

任务一

老年人居室环境的布局

任务描述

国内外研究均已表明，老年人的居住安排对健康和长寿有一定的影响。因此，在为老年人进行居室环境布局时要格外细致，从房间的位置朝向、家具的选材布局、装修装饰的风格等各个方面予以综合考虑，并结合老年人的身心需求，创造出最适合老年人的居住环境。

 知识

一、老年人生活环境现状

（一）我国老年人的生活环境

1. 我国老年人的居住模式

目前我国老年人的居住模式除少部分选择传统的养老院等福利设施外，大部分老人的居住模式可归为以下几种：

（1）合居模式。即传统的家庭养老。随着社会经济的发展，这种几代人合居的养老模式逐渐减少。

（2）独居模式。健康状况良好的老人由于种种原因独自居住。随着第一代独生子女的成长，老人独居的现象越来越普遍。

（3）毗邻模式。老人和子女毗邻而居，既保持了各自的独立生活，又能方便照顾老人。

在这几种养老的居住模式中，或多或少都存在以下问题：家庭住房面积不足，导致老年人居住条件无法改善，不利于老有所养；缺乏有组织的精神慰藉活动和提供这些活动的室内外公共活动空间和场所；环境设计和建筑的细部节点缺乏对老年人特殊的生理、心理的考虑等。随着人口的老龄化日益严重，现有的社区生活环境已越来越不能满足老年人的需要。

2. 我国养老设施存在的问题

从20世纪末我国进入老龄化社会以来，在上海、北京等大城市里除了政府兴办的福利院外，陆续出现了商业化的专门养老设施，如托老院、老年公寓等，提供老人的住宿、医疗、卫生、娱乐等众多生活的方便。建筑模式可分为成套老年公寓住宅、合居老年公寓住宅、护理和医疗型老年住宅或机构。我国养老设施作为新兴事物，存在以下问题：

（1）布局不尽合理。老年公寓和养老机构的建设还没有列入城市的总体规划。目前存在着一些老年公寓虽然环境和物质条件都很好，但地点远离社会、远离亲友，交通不便。各级政府所办的社会福利养老机构（敬老院、老年公寓等）有些虽然设在社区附近，但相对来讲占地小、活动场地有限，环境较差。

（2）缺乏人性化设计。犹如筒子楼的设计，缺乏交往空间，老人的生活空间很小，生活面也很窄。

（3）空间单调。老年公寓处在或邻近社区中心，但相对封闭、独立，自成一体。高墙大院、铁门紧闭，给人与世隔离的孤僻感，整体气氛压抑。

（二）国外老人生活环境的发展

国外的老龄化始于20世纪60年代，老年住宅的发展也经历了较长的时间，发展比较成熟，已从对老年人单纯的生理扶助转向生理、心理的并重。国外老人的生活环境具有以下几个特征。

1. 养老设施居住模式多样化，发展小型化、社区化

根据老人的独自生活能力和健康状况以及经济能力可有多种居住模式选择：老年住宅、老年公寓、养老院、护理院、老年疗养院等，小型化、社区化的养老设施有利于住户间的相互认识和护理者的照顾。

2. 合理规划，灵活布置，以促进老年人与外部社会的交流为目的进行规划设计

如日本的混住型老年公寓。根据混住的状态不同又可分为横向布置、纵向布置和混合布置三种。这种住宅形式又可分为横向布置型、纵向布置型和混合布置型。横向布置型是指在公寓中至少布置一层老年人住宅，通常布置在一般住宅的下面。这种布置方法使老年人住户与其他住户混住在同一栋住宅之内。纵向布置型是指在楼内某一端沿竖向至少布置一列老年住宅，使各层都有至少一户老年人住户，一般考虑布置于临近电梯的位置。这种布置方法将老年人住户分散在各层中，稍好于横向布置型，但有的老年住户所居楼层偏高。混合布置型是在公寓适当位置布置老年人住宅，使之被全包围或半包围在一般住户之间，并临近电梯。这种类型较好地解决了老年住户与一般住户之间的混住化的位置关系的问题，避免产生"孤立化"。

另外，本着老年服务设施支持老人在社会中的自立为目的，在规划设计中将其置于老年社区与外部结合处，将其向周围社区开放，使周边社区的人有机会利用他们，从而促进老年人与外部社会的交流。还可以使老人设施与其他公共设施相连或接近，或者将社区的公共设施与老人居住设施穿插布置。

3. 重视老年室内生活环境的功能和细部设计

除建筑功能和指标满足老年人需要外，在细部处理上更是依照老年人的特点进行特殊设计，如墙、地面、门窗等材料及处理；家具和厨卫设施的尺度及安全设施借助轮椅等设施的便捷性；室内灯光、色彩等的运用都考虑了老年人生理和心理的需要。

4. 提倡个性化服务和个性空间

社区机构既可对年龄和身体状况不同的老年人提供不同的服务，老人亦可根据自己的情况灵活选择调整接受服务的项目。应尊重老年人的个性，在空间设计上为自立的生活行为提供必要的空间。

5. 尊重家庭观念的习俗

设计适宜国情的老人住所，营造家的亲切氛围。像日本的两代居、新加坡的多代同堂组屋计划，都是以家庭养老为基础、改善生活环境的范例。

二、老年人居住环境的基本要求

老年人应在舒适、安全、便利、无障碍的环境中居住。其基本要求如下所述。

（一）居室内空间布局

（1）地面。尽量在居家中不设梯级、不平地板、光滑地砖等，以防老年人摔倒。

（2）过道。尽量不设门槛，并且门要宽一些，同时设有便于轮椅出入的通道，以利于出入安全。

（3）卧室。老年人卧室尽量靠近卫生间和浴室，以方便直接出入，并且应安装夜间照明或地灯。

（4）浴室。浴室地板必须防滑，浴缸边加扶手，浴室内门最好为外开式，以保证发生意外时其他人员能及时入内，另外也应安装夜间照明或地灯。

（二）居室内家具布局

（1）家具摆设应整齐、不宜滑动，不应有太多杂物，防止老年人绊倒。

（2）能直接接触到老年人身体的家具、扶手等，应避免尖角和粗糙的材质，以防碰伤。

三、老年人居室环境的布置

老年人由于自身的生理特点，户外活动逐渐减少，居室成为老年人的主要活动场所，因此，老年人居室的布置显得尤为重要，是保证他们延年益寿、晚年幸福的必要条件。

（一）房间

老年人的房间要求幽静、干净，地面平坦、干燥，阳光充足，空气流通。

（1）老年人房间的位置，最好选择朝向南或东南，阳光能够照射到；门窗、墙壁的隔音效果要好；房间的窗户要宽大，以利于房间的通风换气，并且应有窗帘或百叶窗；老年人经常活动的区域，如走廊、卫生间、楼梯边缘应装有固定的扶手，且稳定、牢固，台阶的终止边缘要涂颜色标记，以方便老年人的安全出入。

（2）老年人的房间应设有卫生间，便于老年人的使用。卫生间的门应向外开，以便老年人发生意外时能及时进入卫生间急救。卫生间应有坐位便桶和扶手（见图3—1），以方便老年人自己蹲坐和起身，能安全排便，卫生用品应放置在老年人便于拿取的地方。浴室要有防滑设备。

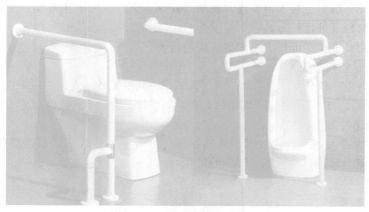

图3—1　坐位便桶旁加装扶手

（3）房间内要设置老年人呼叫器或按铃，使老年人有急需帮助时，其呼叫能被护理员及时听到。

（4）老年人房间的设备应简单、实用，家具应靠墙摆放，物品不要放在老年人经常经过的地方，牵拉电线不要在老年人常活动的区域，以防老年人绊倒。

（二）床

床不仅是休息睡眠的地方，也是活动受限者的生活场所。床有各种各样的，普通的即可，除了要保证舒适安全和清洁，还应注意：

（1）老年人的床要牢固、稳定。床的高矮要合适，以坐在床上足底能完全着地，膝关节与床成近90°角最为理想，以保证老年人上下床的安全；如果空间许可，床应该越大越好，单人床宽至少需要100厘米，可能的话120厘米，这样，一个人就能安心翻身及坐起了；床垫的软硬要适宜，老年人的床不宜太软，过软的床容易凹陷引起腰痛，床太硬又易导致身体受压，以能在床垫上"放心行走的硬度"为基准，便于老年人翻身。例如，南方人喜用"棕葛"，可在上面铺褥子；北方人喜欢用木板，上铺棉垫或褥子即可（见图3—2）。

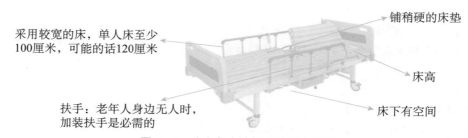

采用较宽的床，单人床至少100厘米，可能的话120厘米

扶手：老年人身边无人时，加装扶手是必需的

铺稍硬的床垫

床高

床下有空间

图3—2　为老年人选择床的五个要点

（2）床的位置。床应避免放置在正向窗或有过堂风的位置，最好依墙而放，以防坠床。床的另一侧应有床头灯和台灯，方便老年人起床，以防摔倒。床头柜和床角作弧形转角处理，利于老年人活动。

（3）老年人的被褥要柔软、透气性好，以棉织品为佳。床单要能包裹在床垫下，使床单平整、无褶皱，对失禁的老年人床单上可加一个小单或尿垫，以便随时更换。

（4）老年人的枕头要舒适，高低要合适，枕头过低容易导致睡眠障碍，或引起眼睑水肿，枕头过高又会造成颈部、肩部肌肉僵硬、疼痛等不适。一般情况下枕头以 7～8cm 高为宜，也可根据老年人个人习惯调整，但要注意有颈椎病的老年人不能使用高枕。另外老年人的枕头软硬要适度，枕头应经常晒洗。

（三）家具和装饰

家具和装饰的摆设充分满足老年人起居方便的要求，力求实用美观。

（1）家具应轻便小巧，设计成圆角，以防碰伤。沙发不可太软，因为老年人坐下后，起身比较困难。

（2）老年人居住的室内、走廊和院内应尽可能种植一些花草、树木。老年人房间床周边的装饰、摆设要依老年人的喜好安排，如老年人的桌上放置家人的照片、日历以及老年人每天喜欢的东西，老年人使用的物品每天要进行整理，摆放整齐、美观，并便于老年人使用。装饰品宜少不宜杂，可采用直线、平行的布置法，力求整体统一。墙上可悬挂字画、壁饰，窗台和桌上可摆放小型花卉、盆景，营造出有益于老年人身心健康的温馨、舒适、典雅的居住环境。

（3）色彩以偏暖色调为宜，如鹅黄、蛋青色、藕荷色等素雅色调，窗帘、床单采用淡雅色调，灯光使用同一色系，强弱适中，使老年人的心情更加舒畅、愉快。

延伸　阅读

如何为老年人的房间挑选植物？

许多老年人都喜欢种花，种花是一种好的生活方式，不仅可以丰富老年人的晚年生活，而且绿色植物还有利于老年人的身体健康。但是这些绿色植物如何正确摆放，不同的房间应选择哪种植物，却是很有讲究的。那么，应该如何为不同房间挑选绿色植物呢？

并非所有的植物都适宜在室内放置，所以挑选室内植物时必须分辨，只能把有益健康的请进门。而这一切，均要事先充分了解室内植物与人的健康之间的关系。

芦荟、吊兰、虎尾兰、一叶兰、龟背竹等，是天然的"清道夫"。研究表明，芦荟、虎尾兰和吊兰吸收室内有害气体甲醛的能力超强。

常青铁树、菊花、金橘、石榴、紫茉莉、半支莲、月季、山茶、米兰、雏菊、腊梅、万寿菊可吸收家中电器、塑料制品等散发的有害气体。

玫瑰、桂花、紫罗兰、茉莉、柠檬、蔷薇、石竹、铃兰、紫薇这些芳香花卉产生的挥发性油类具有显著的杀菌作用。紫薇、茉莉、柠檬等植物5分钟内就可以杀死原生菌，如白喉菌和痢疾菌等。茉莉、蔷薇、石竹、铃兰、紫罗兰、玫瑰、桂花等植物散发出的香味对结核杆菌、肺炎球菌、葡萄球菌的生长繁殖具有明显的抑制作用。

虎皮兰、虎尾兰、龙舌兰以及褐毛掌、矮兰伽蓝菜、条纹伽蓝菜、肥厚景天、栽培凤梨这些植物能在夜间净化空气。10平方米的居室内，若有两盆这类植物，如凤梨，就能吸尽一个人在夜间排出的二氧化碳。

仙人掌、令箭荷花、仙人指、量天尺、昙花这些植物能增加负氧离子。当室内有电视机或电脑启动的时候，负氧离子会迅速减少。而这些植物的肉质茎上的气孔白天关闭，夜间打开，在吸收二氧化碳的同时，放出氧气，使室内空气中的负氧离子浓度增加。

兰花、桂花、腊梅、花叶芋、红背桂上的纤毛能吸收空气中的飘浮微粒及烟尘。丁香、茉莉、玫瑰、紫罗兰、田菊、薄荷这些植物可使人放松，有利于睡眠。

此外，过于浓艳刺目、有异味或香味过浓的植物，都不宜在室内放置，如夹竹桃、黄花夹竹桃、洋金花（曼陀罗花）。这些花草有毒，对人体健康不利。夜来香的香味对人的嗅觉有较强的刺激作用，夜晚还会排出大量废气，对人体不利。万年青的茎叶含有哑棒酶和草酸钙，触及皮肤会产生奇痒，误食还会引起中毒。其他植物，如郁金香，含毒碱；如含羞草，经常接触会引起毛发脱落；如水仙花，接触花叶和花的汁液，可导致皮肤红肿。

帮您挑选厨房绿色植物——迷迭香或香水天竺葵。迷迭香能帮助人们减少对咖啡因的依赖。如果把它磨成末，加入鸡肉或鱼肉里烹调，还能帮助消化，增加免疫力。而且迷迭香很容易种植，只要多晒太阳，常浇水，就能茁壮成长。香水天竺葵的香味很适合放在厨房，能增进食欲。

帮您挑选卧室绿色植物——熏衣草。熏衣草有助于促进睡眠。可把种子撒在一个容器里，搁置在卧室凉爽、朝南的窗口。等熏衣草长出来后，阵阵微风吹过，就能感觉到它清雅的淡香。

同 步 训 练

阅读"情境导入"中的案例，从空间布局及家具布局方面为小王提出建议。

任务二

老年人居室环境的调控

任务描述

安全是老年人幸福的保障。居室的安全设施的建立，是老年人平安、健康的重要保证。因此，应注意对居室的光线、温湿度、整洁安静程度等进行调节，保障老年人在居住过程中的安全、健康。

相关 知识

一、光线

舒适的光线环境不仅能使光源进入眼睛，还能尽量不使反射光线刺激眼睛引起目眩，60岁需要的照明度是 20 岁的 3.2 倍。老年人随着年龄的增长，视觉功能会逐渐下降，突然进入阴暗或耀眼的环境时，会因视物不清而陷入恐惧状态或反射光引起眩晕，因此应给予足够亮，但又不耀眼的灯光照明，尤其夜间去洗手间时应给予稍强的光线刺激，让其觉醒。居室光线可以通过日照或者灯具等人工照明进行调节。

日照指的是通过门窗的透光部分，直接射进室内的日光。日照不仅可以提供光线，而且可以提高人体的免疫力，杀灭细菌，对防病保健具有积极意义。按我国的卫生标准，冬季室内日照至少应有 3 小时。为了使适量的紫外线射入室内，在冬季晴朗的日子里，南方应适当打开朝南的门窗，而北方应开启朝南的玻璃气窗，否则紫外线不可能通过双层玻璃窗射入室内。

夜晚或白昼自然光线不足时，须采用人工光源进行照明。人工光源的光谱尽可能接近昼光，照度足够、稳定、分布均匀。夜间老年人睡眠时可根据老年人的生活习惯，采用地灯或关闭灯光，以利睡眠。老年人经常走动的地方，如室内、走廊、卫生间、楼梯、阳台等处，均要有照明设备，并应适当提高照明的亮度。晚间电灯开关处应设灯光照明，使老年人容易找到开关。老年人的床头应设床头灯或台灯，以方便老年人夜间使用。

二、温度、湿度

老年人的机体对温、湿度的调节能力下降，温度稍低一点老年人就会感到十分寒冷，因此，要注意室内温、湿度的调节，一般老年人房间的温度冬季以 18℃～22℃ 为宜，夏季以 22℃～25℃ 为宜，相对湿度在 50%～60% 为宜。室温过高，会影响人们的消化和呼吸功能，不利于散热而感到烦躁。室温过低则会因冷刺激使人畏缩，缺乏动力，肌肉紧张产生不安。室内湿度过高，空气潮湿，容易滋长细菌及昆虫，食物易发霉腐坏，同时机体水分蒸发慢，会感到闷热不适，也可能使人患风湿性关节炎及过敏性疾病；室内的湿度过低，则空气干燥使皮肤黏膜干裂，导致呼吸道黏膜干燥、咽痛、口渴。

（一）温度的调节

老年人由于体温调节功能和体温识别能力低下，容易受温热环境的影响，所以适当调节室内温度还是有必要的。

（1）在夏季，当天气炎热的时候，在窗户外装上遮阳篷或竹帘，以减少直射阳光对室内的加温作用；另外可以打开窗户，增加空气对流，还可以用电扇扇风，来增加室内的风速；再者可以使用空调或是在室内放置冰块以达到降低室温的目的。

（2）冬季可用电暖气片、红外线取暖器和电褥子取暖，如使用煤炉取暖时，为了避免缺氧及煤气中毒，应安装通风设备。

若使用冷暖设备来调节室温时，最好维持室内外温差在 5℃～7℃ 以内，以免人体出现调适困难，并且注意冷、暖风不要直接吹到身体上。

延伸　阅读

夏天预防空调病 5 妙招

空调病是空调给人们带来舒爽的同时，也带来的一种"疾病"。长时间在空调环境下工作学习的人，因空气不流通，环境得不到改善，会出现鼻塞、头昏、打喷嚏、耳鸣、乏力、记忆力减退等症状，以及一些皮肤过敏的症状，如皮肤发紧发干、易过敏、皮肤变差等。这类现象在现代医学被称为"空调综合征"或"空调病"。随着全球气候的变暖和旅游事业的大发展，许多宾馆、商店、办公室乃至寻常百姓家，都安装了空调，空调给人们带来了欢乐和清凉，同时也带来了让人困扰的空调病。夏天预防空调病可从以下几方面着手：

预防空调病第 1 招：分段进出室内外。

带着一身热气进入空调房，会使脑血管快速收缩，极易引起头痛。建议进入空调房后，先待3～5 分钟，然后走出室外，在阴凉处再待几分钟，之后再回到室内，这样反复两三次，等身体比较能适应室内低温，就可以留在空调房中了。这种分段进出的方法，特别适合中老年人，尤其是高血压、糖尿病患者。

预防空调病第 2 招：控制温差和湿度。

控制室内温度和湿度都很重要。很多人喜欢一进入室内就对着空调猛吹，会导致打喷嚏、感冒等。年纪稍大者，最该担心关节问题，这部分人身体代谢渐缓，血液循环较差。关节对温度、湿度的变化很敏感，不利于久坐于空调房。建议室内外温差最好不要超过 5℃，室内湿度控制在 60％ 左右，温度则在 25℃～26℃。

预防空调病第 3 招：多喝温水。

经常在空调房内，容易流失水分，造成鼻腔和黏膜过干，甚至会引发支气管炎。需要多补充水分，但不要喝冷水，要喝常温水或温水（35℃～40℃）。

预防空调病第 4 招：保湿工作不可少。

长期吹空调，肌肤容易干皱，影响其光泽和弹性。严重的话，皮肤还会发痒、起疹子。除了多补充水分，身体也要经常保湿。热天容易出油、出汗，建议使用清爽型乳液，避免使用乳霜或油性乳液，以免堵塞毛孔或排不出汗来。除了呵护身体，环境也得保湿。随时放一杯水在身边，或适度栽种植物，也能增加室内的湿度。

预防空调病第 5 招：给眼睛一点温暖。

眼睛干涩是一种常见的空调病，特别好发于戴隐形眼镜或有慢性结膜炎的人群。在空调房内，除了应适度用些人工泪液外，不妨拿条温毛巾敷眼，给眼睛一点温暖，有助于缓解症状，消除疲劳。

（二）湿度的调节

室内湿度高于室外时，可打开门窗使空气流通；湿度过低，则可放置一些水盆等，冬天可在暖气上放湿毛巾、水杯（盆、壶）等蒸发水汽，以达到提高湿度的目的，也可以通过空调、加湿器及空气调节器进行调节。

延伸 阅读

使用空气加湿器的注意事项

加湿器是一种增加房间湿度的家用电器。加湿器可以给指定房间加湿，也可以与锅炉或中央空调系统相连给整栋建筑加湿。切洋葱时开加湿器可避免流眼泪。电脑旁边放加湿器，可以清除静电。

空气加湿器的作用本身是好的，但是要使用不恰当的话，就适得其反了。很多人因使用空气加湿器导致肺炎等呼吸道疾病或慢性哮喘加重，因此使用空气加湿器使要多加注意。

1. 使用加湿器时并不是加湿量越大越好，其实不能过低又不能过高，应保持在 40％～60％ RH

之间，加湿器的加湿量控制在每小时 300～350 毫升为宜。

2. 各种加湿器对水质有不同的要求，如纯净型加湿器要用纯净水，超声波加湿器最好用纯净水或蒸馏水，防止水中钙镁离子对空气产生二次污染。电加热型加湿器用普通水即可。

3. 加湿器水箱中的水随时有可能用完而空转干烧损坏机器，所以尽量使用具备缺水自动保护功能的产品，同时还要在平时留意观察水箱的存水量，及时给予补充。每天残留的水一定要倒掉，如果暂时不使用了，可以清洗后晾干保存。

4. 水箱、换能片等易结水垢的部件要一周清洗一次，清洗时可用软布、软毛刷加清水清洗，不得用洗涤剂、煤油、酒精等清洗机身和部件，不得用硬物刮除水垢，以免损坏机件。

5. 加湿器最好摆放在距地面 0.5～1.5m 高的平面上，要远离热源和腐蚀物。使用中严禁抚摸喷嘴，以防烫伤，遇到故障应立即停机检修。

三、整洁

（1）老年人的室内应经常保持清洁、整洁。物品应放置整齐，同时要便于老年人的取用。老年人的居室应定期大扫除，每天清扫室内卫生时要用潮湿法，不要用毛掸清扫，以免灰尘飞扬。用清洁、潮湿的抹布擦拭桌椅家具，抹布要经常清洗。

（2）老年人的床铺应保持清洁、干燥、平整、柔软、舒适。养老护理员每天要协助老年人整理床铺，每周定期为老年人更换清洁的被单，对有尿失禁的老年人应随时更换被污染的被单，老年人的被褥应经常晾晒。

（3）老年人的房间要经常通风，保持室内空气的清新。一般通风 30 分钟即可达到置换室内空气的目的。

延伸 阅读

通风换气保身心

住宅中的任何一个房间在温暖或炎热的季节需要通风，在寒冷或潮湿季节需要换气，这不仅可以增加人们的舒适感和愉悦轻松感，而且还可以减少疾病。

联合国世界卫生组织曾经对 38 个国家近 20 年的癌症发病情况进行了分析，结果表明，肺癌的发病率在明显上升，女性更甚。究其原因，许多医学专家认为，80% 以上的癌症是由家庭居住环境因素造成的。目前，家庭居室内致肺癌的主要因素有以下几方面。

1. 在室内大量吸烟

一个人在家吸烟，对全家人都有伤害。被动吸烟 15 分钟等于主动吸烟。香烟中含有许多致癌物，包括致辞癌的引发剂、促癌剂和协同致癌物。据统计，每 100 立方米空气中含有致癌物苯为 2.82～14.4 毫克时，危害极大。因此，在家经常吸烟是影响家庭居住环境和造成肺癌的主要原因。

2. 厨房通风排烟条件差

目前，很多家庭以煤、煤气或石油液化气做燃料，厨房内二氧化硫、一氧化碳等有害物含量浓度很高。冬季在不通风的厨房内，测定一氧化碳含量，其浓度可达到中毒的边缘。另外，许多人喜欢在烧菜时将油烧到冒烟，才把菜放下锅，这种烹饪方法很不科学，既会使一些蔬菜中大量维生素受到高温破坏，而且植物油超过 270℃ 时，会产生大量的油雾凝聚物，这种油雾凝聚物可造成细胞染色体损伤,有致癌性。许多家庭主妇长期遭受油雾的威胁,已成为女性肺癌发病率迅速上升的重要原因。因此在通风排烟条件差的厨房烹调或在与厨房相通的居室(卧室、起居家、客厅、书房)内学习和休息,患肺癌的危险性也很大。为此,应注意开启抽油烟机或排风扇,以改善厨房的通风排烟状况。同时,还应将厨房与其他居室隔开。

3. 居室异味

如油漆味、香烟味、碳酸怪味、厕所臭味、花肥臭味、霉味等,也是引发疾病的因素。

居室的通风换气与排烟除味应注意以下几个问题:

(1) 由于居室的功能不同,对于通风换气就有不同的要求,例如,卧室、起居室、客厅和书房主要是通风和换气;厨房主要是排除烟气和油雾;卫生间主要是换气除味。

(2) 应根据房间的使用功能,从卫生和安全的角度来考虑自然通风和换气。将床、组合柜、衣柜、书柜等家具布置在涡流区,避开穿堂风,而将气流流经区域作为人经常活动的场所。冬季,为减少病毒传播,房间要进行适当通风换气;对于装有火炉的房间及厨房,为防止煤气中毒以及火灾和各种烟气的污染,必须安装换气排烟设施。

(3) 房间内通风换气,主要通过门窗的合理开启来进行,不同的开启条件将会产生不同的气流路线,根据这些气流路线可以进行房间的合理设计与布置,安排家具及家用设施,形成良好的睡眠区、学习区、会客区、休息区和就餐区等。

(4) 高大的家具及其他家用设施,不宜放在通风的干道上,以免影响通风换气及室内温度的调节。

四、安静

老年人的居室内应尽量避免噪声,噪声强度在50~60分贝时,一般人会觉得吵闹,长时间处于90分贝以上的噪声环境中,能导致头痛、头晕、耳鸣、失眠、血压升高等症状。为消除或减轻噪声对人体的不利影响,创造一个安静舒适的生活环境,可以采取如下措施:

(1) 对来自居室以外的噪声,可以用窗帘遮挡一部分,从而减轻干扰。

(2) 居室内噪声主要来自各种家用电器,如冰箱、音响和洗衣机等。因此,最好不要把冰箱放入卧室内,排烟罩和洗衣机要定时维修以减轻噪声,录音机的音响不宜太响(见图3—3)。

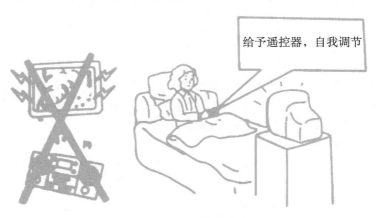

给予遥控器,自我调节

图3—3 避免噪声

（3）来自邻居的噪声只能通过加强墙壁的隔音性能和门窗的严密程度来解决。

日常生活中的辐射主要与使用家用电器有关，几乎任何电器都会产生电磁辐射，如微波炉、电视机、电脑、手机等。辐射对人体血液系统和免疫系统都有相当程度的影响。长期接触辐射的人群易出现头晕、疲乏、记忆力衰退、食欲减退、烦躁易怒、血压变化、白细胞减少等症状。为消除或减轻辐射对人体的不利影响，可以采取以下措施（见图3—4）。

（1）屏蔽防护：在电视机、计算机等前面装置屏蔽体隔开或挡去一部分辐射对人体的作用。

（2）距离防护：辐射对人体的危害与距离呈反比，距离辐射源越远，危害就越小。为此，微波炉在开启后最好离开1米左右；在操作电脑时，要注意与屏幕保持0.5米以外；观看电视时，电视机与人的距离最好保持在2米以外；最好把手机摆在一边，睡觉时一定不要把手机放在枕头边，外出时最好把手机放在手提包里，不要把手机挂在胸前或是放在衣服口袋里；尽量使用耳机来接听手机等。

（3）减少使用时间：辐射对人体的危害与时间呈正比，接触电磁辐射的时间越长，受到的伤害越大。因此，微波炉等不宜长期开启使用；电热毯变热后应切断电源，有其他固定电话时尽量少用或不用移动电话，最好使用带有屏蔽线的手机专用耳机。

（4）其他措施：彩电、冰箱、空调等电器不宜集中摆置，要适当分散，并注意开窗通风；此外，平时多进食新鲜牛奶、蔬菜和水果，以增强机体免疫功能。

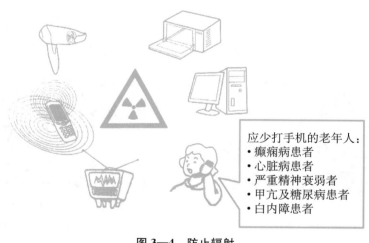

应少打手机的老年人：
• 癫痫病患者
• 心脏病患者
• 严重精神衰弱者
• 甲亢及糖尿病患者
• 白内障患者

图3—4 防止辐射

老年人由于身体的平衡功能逐年下降，不易保持体位的稳定；并且老年人由于视力下降、肌力减退、一些常见病（类风湿关节炎、帕金森病等）等因素的影响，易发生跌倒。预防跌伤，一般应在以下几个方面予以注意：

（1）防地板打滑：地板打滑引起摔跤是很常见的，应慎选室内地板的材料，以木质地板最为安全，如选用地板砖来铺地面，应选择防滑型地板砖，而且要及时擦干水或油渍，同时为防止打滑可铺上几块小地毯，但地毯要粘牢，以防滑动。

（2）防浴室内打滑：浴缸内打滑引起摔跤也不少见，最好在浴缸中放置防滑垫。对老年人及患有站立不稳疾患者，应在浴缸周围安装扶手。在浴缸外铺上垫子，以防因脚底潮湿而滑倒。垫子都需用固定的胶布粘牢，以防滑动。（见图3—5（a））

（3）防梯子打滑：家庭中往往需要借助搭梯子或凳子上高处取物，梯子底部和顶端都应放在牢靠的依托面上，以防意外倾斜或倒塌。对木制梯子，应检查有无缺陷或开裂之处，以确保安全。取东西时，要格外小心，特别不要凳子摞凳子。

（4）防绊倒：在老年人常走动的地方，应清理杂物，将杂物有序地摆放在角落或储藏间。活动室和卧室内物品应以简单为宜。家用电线的软线要压在地毯下，或者固定在墙壁上和地板的角落里。为了防止老年人在门槛上绊倒，在门槛处垫一块有一定倾斜度的三角形木板（过桥），形成斜坡，便于行走。同时，应特别注意卫生间、厨房、餐厅、卧室与客厅的地面保持相平，减少台阶。

（5）防楼梯滑倒：老年人最好居住在低层或带电梯的楼区，楼梯应不陡，楼梯边上装上扶手，扶手要稳，每个台阶上贴上防滑带也很有效果。

（6）防光线不足：居室要宽敞明亮，不应采用容易造成视觉误导、眼花缭乱的玻璃纸装饰。

（7）老年人活动要缓慢：老年人血管运动中枢功能减低，腿脚欠灵活，因此，在活动时，动作要缓慢，每个动作后可暂停片刻，防止眩晕和不稳定；在睡醒后不宜立即起床，应在床上躺半分钟，然后坐起半分钟，再双腿下垂半分钟，坚持这三个"半分钟"可有效防止许多致命性意外事故发生（见图3—5（b））。

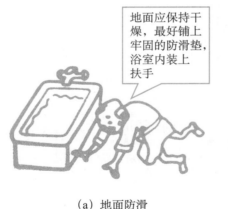

地面应保持干燥，最好铺上牢固的防滑垫，浴室内装上扶手

（a）地面防滑

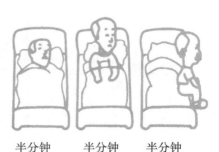

半分钟　半分钟　半分钟

（b）起床三个"半分钟"

图3—5　防止跌伤

七、安全用电

随着各类电器的普及，因用电不当，发生触电和火灾的事件时有发生。因此，老年人使用电器时，除了遵守使用各类电器的常规规程外，还应特别注意以下几点：

（1）讲解家庭安全用电常识，适当照看：家人应经常向老年人讲解家庭用电安全常识，增强其

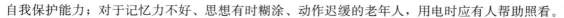

自我保护能力；对于记忆力不好、思想有时糊涂、动作迟缓的老年人，用电时应有人帮助照看。

（2）使用安全电源插座：老年人家庭应使用正规、安全的电源插座，不可使用易漏电、易燃烧、易短路的劣质插座。墙上用不着的插座应套上安全盖，保险丝的负荷必须与额定电流指数相符。

（3）用电量大的不同电器不可共用一个插座：用电量大的电器共用一个插座，很容易导致短路，从而烧毁电器，或导致电路失火。因此，建议功率超过800W的电器不要共用一个插座，比如洗衣机、微波炉、冰箱、烤箱、电饭锅、空调、电暖气、电热水器、熨斗、热得快等。

（4）插头插座不能用湿布擦拭：插头插座不能用湿布擦拭，不能沾水，否则很容易短路，发生触电或火灾。插头脏了可以用布蘸酒精轻轻擦拭干净，然后晾置一会儿，待酒精完全蒸发之后再使用。在擦拭的时候一定要关闭电源，以防万一。

（5）减少复杂电器的使用：老年人接受新鲜事物的能力差，在使用复杂电器时存在用电安全隐患，应少给老年人添置或尽量使老年人少接触操作比较复杂的电器。

（6）正确使用电器，用后及时关闭：家电电热设备一定要远离煤气罐、煤气管道，发现煤气漏气时先开窗通风，千万不能拉合电源，并及时请专业人员修理。使用电熨斗、电烙铁等电热器件，必须远离易燃物品，用完后应切断电源以防意外，无自动控制的电热器具，人离去时应断开电源。老年人由于记忆力下降，外出时常会忘记拔下电水壶等家用电器插头，应通过各种方式设置提醒标识。老年人使用电褥时，不宜时间过长，特别注意别洒上水。

（7）经常检查，排除隐患：对老年人使用的用电设施应经常检查，一些陈旧伪劣的电器产品，有的老年人都不舍得扔掉，存在一定的安全隐患。因此对老年人用电设施，应经常检查维修，发现有安全隐患的设施或老化的线路，应及时更换、改造。

（8）妥善整理，防止绊倒：老年人家中散乱的电线等，应加以理顺、固定，让空间既清爽又安全。

八、防烫伤

烫伤是生活中常常遇到的事故。在家庭生活中，最常见的是被热水、热油等烫伤。老年人防止烫伤应注意下列几个方面：

（1）移动开水壶、热油锅时，应戴上手套或用布衬垫，防止直接烫伤；端下的开水壶、热油锅要放在人不易碰到的地方。

（2）暖瓶、开水壶要放置妥当，以免打破、踢倒。玻璃杯在寒冷季节倒入开水会炸裂，不小心会烫伤或扎伤，用之前，先用温水涮一下玻璃杯。家中有饮水机的，要注意老年人，防止烫伤。

（3）老年人在做饭、菜时，注意力要集中，不要把水滴到热油中，否则热油遇水会飞溅起来，把人烫伤。同时，油在高温下会燃烧，做菜时要防止油温过高而起火。万一锅中的油起火，千万不要惊慌失措，应尽快用锅盖盖上，并且将油锅迅速从炉火上移开或熄灭炉火。

（4）电熨斗、电暖气等发热的器具会使人烫伤，在使用中应当特别小心，尤其不要随便地去触摸。

（5）老年人有使用热水袋的，在使用前，首先检查热水袋是否老化，其次水温不要太热，应低于50℃。为防止熟睡烫伤，可在睡前先用热水袋焙热被子，待睡觉时取出。如果需要在睡觉时使用，最好用干毛巾把热水袋包上。对于意识不清或使用镇静剂等容易受伤的老年人，在使用烤灯、

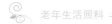

热水袋等做热疗期间应有专人看护。

（6）老年人洗淋浴前一定要先试水温，以免被突然喷出的热水烫伤。要是洗盆浴，一定要先放冷水，后放热水，这样可避免老年人烫伤。

对只有轻微红肿的轻度烫伤，可以用冷水反复冲洗，再涂些清凉油；烫伤部位已经起小水泡的，不要弄破它，可以在水泡周围涂擦碘伏，用干净的纱布包扎；烫伤比较严重的，应当及时送医院进行诊治。烫伤面积较大的，应尽快脱去衣裤、鞋袜，但不能强行撕脱，必要时应将衣物剪开，脱去老年人的衣物后，用洁净的毛巾或床单进行包裹，及时用冰袋降温，然后立刻送往医院就诊。

九、防诈骗

由于老年人注重家庭子女、乐于助人，一些犯罪分子正是利用他们的善良进行诈骗。以下几个方面，可以帮助老年人更好地保护自身财产安全：

（1）不要轻易相信陌生人的电话，一定要核实相关信息，谨防受骗。

（2）当有人打电话问您家中是否有其他人时，可回答"要不让我儿子来听电话"等。对上门维修、送货、送礼等身份不确定的人员，要查明其身份，尽量等子女回家后再接待。

（3）对不明身份的短信，要提高警惕，不要轻信短信内容。

（4）老年人大多心地善良，喜欢助人为乐，在遇人问路时，特别是在偏僻的地方不要理睬。

（5）当到涉及证券、股票、保险、银行等的金钱交易场所，凡事应向正规工作人员咨询，切勿听信外人游说。

（6）要树立反诈骗意识，保持应有的清醒，做到"三思而后行，三查而后行"。

小故事

张阿姨过了70岁生日不久，在小区被两个中年人热情邀请参加免费体检，并且上了一堂有专家讲演的健康讲座。结果，她花了3 000元，购买了号称价值6 000元的药。晚上，张阿姨的女儿回家发现，那所谓的特效药，连批号也没有。张阿姨面对女儿的埋怨，还振振有词地说："有人买了几万块钱的药呢，难道他们都上当了吗？"

同 步 训 练

从光线、温湿度、整洁、消除噪声、防止辐射、防跌伤、安全用电、防烫伤、防诈骗几个方面，对"情境导入"中的小王提出建议。

项 目 小 结

本项目从房间的位置朝向、家具的选材布置、装修装饰的风格等方面介绍了老年人居住环境的布局要求，并从光线、温湿度、整洁、消除噪声、防止辐射、防跌伤、安全用电、防烫伤、防诈骗等方面介绍了老年人居住环境调控的注意事项，目的是为老年人创造一个舒适、安全、便利、无障碍的居住环境，增进老年人的身心健康。

一、选择题（选项不限）

1. 下列哪项属于老年人房间的要求？（ ）。
   A. 幽静 　　　　B. 干净 　　　　C. 豪华 　　　　D. 阳光充足

2. 老年人房间内合适的湿度为（ ）。
   A. 30%～40% 　B. 50%～60% 　C. 60%～70% 　D. 70%～80%

3. 使用空调调节温度时，室内外温差最好维持在（ ）。
   A. 2℃～4℃ 　　B. 5℃～7℃ 　　C. 8℃～10℃ 　　D. 10℃～15℃

二、简答题

1. 简述我国养老设施存在的问题。
2. 请简述为老年人选择床、床垫、被褥及枕头的注意事项。

三、论述题

对自己的家庭环境进行评估，找出不适合老年人居住的地方，提出改进方案。

教学做一体化训练

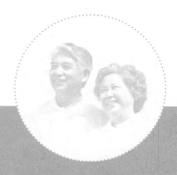

项目四

老年人居住环境的清洁与消毒

学习
目标

知识目标

1. 掌握清洁与消毒的定义
2. 了解居室环境清洁的步骤
3. 掌握造成室内空气污染的主要来源
4. 了解居室内通风的时段、时间
5. 熟悉消毒剂的分级
6. 掌握家庭消毒的常用方式
7. 了解空气与餐具消毒的常用方法

能力目标

1. 能够独立完成老年人清洁照料的各项工作
2. 能够独立并正确地为老年人的居家环境进行清洁与消毒

素养目标

1. 能够根据居室环境的特点选择正确的清洁剂
2. 能够正确选择、使用家庭消毒剂

健康生活首先要有健康、放心的生存环境。做好老年人居住环境的清洁与消毒工作，是减少疾病、保证身体健康的基本措施。居室环境的清洁应把握"湿式打扫，适时消毒"的原则，每天用湿法擦地面、擦家具等，每周进行一次大扫除。如需消毒时尽量选择物理消毒方法，如蒸煮、暴晒等；在病人、隔离人员或外人来访后，可考虑化学消毒法，如用"84"消毒液浸泡、酒精擦拭等，但要适度，若长期使用低剂量消毒剂，可导致病原微生物产生抗药性。

情境导入▲

　　杜老的老伴赵阿姨不幸发生急性脑出血，在医院急诊开颅探查、血肿清除术后康复出院。现左侧肢体活动不利，身体极度虚弱，又正值秋冬流感高发的季节，杜老因过度劳累感冒刚好，为避免老伴再被流感干扰，杜老想对家里进行一次彻底的清洁消毒。作为杜老的居家养老照护员，你计划如何完成此次任务？请制定一份详细的服务方案。

任务一

老年人居住环境的清洁

任务描述

　　清洁（Cleaning）是指用物理方法清除物体表面的污垢、尘埃以及有机物的过程，如用清水、肥皂水或洗涤剂清洗物品。清洁还包括保持周围环境的洁净。物体通过清洁可以去除和减少微生物，减少接触性感染发生的危险，而并非杀灭微生物。清洁是物品消毒、灭菌的前期步骤，常用于地面、家具、墙壁、餐具、医疗器械及护理用品等物体表面的处理。常用的清洁方法包括手工清洗、机械清洗和超声波清洗等。清洗步骤包括冲洗、洗涤、漂洗、终末漂洗。

　　生活在一个清洁卫生的环境之中，不仅有利于身体健康，而且使人心情舒畅、精神愉快。对老年人居住环境进行清洁，应明确哪些地方是需要我们进行清洁的。了解老年人居室内具体的居家摆设，针对不同的物品采取不同的清洁剂和方法，讲究步骤和顺序，最终结果是既有效祛除和减少了微生物，保持了清洁舒适的居家环境，又不对物品造成任何不必要的损坏。

相关 知识

（一）先整理，再清扫

工作要有条理性。一边清扫一边整理，进度会很慢，擦着书桌又变成了整理书本或文具，整理完又不知抹布到哪里去了。如先清扫再整理，往往找出的东西上又带出一堆灰尘，之前就白打扫了。所以，最好先整理再清扫，可以分阶段或房间进行。

（二）从上而下，由内而外

室内清洁工作要遵循"从上而下，由内而外"的顺序，如开放式柜子则一层层由上到下、由内而外把灰尘扫出来，等灰尘都落到地板时再清扫或用吸尘器一次性解决。

（三）正确选择和使用清洁剂

一般清洁剂多以居室的区域做分类，最常用的分为厨房、卫浴、地板、玻璃等。根据每个区域污垢特性不同，清洁剂的酸碱性也会有所差异。如厨房清洁剂呈弱碱性，浴厕清洁剂为弱酸性。使用时，应注意：

（1）单一使用：使用时只使用一种清洁剂，不能同时混合使用，以免不正确混用而产生化学反应甚至有毒气体。比如，以次氯酸钠为主要成分的含氯洗涤剂（如洗消净、洗净灵、漂白剂等）与以盐酸为主要成分的含酸洗涤剂（如除臭剂、管道冲洗剂、厨房用洗净剂等）一旦并用，可产生有害的氯气。

（2）正确保存：清洁剂应放置在阴凉无日光照射的地方，以避免高温造成清洁剂变质。

（3）安全使用：使用清洁剂时应保持通风，为了避免刺激皮肤，适时戴上防水工作手套是必要的。

（4）注意材质维护：有些清洁剂酸、碱度较强或是具有磨除效果，为了避免破坏物质表面，在首次使用时，可先在不明显的地方测试，确定不会造成物体表面损坏后，方可使用。

（一）室内空气

老年人绝大部分的时间是在室内度过的，加上机体抵抗力相对较低，室内空气质量对老年人身体健康就显得尤为重要。造成室内空气的污染主要来源于：（1）人体呼吸、烟气；（2）装修材料、日常用品；（3）微生物、病毒、细菌；（4）厨房油烟等。这些污染物随着呼吸进入人体内部，长期积累，严重危害着人们的身体健康。

开窗通风是降低室内空气污染、保持室内空气新鲜的有效措施。特别是冬季，尽管天冷，风沙较大，还得注意开窗通风；夏天室内有空调，照样得定时开窗通风，因为空调只起降温作用，凉爽并不代表洁净，也不代表空气清新程度。开窗通风能在短时间内置换室内空气，从而降低空气中的微生物浓度。通风效果随通风面积（门窗大小）、室内外温度差、通风时间及室外气流速度而异。

1. 通风时段

对通风时段要有所选择，如早晨过早通风，晚上室外积存的有害气体容易进入室内。再如中午11点～下午1点不宜通风，因为在这个时间段，小区居民因做饭油烟污染严重。因此，建议合理通风时段应在上午8点～10点以及下午2点～4点。

2. 通风时间

一般通风30分钟可达到置换室内空气的目的。在严寒的季节，80平方米的房间开窗9分钟即可置换室内空气1次。

（二）地面

应采用湿式清洁法，避免扬起灰尘。当清扫地面时，扫帚沾湿再进行清扫即可减少细菌数的80%。但是，由于人的活动，很快就会恢复原状，所以，一般不需要消毒。但湿式清扫的工具，用后应洗净、晾干以备用。如若家中有病人，拖把可用含氯消毒剂浸泡消毒15～30分钟，再洗净晾干。

（三）天花板、墙壁

木板墙、彩色瓷砖与木质天花板，清洁时可用湿布沾稀释肥皂水轻擦，不可用力以免伤及表面。粉墙、壁纸墙，清洁时可用鸡毛掸子由上至下掸去灰尘，但要注意房间内应没有老年人，另外清洁前应做好清扫人员的个人防护，如戴好防尘头巾、口罩等。不论是哪种墙壁，若沾上污垢，千万不可用力猛擦，否则会损坏墙壁。最好是用一杯酒精、一小匙清洁剂混合后，以喷雾器喷在墙壁的污垢处，再以热毛巾覆盖污垢就能轻易去除了。

（四）家具

家具上的尘土用潮湿的细软布轻擦，但不可用碱水、肥皂水、洗衣粉溶液擦洗，以免影响油漆亮度或造成油漆脱落。对于木家具表面的污渍，千万不可使劲猛擦，可用温茶水将污渍轻轻去除，再用清水擦净；切忌使用酒精、汽油或其他有腐蚀性化学溶剂，以免造成漆膜损伤。

对清洁所用的抹布应每次清洗，定期或必要时将抹布煮沸消毒或用含氯的消毒剂稀释后浸泡消毒。抹布应相对固定房间使用，每次洗后消毒、晾干。如果家中有病人，那么病人房间使用的抹布可用含氯消毒剂浸泡消毒，再及时清洗后晾干备用。

（五）沙发

1. 真皮沙发

（1）清理皮沙发时要用纯棉布或丝绸沾湿后轻轻擦拭，擦净后可用碧丽珠或上光蜡等再喷一遍，以保持其光洁。

（2）如果不小心将圆珠笔等画在皮沙发上，可尝试用橡皮轻轻擦拭。

（3）除了专门的沙发照料品外，还可用过期护肤品（如面霜、面乳、搽手油等）保护皮沙发面，效果也很好，但一定要注意具有增白和药物功效的护肤品不可使用。具体方法如下：先用去污膏或半干毛巾将沙发表面清洁干净，再用软布蘸护肤品将皮面轻轻涂抹一遍，根据室内温度停5～10分钟，再用软布将皮面反复擦拭，皮面即会变得柔软、光亮如新。

2. 布艺沙发

（1）先用吸尘器吸净布制面料表面和内部填充物的尘垢，也可用毛巾擦拭。沙发的扶手、靠背和缝隙也要清洁到位。在用吸尘器时，不要用吸刷，以免破坏纺织部上的织线而使布变得蓬松；更要避免以特大吸力来吸，以免织线被扯断。

（2）脏的地方可以用干净的白布蘸少量沙发或地毯专用的清洁剂，在脏处反复擦拭，直至去掉污渍。切勿大量用水擦洗，以免水渗入沙发内层，造成沙发里的边框架受潮、变形，沙发布缩水，影响沙发整体外观造型。

（3）如有大面积污渍，应请专业布艺沙发清洗人员进行清洗。

（4）布艺沙发的护套一般均可清洗，其中弹性套不妨在家中洗衣机清洗，较大型棉布或亚麻布护套则可拿到洗衣店清洗。熨平护套时应注意，有些弹性护套是易干免熨的，即使要熨也要考虑其外观，一般熨护套内侧较适宜；如果护套是棉质的，则不宜熨烫。

（六）电视、电脑荧光屏

荧光屏外表面的清尘一定要在关机状态下进行，不能用鸡毛掸子、丝织品等物清扫，因为这类物品与玻璃制品摩擦后，会使之带上电荷，并将此类物品上的尘埃、丝毛等附着到荧光屏上。可用较为柔软的布轻轻擦去屏幕上的灰尘，再用脱脂棉球蘸专用清洁剂擦拭。另外，也可用照相机镜头清洁纸进行清洁，镜头纸是一种类似于无纺布结构的柔软性光学镜专用清洁纸，用它来清洁荧光屏表面时，不仅不会将其划伤，而且除尘效果极佳，不产生静电，也不会出现附着物；使用时，用镜头纸沿同一方向轻拭荧光屏表面后，再略加大力量用纸将荧光屏表面细致擦一遍即可。需要注意的是，清洁时要轻，以免划伤荧光屏表面。

（七）床单位

老年人每次晨起、午睡后，护理员要进行老年人床铺的清扫整理。床铺表面要平整、干燥、无渣屑。扫床时，扫床刷要套上刷套（刷套需浸泡过 500 毫克/升浓度的含氯消毒液，以挤不出水为宜）进行清扫。一床一套，不可混用。

对于卧床的老年人，护理员还应注意在三餐后、晚睡前进行床铺的清扫整理，避免食物的残渣掉落在床上，造成老年人卧位不适以及引发压疮。

延伸 阅读

老年人更换被服的要求

每周定期为老年人更换被服，包括被罩、床单、枕套，若被服被尿、便、呕吐物、汗液等污染，应立即更换；老年人的被褥应拿到室外晾晒。

二、厨房的清洁

（一）冰箱

（1）清洗电冰箱时应用软布蘸温水或中性洗涤剂擦洗，勿用酸或碱溶液、有机溶剂擦洗。酸碱溶液会腐蚀箱体的金属构体及其他部件；而有机溶剂会使冰箱的油漆层龟裂、剥落，从而加速电冰箱的锈蚀。

（2）冰箱外壳的一般污垢，可用湿软布轻轻擦拭，如果污迹较顽固，可用湿抹布蘸少量无颗粒、白色或无色的牙膏慢慢擦拭，冰箱即会恢复光洁。

（3）冷凝器上的积尘和门边较难处理的细缝可用软毛刷清洁。

（4）清洗工作结束后，应等冰箱完全干燥后再放入食品通电。

（5）冰箱除臭小窍门：1）用软布将箱内擦抹干净，而后放入半杯白酒关上冰箱门，经过24～48小时就可以排除臭味。还可放入活性炭或除臭剂防臭。2）用纱布包50克茶叶放入冰箱，一个月后取出放在太阳下暴晒，再装入纱布放进冰箱，反复使用。3）用一条干净纯棉毛巾，折叠整齐放在冰箱上层网架边，毛巾上的微细孔可吸附冰箱中的气味，过段时间将毛巾取出用温水洗净，晒干后可反复使用。4）将几块新鲜的橘子皮洗净揩干，散放入冰箱内，其清香味可驱除怪味。

（二）油烟机

清洁油烟机时，打开油烟机风扇，先对风扇喷洒热水软化污垢，再喷厨房专用去污剂清洁，这时，风扇的油污会流到集油杯中，一旦集油杯满了就赶快倒掉。关掉风扇后，用牙刷刷除风扇缝隙中尚未清除的污垢。接着再打开风扇，喷洒干净清水，把风扇油污及去污剂清洗干净。关掉风扇，用抹布把风扇上的水擦干即可。

清洁可拆卸的油烟机过滤网，将滤网拆下来后，在脏的一面包上保鲜膜，从另一面喷上专用清洁剂，等15分钟后，再用刷子将滤网刷洗干净。

（三）微波炉

微波炉最好的清洁办法是随用随擦拭干净。如不及时清洗，很容易在内部结成油垢。如有油垢可用稀释的中性清洁剂先擦一遍，再分别用湿抹布和干抹布擦干。如仍不能将顽垢除掉，可用塑胶卡片之类刮除，千万不能用金属片刮，以免伤及内部，再将微波炉门打开，让内部彻底风干。

三、卫生间的清洁

（一）坐便器

坐便器外侧可用卫生纸或专用的抹布擦拭，缝隙部分可以用竹签或方便筷进行擦拭。坐便器的内侧可先用小苏打或洁厕灵浸泡10～15分钟，再用刷子刷掉污垢，放水冲洗干净即可。马桶刷用久了刷毛会脱落，容易藏污纳垢，最好半年一换。如果放在不透风的容器里，也容易滋生细菌。

（二）浴缸

清洁浴缸时，可用专用浴缸清洁剂均匀喷洒在浴缸四周，等15分钟后再使用浴缸清洁专用海绵刷刷洗浴缸四周，然后用大量清水冲洗干净即可。

总之，居室内环境的清洁中一般采用自然净化，以物理冲刷、擦、拖等方法为主。当出现患者疑似污染时，再考虑是否使用化学消毒剂，千万不可滥用。

知识 链接

居室环保清洁方法

1. 将化学制剂请出橱柜

理由：很多人在橱柜里放满了有害的产品而毫不知情。杀虫剂、清洁剂、抛光剂等都是贴着"有毒"、"危险"、"警告"或"注意"标签的化学制剂。从这些瓶瓶罐罐中渗出的液体在厨房里挥发，在空气中飘散，对家人、孩子的健康构成了巨大的危害。

方法：把有警示标志的产品从橱柜中取出来，放进特殊的密封箱，然后换上带有环保标志的产品。

好处：让居室更安全，让家人、孩子远离污染。

2. 巧选杀菌剂替代品

理由：正如人长期服用抗生素会产生抗药性一样，杀菌剂也是如此。

方法：自制替代性的杀菌清洗剂。新的研究表明，植物和香精油的古老配方可以杀灭细菌。许多香精油（如熏衣草和百里香）的杀毒效力甚至大于苯酚，并且不会像一些常用化学消毒剂那样引起抗药性。

这里介绍一种简单的淡熏衣草消毒液配制方法：

原料：一杯水，20滴纯熏衣草香精油。

方法：将水倒入一个喷雾瓶，将香精油倒入瓶中，摇匀。将药液喷在需消毒的物品上，保留15分钟，或者不清洗让其自然风干。

注意：切莫让药液进入眼睛或接触到皮肤。另外，喷雾瓶必须清洁。

好处：创造健康的居室环境。

3. 自来水洗涤剂关乎水质

理由：如果水质较硬，那么建议你选择洗涤剂来替代肥皂，以避免产生皂垢。

方法：许多人都对肥皂和洗涤剂之间的区别不太了解。肥皂和洗涤剂不同，尽管两者都可以去除油渍。肥皂是由脂肪和碱液制成的，而洗涤剂则是人工合成的材料。与肥皂不同的是，洗涤剂是特制的，不会与硬水中的矿物质起反应而生皂垢。用肥皂洗涤的不利之处是，水中的矿物质会与肥皂起反应，形成不能溶解的薄膜，这将使衣物变灰，而薄膜将形成残渣。但洗涤剂就不易与水中的矿物质起反应，是洗涤衣服的较好选择。

好处：选择正确的产品可以节省时间、节省资源。

4. 生活垃圾有害物质的特别处理

理由：有毒的材料和垃圾不应随意丢弃，因为它们会对环境造成严重的危害。

同 步 训 练

分小组对实训室中教师所指定的环境进行清洁。

任务二

老年人居住环境的消毒

任务描述

消毒（Disinfection）是指用物理或化学方法杀灭或清除传播媒介上除芽孢以外的所有病原微生物及其他有害微生物，使其数量减少到无害化程度的过程。

家庭是人们日常生活的重要场所，在家庭环境中进行消毒是预防疾病的重要环节之一。

一旦家庭成员中有人生病或携带病原微生物，由于成员之间互相接触频繁，很容易使疾病在家庭成员间传播而危害身体健康。因此，做好家庭日常用品及环境的消毒是保障家庭成员健康、避免交叉感染的一个重要措施，居家养老护理员应掌握常用物品的消毒方法。

 知识

一、如何购买家庭消毒剂

目前国内市场上的消毒剂琳琅满目，既有纯粹的家庭消毒剂，也有不少作用宽泛、界限不清的消毒剂。对于前者，按国家有关规定，一定要有卫生许可证才能生产上市；但对于后者因没有明确规定，人们对它们的毒性、效果很难把握。消毒剂一旦失控，就会危害到人的健康，因此要理性地购买消毒剂。

（一）根据消毒剂的杀菌能力选择消毒剂

消毒剂按杀菌能力强弱一般可分为三级：

一级：为高效消毒剂，指可以杀灭一切微生物，包括抵抗力最强的细菌芽孢（如炭疽杆菌芽孢、破伤风杆菌芽孢、肉毒杆菌芽孢）的消毒剂，如过氧乙酸、漂白粉、清洗消毒剂、过氧化氢、臭氧、甲醛、碘酊等。

二级：为中效消毒剂，指可以杀灭抵抗力较强的结核杆菌和其他细菌、真菌和大多数病毒的消毒剂，如高锰酸钾、乙醇、来苏水等。

三级：为低效消毒剂，指能杀灭部分细菌繁殖体、真菌和病毒，不能杀灭结核杆菌、细菌芽孢和抵抗力较强的真菌与病毒等的消毒剂，如新洁尔灭、洗必泰等。

（二）结合消毒方式选择消毒剂

消毒方式多种多样，归纳起来为三类：

（1）浸泡、擦拭或喷雾消毒，绝大多数液体消毒剂（环氧乙烷、多聚甲醛、臭氧除外）可采用这种方式。

（2）气体或烟雾熏蒸消毒，有环氧乙烷、甲醛、多聚甲醛、过氧乙酸、过氧化氢、臭氧等气体消毒剂。

（3）直接使用，如漂白粉干粉用于消毒含水分较多的排泄物。

（三）注意对消毒对象的损害

不同的消毒剂对被消毒物品的腐蚀、漂泊作用和对人的刺激性与毒性不同。腐蚀、漂泊作用较大的有含氯消毒剂、过氧化物消毒剂，高锰酸钾有染色作用。刺激性较大的有醛类、酚类、含氯消毒剂和过氧化物消毒剂，毒性较大的是酚类、含氯消毒剂，甲醛也有一定的毒性。

知识 链接

"84"消毒液：本品是以次氯酸钠为主要有效成分的消毒液，有效氯含量为1.1%～1.3%，可杀灭肠道致病菌、化脓性球菌和细菌芽孢。适用于一般物体表面、白色衣物、医院污染物品的消毒。使用注意事项如下：

1. "84"消毒液有一定的刺激性与腐蚀性，必须稀释以后才能使用。一般稀释浓度为千分之二到千分之五，即1000毫升水里面放2到5毫升"84"消毒液。浸泡时间为10～30分钟。被消毒物品应该全部浸没在水中，消毒以后应该用清水冲洗干净后才能使用。

2. "84"消毒液的漂白作用与腐蚀性较强，最好不要用于衣物的消毒，必须使用时浓度要低，浸泡的时间不要太长。

3. "84"消毒液是一种含氯消毒剂，而氯是一种挥发性的气体，因此盛消毒液的容器必须加盖盖好，否则达不到消毒的效果。

4. 不要把"84"消毒液与其他洗涤剂或消毒液混合使用，因为这样会加大空气中氯气的浓度而引起氯气中毒。

5. 要区分消毒与解毒的概念，如果有其他食物或药物中毒时切记不可把"84"消毒液当作解毒药来使用，应该及时就医。

6. "84"消毒液应该放在小孩够不着的地方，避免误服。

7. 蔬菜、水果等食物最好不要用"84"消毒液消毒。

8. "84"消毒液的有效期一般为1年，我们在购买与使用时要注意生产日期，放置太久其有效氯含量下降而影响消毒效果。

9. 如果浅色衣服染色，也可以用"84"消毒液进行漂白。

10. 属外用消毒液，不得口服，应置于儿童不易触及处。

11. 本品对金属有腐蚀作用，对织物有漂白作用，慎用。

12. 本品对皮肤有刺激性，使用时应戴手套，避免接触皮肤。

13. 毛、麻、尼龙、皮革、丝织品禁用。

14. 本品宜现用现配，一次性使用，勿用50℃以上的热水稀释。

15. 本品需25℃以下避光保存。

16. 有效期为12个月。

17. 使用时最好戴手套。

二、家庭消毒的常用方式

（一）浸泡、擦拭或喷洒消毒

绝大多数消毒剂都可采用这三种方式，下面以过氧乙酸为例。

1. 浸泡消毒

浸泡衣物、体温计，配制 0.04％浓度的溶液，浸泡 2 小时后用清水洗净即可，也可用来消毒双手。

2. 擦拭消毒

擦拭桌椅、窗台、门把手或水龙头，配制 0.5％浓度的溶液，擦抹 3 次，待 30 分钟后用清水擦净。

3. 喷洒消毒

使用喷雾器喷洒 0.5％浓度的溶液，喷后关闭门窗 30 分钟。喷洒消毒时要注意关闭门窗，盖严食品及家电等用品；喷洒时应分区、分段进行，由上往下，由左往右，不遗留空隙；地面喷两次，空间喷一次。

（二）气体烟雾熏蒸

适合家庭应有的有甲醛、过氧乙酸等。熏蒸消毒时要注意：

（1）充分暴露需消毒物品的表面（如打开柜门和抽屉、挂好衣服、摊开被褥等），取走怕腐蚀的物品。

（2）关闭窗户，用纸条蘸水严封门窗孔隙。

（3）安放电源（一般用电炉，将开关引至门外），使用耐热容器，倒入过氧乙酸或甲醛，关严房门，人员退至室外，接通电源。

（4）密闭 6 小时以上，再开窗通风。

（三）直接用漂白粉干粉消毒

用于水分较多的排泄物，用量为排泄物的 1/5，一般略加搅拌后作用 2～4 小时。肝炎或肠结核患者粪便应作用 6 小时，肠道炭疽需作用 12 小时。

（四）燃烧法消毒

焚烧消毒是较彻底、有效的消毒方法，适用于被致病菌污染后无保留价值的物品，如被污染的敷料和纸张等。

某些金属、搪瓷类物品急用时可用燃烧法消毒。器械可直接在火焰上烧灼 20 秒，盆类可倒入 95％的酒精少许，点燃后慢慢转动，直至熄灭。

燃烧消毒时要注意安全，须远离易燃易爆物品，中途不要添加酒精。刀、剪或贵重器械忌用燃烧法，避免损坏。

（五）煮沸消毒法

煮沸消毒能使细菌和蛋白质凝固，简便、有效，是家庭消毒的常用方法。煮沸消毒法适用于不怕湿、不怕热的任何物品，如搪瓷类、金属类、玻璃类、橡胶类、布类、餐具、食物等。

一般水沸后再煮10～15分钟即可达到消毒目的。每次消毒的物品不宜放置过多，水浸过消毒物品，应让物品所有的面都能接触到水，碗、杯等不宜叠加，水沸后计时。玻璃类物品应冷水时加入，橡胶类物品应在水沸后加入。

（六）高压蒸汽消毒法

可利用家用高压锅进行高压蒸汽消毒，利用高温湿热来杀灭微生物，消毒效果可靠，适用于耐热、耐湿的物品。

高压锅内放适量的水，放入蒸架，在蒸架上放需要消毒的物品。水沸出蒸汽后开始计时，5～10分钟即达消毒目的。

（七）紫外线消毒法

波长为200～275纳米的紫外线具有较强的杀菌作用，适合于空气及物体表面的消毒。可用专用的紫外线灯或利用日光中的紫外线进行消毒。

紫外线灯进行空气消毒，有效距离为2米；对物品进行消毒，有效距离为25厘米左右。消毒时间不少于30分钟，开灯5～7分钟后计时。应保持灯管的清洁，消毒物品没有遮盖，室内空气清洁，无灰尘和水雾。

日光曝晒消毒，宜将物品曝晒于日光下4～6小时。

用紫外线灯消毒时要注意人体皮肤和眼睛的保护，消毒期间不宜在室内活动，如人无法离开室内，则皮肤和眼睛不能直接暴露于紫外线下，可用床单等遮盖。

三、室内空气消毒

室内空气消毒是预防呼吸道传染病的重要措施。通常选用以下几种办法。

（一）紫外线消毒法

紫外线能杀灭空气中的微生物，家庭常用低臭氧紫外线灯，每5～15平方米面积安装1支30瓦灯管。通常只要其紫外线强度不低于100微瓦/厘米^2，照射1小时以上，就可杀灭室内空气中90%以上的微生物。

（二）化学药物喷雾与熏蒸消毒法

消毒剂的喷雾与熏蒸一般不宜在家庭中使用，当家庭成员中出现患传染性疾病时可在护士指导下使用。

（1）喷洒法。消毒前将房间密闭，按每立方米用0.1%～0.2%过氧乙酸8mL计算所需的消毒剂量，加入喷雾器进行喷洒消毒，喷洒时按从里到外、从上到下的顺序进行。喷洒后密闭1小时，其后随即打开门窗通风，使用时注意个人防护。也可用福尔马林液每立方米空间80mL喷洒，喷洒后密闭1小时。

（2）熏蒸法。消毒前将房间密闭，醋适量，加等量的水，放置于瓷或玻璃器皿中加热沸腾蒸发，密闭门窗2小时后开窗通风。

也可用过氧乙酸熏蒸，将药液按需要量（每立方米1克）倒入耐热耐腐蚀的容器中，放在电炉、煤炉或乙醇炉上加热，使之汽化。熏蒸 60 分钟可达到室内空气消毒的目的。

餐具易受多种致病微生物的污染，如果不经彻底的清洗与消毒，就可能成为胃肠道等传染病的传播媒介，导致传染病的发生和局部流行。消毒方法有以下几种。

（一）煮沸消毒法

此法最为简便而又可靠。将碗、筷等餐具全部浸没于水中加热，水沸后持续煮 15～30 分钟。

（二）蒸汽消毒法

家庭蒸汽消毒可采用蒸锅或高压锅，水烧开产生蒸汽后计时，1 分钟可杀灭一般细菌，经 10 分钟即能杀灭肠道传染病的常见致病菌。如有肝炎病人，餐具消毒时间应持续 30 分钟。

（三）食具消毒柜消毒法

符合国家标准的食具消毒柜，大都采用远红外线高温方式消毒，有的加臭氧方式消毒，均能有效杀灭常见的病菌，但应严格按照厂家提供的消毒柜说明书使用。

（四）化学消毒法

此法常用的消毒剂有过氧乙酸、漂白粉、碘伏、高锰酸钾等。如用过氧乙酸消毒，先将餐具洗净，用 1：5 000 过氧乙酸溶液浸泡 30～60 分钟后，清水洗净，再用开水烫过后备用。目前市场上有多种餐具消毒剂出售，其中多以含氯消毒剂为主，辅以去污剂、稳定剂、防腐剂等，多适用于消毒餐具。选用时，应购买有生产许可证及产品合格证的产品，并按说明书上的使用说明消毒餐具。

（五）微波消毒法

微波炉也可以用来消毒餐具。干燥的瓷碗、竹筷及洗碗布等应用水浸湿后消毒，玻璃、塑料餐具应浸泡于水中或用湿布包裹后再消毒。干燥金属餐具不能在微波炉中消毒，因为可能产生电火花，损坏磁控管。此外，加热时间也很重要。一般情况下，餐具在高火中转 1～3 分钟即可达到消毒效果；清洗过的厨房抹布，只需放入微波炉中加热 1～2 分钟；口罩、毛巾应加热 3～4 分钟。这些物品在经过微波炉消毒后，最好再用清水洗一遍。

（1）将家具置于室内，打开抽屉、柜门，关闭门窗，在室内采用熏蒸消毒法和喷雾消毒法进行消毒。

（2）单独消毒：可用 1% 的漂白粉澄清液擦洗或喷洒家具，也可用 0.2% 的过氧乙酸溶液擦洗家具，还可用 0.5% 的新洁尔灭溶液擦洗家具。

在消毒中要注意，金属或表面油漆家具不能用漂白粉或过氧乙酸溶液消毒，以免腐蚀、损坏家具和导致家具褪色。

六、床单、被套、衣服、毛巾消毒

（一）洗涤消毒法

床单、被套、枕套、衣服等棉布织品一般采用洗涤消毒法，可放入洗衣机用肥皂或洗衣粉进行洗涤，洗完后晒干或烘干。

（二）煮沸消毒法

棉织品、毛巾可以用煮沸的方法进行消毒，可直接煮沸 20～30 分钟。

（三）消毒剂浸泡消毒法

不耐高温的化纤制品或纯毛制品可以用化学消毒剂浸泡（如"84"消毒液、施康等），如用含 250 毫克/升有效氯的含氯消毒剂浸泡 30 分钟，然后再进行洗涤。

（四）日光暴晒法

较大的被褥，可以置阳光下暴晒 6～8 小时，每 2 小时翻动一次，使每一部位都晒到。一般衣、被都可用此法消毒。

如果是传染病患者用过的衣物应先消毒，后拆洗，反之，易造成污染。

七、痰盂、便器、盆具等的消毒

痰盂、便器、盆具等物品，可采用煮沸或浸泡法消毒。将污物倒掉、冲净，用去污粉或稀盐酸刷洗、冲水后，倒入 0.5％漂白粉澄清液对其进行浸泡消毒。消毒时必须将痰盂和便器的盖子打开，物品完全浸没在消毒液中。一般浸泡消毒 30 分钟。盆具应先用去污粉清除污垢，用流动水冲净后煮沸消毒，持续煮沸 5～15 分钟。

漂白粉澄清液的配置方法：用含氯量 25％的漂白粉 10g 加少许水搅拌成糊状，然后加水至 100mL，即成 10％乳剂，加盖沉淀 24 小时后倒出澄清液 10mL，加水至 100mL，即成 1％澄清液。

八、剃须刀、修面刀、牙刷消毒

（一）专人专用

一些通过血液传播的传染病，如乙型肝炎、丙型肝炎、艾滋病等，可通过剃须刀、修面刀、牙刷等传播，只要刀片或牙刷上受到含有病原微生物的血液、体液污染，再接触到正常人细小的伤口，就可能造成疾病传播，因此，牙刷不能共用，剃须刀、修面刀一人一用一消毒。

（二）浸泡消毒

剃须刀、修面刀如不能做到专人专用，应该用适当的消毒剂浸泡消毒。

九、浴缸消毒

家用浴缸每次用后应用浴缸清洗剂彻底刷洗干净，同时定期用"84"消毒液或施康对浴缸进行消毒。方法：用含有有效氯250～500毫克/升的"84"消毒液或施康（即1毫升原液加水10～20毫升）擦拭浴缸，保留30分钟后清洗干净。

十、坐便器消毒

坐便器使用频繁，易被微生物污染或污垢积聚，因此彻底地清洁消毒是非常重要的。可用装有粉状含氯消毒剂的小布囊或消毒块挂在坐便器冲洗缘，消毒剂随每次冲洗释放部分进入抽水马桶。同时，每日应用清洁剂等对坐便器、马桶坐垫圈、马桶盖进行清洁刷洗。

延伸 阅读

空气清新剂的危害和注意事项

空气清新剂由乙醇、香精、去离子水等成分组成，通过散发香味来掩盖异味，减轻人们对异味不舒服的感觉。

空气清新剂为家庭或公共场所消除异味提供了方便，但如果由此便认定空气清新剂可以净化空气，那是十分错误的。因为，它不仅不能净化空气，而且还会带来很多危害。空气清新剂只是掩盖空气中的其他味道。

现在，市场上流行的空气清新剂，大多是由乙醚和芳香类香精等组成的，这些成分释放到空气中后，会分解变质，本身就是一种污染物质。不同的空气清新剂，只是加入的香精不同味道不一样而已，所以应该了解其危害。

【污染环境】

空气清新剂实际上是掩盖了异味，并不能从根本上消除异味，所以释放到空气中，本身就是一种污染物质，而且其自身分解后，又产生危害物质，而且有的空气清新剂中，还有一些杂质，也是污染环境的物质。

【产生过敏】

空气清新剂中含有的成分，都是有机物，大多会引起过敏，对呼吸道也会产生一些强烈刺激，尤其是对于一些容易过敏的或者是过敏体质的人更是如此。

【导致严重疾病】

空气清新剂中含有的芳香类物质，可以刺激人的神经系统，影响儿童的生长发育等。欧盟消费者协会通过调查发现，空气清新剂甚至可以诱发癌症等疾病。

正常使用空气清新剂对人体不会产生危害，那么我们应该如何使用空气清新剂？下面告诉大家一些空气清新剂的使用注意事项：

(1) 室内有婴幼儿、哮喘病人、过敏体质者及过敏性疾病的人时应当慎用。

(2) 喷洒或点燃空气清新剂时，最好暂时撤离现场，待大部分气溶胶或颗粒物质沉降后再进入，进入前最好打开门窗通风换气。

(3) 厕所和浴室除臭时应选用气体空气清新剂。

(4) 不能过分依赖空气清新剂，应从根木上找出恶臭的原因并彻底清除，使居室空气真正清新。

专家还指出，在家中尽量避免使用"84"消毒水、空气清新剂等化学物质消毒，居室内如果没有呼吸道传染病人，一般没有必要经常进行空气消毒。

同 步 训 练

分小组对实训室中教师所指定的环境进行消毒。

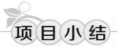

项 目 小 结

本项目阐述了居家环境的清洁与消毒。介绍了居室环境清洁的简单步骤和具体操作；对老年人床单位和身体的清洁照料；家庭消毒剂的种类、常用消毒方式及具体的消毒方法，对保障家庭成员健康、避免交叉感染起到重要作用。

教 学 做 一 体 化 训 练

一、选择题（选项不限）

1. 下列哪项属于清洁而非消毒？（　　）。
   A. 用洗涤灵洗碗　　　　　　　　B. 清扫地面
   C. 用洗衣液洗衣服　　　　　　　D. 用滴露刷洗浴缸

2. 坐便器的消毒可采用下列哪种方法？（　　）。
   A. 浸泡法　　　　　　　　　　　B. 擦拭法
   C. 燃浇法　　　　　　　　　　　D. 紫外线照射法

3. 下列哪项属于高效消毒剂？（　　）。
   A. "84"消毒液　　　　　　　　　B. 新洁尔灭
   C. 双氧水　　　　　　　　　　　D. 高锰酸钾

二、简答题

1. 简述造成室内空气污染的主要来源。
2. 根据杀菌能力的强弱，消毒剂一般可分为哪三级？
3. 阐述家庭消毒的常用方式。

三、论述题

若老年人家庭中有肺结核患者，应如何做好居家环境的清洁与消毒工作？

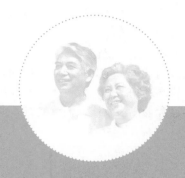

项 目 五

老年人饮食照料

学习目标

知识目标

1. 了解老年人膳食选择准则
2. 了解制作老年人饮食的注意事项
3. 掌握老年人进食的护理工作及注意事项
4. 掌握老年人饮水的护理工作及注意事项
5. 掌握老年人治疗饮食的概念

能力目标

1. 能够制作一份老年人营养膳食计划
2. 能够正确协助老年人进食与饮水

素养目标

1. 能够综合评估老年人的营养需求
2. 能够根据老年人的病情为其制定一份治疗饮食菜单

食物是人类生存的必备条件，饮食与营养是维持生命的基本需要。营养素经过机体的消化、吸收才能被利用，保证和促进机体的健康。但是随着年龄的增加，人体各种器官的生理功能都会有不同程度的减退，尤其是消化和代谢功能，直接影响人体的营养状况，如牙齿脱落、消化液分泌减少、胃肠蠕动缓慢，使机体营养成分吸收利用下降。关注和改善老年人的饮食和营养，不仅可以防止早老和老年多发病，而且是维护老年人的健康、提高生活质量的一项重要护理内容。

情境导入

周老夫妇育有两儿两女，老两口单独居住，由两个女儿轮流来给做饭，照顾老两口的一日三餐，每人照顾一个月。这个月轮到他们的小女儿帮助老两口做午饭，恰赶上你去做家庭访视，为了保证两位老年人的饮食健康与安全，你打算给周老的小女儿提出什么建议？

任务一

老年人的膳食选择及制作

任务描述

人类为了生存和发展，必须摄取食物。食物是营养的来源，食物中的营养素包括糖、脂肪、蛋白质、维生素、水、无机盐和膳食纤维等。这些营养素经消化吸收后被身体利用，可供给热能，补充消耗，促进生长发育，增强机体的抵抗力和免疫力，从而使人能够保持健康和增进健康。老年人身体器官机能减退，咀嚼消化能力降低，食物中的营养物质吸收利用能力下降，易影响老年人健康。因此，养老护理员应给予老年人全面、周到的饮食照料。

 知识

一、老年人的膳食选择

（一）平衡膳食宝塔

为帮助人们把膳食指南的原则具体应用到日常实践中，中国营养学会提出了中国居民"平衡膳食宝塔"。宝塔是膳食指南的量化和形象化的表达，是人们在日常生活中贯彻指南的方便工具。

膳食宝塔如图5—1所示，共分五层，包含我们每天应吃的主要食物种类。膳食宝塔各层的位置和面积不同，这在一定程度上反映各类食物在膳食汇总的地位和应占的比重。谷类食物位居底层，老年人平均每天吃200g～350g，其中粗粮：细粮：薯类＝1：2：1（以重量比计）；蔬菜和水果居第二层，每天应吃400g～500g蔬菜和200g～400g水果；鱼、禽、肉、蛋等动物性食物位于第三层，每天应该吃150g（其中鱼虾、禽类50g～100g，畜类50g，蛋类25g～50g）；奶类和豆类食物合居第四层，每天应该吃相当于液态奶300g的奶类及奶制品，以及大豆类及坚果30g～50g；第五层塔顶是烹调油和食盐，每天食用烹调油20g～25g，食盐不超过5g。在膳食宝塔中特别强调，老年人每日至少喝1 200mL水。

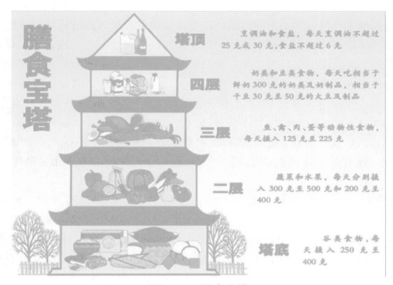

图5—1　膳食宝塔

（二）老年人膳食选择的原则

（1）饮食要多样化。吃多种多样的食物才能利用食物营养素互补的作用，达到全面营养的目的。不要因为牙齿不好而减少或拒绝蔬菜和水果，可以把蔬菜和水果切细、煮软，从而容易咀嚼和消化。

（2）主食中包括一定量的粗粮。粗杂粮包括全麦面、玉米、小米、荞麦、燕麦等，比精粮含有更多的维生素、矿物质及膳食纤维。

（3）每天饮用牛奶或食用奶制品。牛奶及其制品是钙的最好食物来源，摄入充足的奶类有利于预防骨质疏松症和骨折，虽然豆浆在植物中含钙量较多，但远不及牛奶，因此不能以豆浆代替牛奶。

（4）吃大豆或其制品。大豆不但蛋白质丰富，对老年妇女尤其重要，其丰富的生物活性物质大豆异黄酮和大豆皂苷可抑制体内脂质过氧化、减少骨质丢失，增加冠状动脉和脑血流量，预防和治疗心脑血管疾病和骨质疏松症。

（5）适量食用动物性食品。禽肉和鱼类脂肪含量较低，较易消化，适于老年人食用。

（6）多吃蔬菜和水果。蔬菜是维生素C等几种维生素的重要来源，而且大量的膳食纤维可预防老年便秘，番茄中的番茄红素对老年男性常见的前列腺疾病有一定的防治作用。

（7）饮食清淡、少盐。选择用油少的烹调方式如蒸、煮、炖、焯，避免摄入过多的脂肪导致肥胖。少用各种含钠高的酱油等，避免过多的钠摄入引起高血压。

二、饮食对健康的影响

（一）饮食与慢性疾病的关系

目前很多慢性非传染性疾病有很高的患病率，比如冠心病、高血压、糖尿病等，要知道它们的发生发展与营养饮食密切相关！

1. 冠心病

冠心病是冠状动脉粥样硬化性心脏病的简称，是由于供给心脏血液的冠状动脉发生粥样硬化而引起管腔狭窄或闭塞，导致心肌缺血缺氧状态的一种疾病。轻者表现为心绞痛，重者可有猝死。很多证据表明，膳食营养因素对冠心病的发生发展有重要影响，其中关系最密切的就是膳食脂类，特别是高胆固醇血症是冠心病形成和发展的主要危险因素。首先，我们了解一下膳食脂类的种类与特点：

（1）饱和脂肪酸：是膳食中使血液胆固醇含量升高的主要脂肪酸，主要存在于肉类脂肪及奶油中。

（2）不饱和脂肪酸：又分为单不饱和脂肪酸和多不饱和脂肪酸。不饱和脂肪酸不仅不会升高血液中的胆固醇，相反还有助于降低血胆固醇。橄榄油、大豆油、菜籽油和鱼油等含不饱和脂肪酸较多。

（3）反式脂肪酸：自然界中绝大多数不饱和脂肪酸化学结构都是顺式的，但在食品加工过程中，如果将植物油氢化制成人造黄油可产生反式脂肪酸。

（4）胆固醇：膳食脂类被人体吸收后通过脂蛋白的运输到达全身各处。脂蛋白可分为极低密度脂蛋白、低密度脂蛋白和高密度脂蛋白及乳糜微粒。高胆固醇血症主要是血液中低密度脂蛋白含量升高。而我们从膳食中摄入的胆固醇也会使血液中低密度胆固醇升高。

除了膳食脂类，长期热能摄入过多、吃以动物性蛋白（肉类）为主的食物等都会促发冠心病。

2. 高血压

高血压可分为原发性和继发性两种，前者指病因尚未完全明确的高血压，占90%；后者是由某些疾病引起的血压升高。原发性高血压是一种常见病、多发病，而营养因素对高血压有密切的影响，例如：

（1）钠：多项研究已证实血压增高程度与钠盐（食盐）摄入量成正比。

（2）脂肪酸：研究表明，增加多不饱和脂肪酸的摄入和减少饱和脂肪酸的摄入都有利于降低血压。

（3）酒精：适量饮酒可能对减少冠心病的危险性有利，但不管饮酒多少，对于高血压却只有不利作用。

延伸 阅读

饮酒与健康

我国古代医药学家李时珍在《本草纲目》中谈到健康与饮酒数量有关。他说："面曲之酒，少

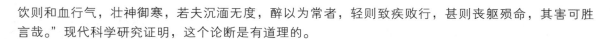

饮则和血行气，壮神御寒，若夫沉湎无度，醉以为常者，轻则致疾败行，甚则丧躯殒命，其害可胜言哉。"现代科学研究证明，这个论断是有道理的。

【饮酒适量少生病】

所谓少饮，就是饮酒的量要以不损害健康为原则。很多科学家经过大量调查研究，基于各种病理学的检验资料，提出了一个安全的饮酒量。对一个体重60千克的人来说，摄入乙醇的安全量上限为60克，相当于每千克体重1克。但是，不能绝对而论，应当考虑到个体差异，每天摄入乙醇的量应限制在45克以内为好。超过这个摄入量"痛饮"的话，对肝脏的损害率就会明显增加，还会造成慢性酒精中毒，引起多发性神经炎、心肌病变、脑病变、造血功能障碍等疾病。神经系统受到侵犯后，中枢神经抑制过程减弱，大脑皮层功能紊乱，久而久之则可造成智力和记忆力减退、判断力下降，有时出现妄想等精神病症状。同时，食欲减退，摄取蛋白质及维生素不足，造成营养不良。如果是胰岛素依赖性糖尿病患者，大量饮酒后，会出现低血糖，甚至有死于昏迷的病例。

近年来，医学家研究证实：大量摄入酒精可损害骨组织。大量饮酒造成的危害是严重的，必须引起警惕。

【借酒催眠不可取】

实践证明：饮酒之后的脑电图，与正常睡眠时不同，饮酒后一段时间，脑子的活动反而会变得比平时更加活跃。因此，酒后尽管可以使人麻醉，进入睡眠状态，但从脑电图活动的情况来看，酒后的睡眠与正常睡眠有着本质上的区别。很难达到缓解疲劳、促进肌体各组织器官休息的目的。长期以酒催眠会加重酒精对大脑的毒害作用，使脑发生退化、萎缩等改变。个别人偶然还会产生酒精中毒性精神病、手脚麻木等多发性神经炎等表现，因此，从健康的角度出发，用酒催眠实不可取。

【老年饮酒有讲究】

许多老年人喜爱杯中之物。曾有学者作过统计，在退休的老年人中，有饮酒习惯的约占10%以上。那么，饮酒对老年人的健康有益还是有害？老年人喝哪一类酒好呢？

据报道：德国的百岁老人中，不少人有每天少量饮酒的习惯。老年人如果长期大量饮用高酒精度的烈性酒，可抑制胃液分泌，减弱胃蛋白酶的活性，严重影响老年人的消化功能及营养吸收。也有学者认为：长期饮用烈性酒，可促使肝脏内的胆固醇合成，易于引起血管内胆固醇及甘油三酯浓度升高，从而导致冠心病和脑血管硬化的发生。因此，饮用烈性酒对老年人身心健康有害。

为有益于老年人的健康，除了少量饮用一些啤酒、葡萄酒等低度酒之外，酌量饮一些优质绍兴黄酒也是很好的。但是，必须按各自体质承受能力而定，量力而饮。同时，在冬季请中医开方笺浸泡药酒、补酒，也是老年人饮酒的一种有益健康的食补方法。

3. 糖尿病

糖尿病是一种具有遗传倾向的内分泌代谢疾病，可以导致高血糖、糖尿，出现多饮、多食、多尿、疲乏、消瘦等症状，疾病发展到中晚期多合并心血管、肾脏、眼部及神经系统病变，严重威胁我们的健康与生活质量。

糖尿病可分为1型、2型和特殊类型。其中2型糖尿病的发生发展既与遗传相关，也与我们的生活方式关系密切，特别是饮食与体力活动。已有研究证实，饮食中脂肪增加是导致肥胖和2型糖尿病发生的重要危险因素。此外，体力活动减少也是诱发2型糖尿病的重要原因之一。实际上，超重与肥胖本身就是 2 型糖尿病的危险因素。

不论是国内外的研究，还是日常生活中遇到的实际情况，都已经明确地告诉我们：不合理的膳食会导致多种慢性疾病的发生。

（二）膳食与健康的关系

1. 蔬菜与健康

（1）蔬菜的分类。

1）叶菜类：包括菠菜、芹菜、大白菜、卷心菜、油菜、韭菜、空心菜、莴苣菜、香椿等，是胡萝卜素、维生素 B、维生素 C 和矿物质及膳食纤维的良好来源，同时还有丰富的叶绿素。十字花科蔬菜（如甘蓝、菜花、卷心菜等）含有抗癌成分。

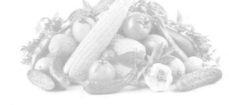

2）根茎类：包括胡萝卜、萝卜、山药、莲藕、荸荠、芋头、百合、大葱、大蒜、生姜等。不仅含有较多的淀粉、矿物质、微量元素，而且含有一般食物少有的木质素，可以起到抗癌的作用。此外，根茎菜最大的优点是不易被农药污染。

3）瓜茄类：包括番茄、辣椒、甜椒、茄子、冬瓜、南瓜、丝瓜、黄瓜、西葫芦等。瓜茄类水分高，营养素相对较低。南瓜、番茄和辣椒中胡萝卜素含量较高，番茄是维生素 C 的良好来源，辣椒中富含硒、铁和锌。

4）鲜豆类：包括毛豆、豇豆、四季豆、扁豆、豌豆等。与其他类蔬菜相比，鲜豆类营养素含量相对较高，还含有丰富的钾、钙、铁、硒等。

5）菌藻类：如口蘑、香菇、木耳、酵母、紫菜等含有蛋白质、多糖、胡萝卜素、铁、锌和硒等矿物质，在海产菌藻类（海带、紫菜）中还富含碘。

6）水生类：水生蔬菜中菱角和藕等碳水化合物的含量较高。

（2）蔬菜怎样吃才不会损失营养素？

1）先洗后切。

水溶性维生素和无机盐等营养素存在于蔬菜组织或液汁里面，如果蔬菜切好后再洗，水溶性营养成分就会溶解在水里。另外蔬菜经刀切后，暴露在空气中容易被氧化和光解，而且时间越长，营养成分损失越大。

2）急火快炒。

蔬菜尤其是绿叶蔬菜用最佳的烹调方式，可防止维生素 C 的损失，以及因为蔬菜出水过多造成水溶性营养成分的丢失；同时对叶绿素破坏少，对原果胶物质的分解少。

3）含草酸较多的蔬菜先焯水再炒。

菠菜、苋菜等除含有较多的钙外，还含有大量草酸，草酸与钙结合可形成不能被人体利用的草酸钙，影响体内钙的吸收。因此，烹调这类蔬菜前，先用沸水短时间焯一下，让草酸溶于水中，如果同时加入少量食盐更有助于保持蔬菜中的营养成分。

4）含有胡萝卜素的蔬菜用油炒过后食。

胡萝卜素属于脂溶性物质，在人体内的消化吸收率与油脂有很大关系。例如用油烹制胡萝卜后，胡萝卜素的消化吸收率比生吃胡萝卜高 9 倍。但烹调时不要放醋，以免破坏胡萝卜素。

5）不吃剩的蔬菜。

新鲜蔬菜应烹调后就吃，争取一餐吃完。反复加热会失去蔬菜的营养价值。

2. 水果与健康

（1）水果的分类。

1）仁果类：在植物学上多属蔷薇科，果核中有多粒种子，如苹果、梨、木瓜、山楂和海棠等。

2）核果类：在植物学上也多属于蔷薇科，果实外层是果皮，中层是肉质食用部分，内层是木质化的核，如桃、杏、李、梅、樱桃、枣等。

3）浆果类：果实小、多汁、多浆，如葡萄、石榴、树莓、桑葚。

4）柑橘类：果实外皮为革质，中果皮比较疏松，内果皮多形成囊瓣，如橙、柑橘、柠檬等。

5）亚热带和热带水果：如香蕉、菠萝、芒果、榴莲、椰子、番石榴、荔枝、杨桃等。

6）瓜果类：可作为水果食用的瓜类植物，如西瓜、香瓜、哈密瓜、黄金瓜等。

（2）水果的营养特点。

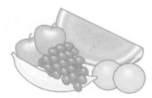

红色和黄色水果如芒果、柑橘、木瓜、沙棘、杏、刺梨中的胡萝卜素含量较高；枣类、柑橘类和浆果类中的维生素 C 含量较高；香蕉、黑加仑、枣、红果、龙眼等含钾高；成熟水果的营养成分比未成熟的高。

水果中含有的碳水化合物较多。果酸、柠檬酸、苹果酸等有机酸含量比蔬菜多，能增进食欲、促进消化。水果中丰富的膳食纤维能促进肠道蠕动；富含的果胶具有降低胆固醇的作用，有利于预防动脉粥样硬化，还能促进体内有害重金属的排出。

（3）吃水果的时机。

关于吃水果的时间当前流传一句话"上午的水果是金，中午到下午 3 点是银，3 点到 6 点是铜，6 点以后则是铅"。我们该怎样理解呢？

实际上，饭前吃水果不科学，因为苹果、橘子、葡萄、桃、梨等水果中含有大量的有机酸，会刺激胃壁黏膜，对胃的健康不利。特别是空腹吃柿子容易导致结石发生。

饭后吃水果也不提倡，因为吃饱饭后，食物进入胃内需要经过 1～2 小时的消化才缓慢从胃中排出，如果饭后立即吃进很多水果，会被食物阻滞在胃内，引起腹胀、腹泻或便秘等症状，时间长了消化功能就会紊乱。

所以，吃水果比较适宜的时间应该是两餐之间，如上午 9 点至 10 点，下午 3 点至 4 点。如果进餐时间不规律，可尽量将吃水果的时间掌握在饭前 1 小时或饭后 2 小时内。尤其是早餐与午餐之间吃一些水果可以缓解饥饿，保持整个上午精神饱满。

3. 薯类与健康

（1）薯类的健康知识。

薯类是含淀粉较多的块根类蔬菜，如甘薯、马铃薯、木薯和芋头。薯类含有抗性淀粉，吃了之后在胃内停留时间长，只在大肠内被双歧杆菌、乳酸杆菌和肠球菌等益生菌发酵降解，可以增强结肠运动功能，防治便秘。所以，人们吃薯类食品后，饱腹感强，不容易饥饿，且血糖升高缓慢，可以较长时间地维持血糖。薯类所含的蛋白质和维生素 C、维生素 B_1 比苹果高得多，钙、磷、镁、钾含量也很高。

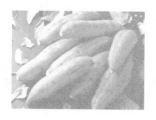

（2）薯类的烹制。

1）薯类的加工方式包括煮、烤、蒸、炸等多种，从营养的角度讲，并不是所有的加工方式都有利于健康。

2）油煎、油炸方式制作薯片、薯条，会人为增加脂肪含量，而且油在高温下会产生对人体有害的物质，薯类失去其原有的营养成分，变成高脂、高能量食品。因此应尽量少用油炸方式，并减少油和盐的用量。

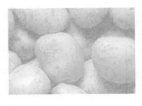

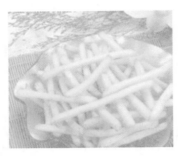
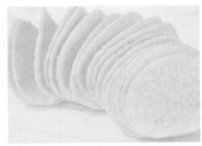

3）蒸、煮、烤的方式可保留更多的营养素，但是街头烤制的红薯（地瓜）烤炉不卫生，建议尽量少吃或不吃。

4）薯类尤其是土豆，吃的时候最好去皮。变绿的、发芽的土豆都含有毒素，一定要去皮，挖掉芽和芽根，放入清水浸泡并用大火炖煮。

4. 奶类、豆制品与健康

（1）常见的奶及奶制品种类。

常见的奶类有牛奶、羊奶和马奶等鲜奶，进一步加工可制成奶制品，如奶粉、酸奶、炼乳、奶酪等。

1）液态奶指将挤出的奶汁经过过滤盒消毒，再经匀质化即可制成供食用的鲜奶。鲜奶经巴氏消毒后除维生素 B_1 和维生素 C 略有损失外，其余营养成分与刚挤出的奶汁差别不大。

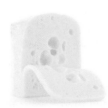

2）奶粉是液态奶经消毒、浓缩、干燥处理而成，其中对热不稳定的营养素（如维生素 A）略有损失，蛋白质消化能力略有改善。可分为全脂、低脂、脱脂、调味配方奶粉等。

3）酸奶是在消毒鲜奶中接种乳酸杆菌，经发酵培养而成的奶制品，除乳糖分解形成乳酸外，其他营养成分基本没变化。酸奶更适宜于乳糖不耐受、消化不良者、老年人和儿童。

4）奶酪又称干酪，是在原料乳中加入适量乳酸菌发酵剂或凝乳酶，使蛋白质凝固，并加盐、压榨排除乳清之后的产品。奶酪中的蛋白质、脂肪、钙、维生素 A、维生素 B_2，是鲜奶的 7～8 倍。是乳糖不耐受和糖尿病患者可供选择的奶制品之一。

（2）牛奶和奶制品的营养价值。

1）牛奶的营养特点：牛奶是营养成分齐全、组成比例适宜、易消化吸收、营养价值高的天然食品。

2）牛奶的成分：牛奶中蛋白质含量平均为 3%，消化吸收率达 90% 以上，必需氨基酸比例也符合人体需要，属于优质蛋白（注：优质蛋白指食物的必需氨基酸种类齐全、数量充足、比例适当，不但能维持成人的健康，还可促进儿童生长发育，如乳类中的酪蛋白、乳清蛋白，大豆中的大

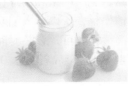

豆蛋白等）。脂肪含量为 3%～4%，并以细微的脂肪球存在，容易消化吸收。碳水化合物含量为 3%～7%，主要为乳糖，可提供能量、调节胃酸、促进胃肠蠕动和促进消化液分泌，并促进矿物质吸收，助长肠道乳酸杆菌繁殖，抑制腐败菌生长。

牛奶富含钙、磷、钾等矿物质，特别是钙含量丰富，是食物中钙的最佳来源。牛奶中含有几乎全部已知的营养素，对维持人体生长及调节等多种生理功能起重要作用。

（3）饮用牛奶的时机。

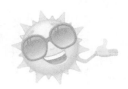

对于何时饮用牛奶可以根据各人的实际情况灵活安排，只要能养成每天喝的习惯就行。如果早餐饮奶，最好同时与谷类食物一起吃，这样可以充分利用牛奶优质蛋白的营养价值，补充谷类食物中赖氨酸的不足，同时又能保证上午足够的能量供应；另外，固体食物可增加牛奶在胃肠道内的停留时间，更有利于牛奶的消化吸收。

晚上睡前喝适量牛奶则有安神催眠作用，可以保证一夜好觉。因为牛奶中含有左旋色氨酸，可以抑制脑兴奋而促进睡眠，特别是对神经衰弱、睡眠不佳的人有明显的作用。

5. 大豆的营养与健康

大豆包括黄豆、黑豆和青豆，是一类营养丰富的健康食物。

（1）豆蛋白含量高，大豆中的蛋白质是植物蛋白中唯一可以与动物蛋白相媲美的优质蛋白质。除蛋氨酸外，其余必需氨基酸的组成和比例与动物蛋白相似，而且富含谷类蛋白缺乏的赖氨酸，是与谷类蛋白质互补的食品。

（2）富含不饱和脂肪酸，大豆中不饱和脂肪酸占 85%，且消化率高，还含有较多磷脂。

（3）含丰富的矿物质，如磷、铁、钙、维生素 B_1、维生素 B_2、烟酸和维生素 E。

（4）富含多种有益于健康的成分，如大豆皂苷、大豆异黄酮、植物固醇、大豆低聚糖等。因此，常吃大豆类食物具有预防骨质疏松、防治心血管疾病和防癌的作用。

延伸　阅读

牛奶和豆浆的营养价值哪个更高？

豆浆是大豆经过水泡、研磨、过滤、煮沸而制成的浆汁，一般 1 份黄豆加 8 份水。豆浆富含蛋白质、矿物质和维生素，是一种营养丰富的豆制品。豆浆比大豆更容易消化吸收。

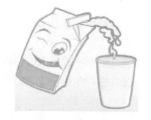
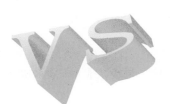
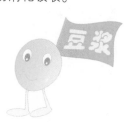

豆浆中的蛋白质含量与牛奶相当，且易于消化吸收，其饱和脂肪酸、碳水化合物含量低于牛奶，也不含胆固醇。适合老年人及心血管疾病患者饮用。豆浆与牛奶相比价格低很多，是一种物美

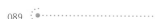

价廉的营养食物。

此外，豆浆中的铁、镁含量高于牛奶，锌的含量也与牛奶相当。

但是，豆浆中钙的含量远低于牛奶，磷、硒、维生素 A、维生素 B$_2$ 的含量也低于牛奶。

所以，豆浆和牛奶在营养上各有特点，最好两者都经常饮用。

6. 鱼类和水产品的营养价值

（1）鱼类的营养价值。

1）鱼类蛋白质含量高，蛋白质的氨基酸组成一般较为平衡，利用率高；不同种鱼的脂肪含量有较大差异。鱼类脂肪多由不饱和脂肪酸组成。鱼类食物中碳水化合物含量较低。

2）鱼肉含有一定数量的维生素 A、D、E，维生素 B$_2$ 和烟酸等含量也较高，维生素 C 的含量很低；鱼油和鱼肝油是维生素 A 和维生素 D 的重要来源。硒和锌的含量丰富，钙、钠、钾、氯、镁等含量也较多，海鱼富含碘。

（2）蟹、虾、贝类等水产品的营养价值。

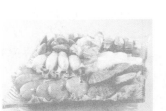

1）含较多蛋白质，蟹、虾、贝类含蛋白质较多，鲜品不如干品高。水产品所含的蛋白质的氨基酸组成较全面。

2）含易被吸收的脂肪，脂肪含量低，大部分为不饱和脂肪酸，呈液态而容易被人体吸收。

3）含丰富的维生素，河蟹、对虾等含有较丰富的维生素 A，维生素 B$_2$、维生素 B$_{12}$ 的含量也不少。

4）含大量无机盐，含丰富的钙、磷、钾，尤以铁的含量较多；虾米、虾皮和螺肉含钙较高；海蟹、虾皮、虾米中含硒较多；乌鱼蛋、海蛎肉含锌较多。

5）含较多的鲜味成分，含有甘氨酸、丙氨酸，因此具有很强的甜味和鲜味，还含有较多的甜菜碱等。

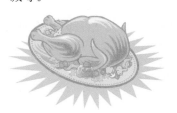

7. 禽类的营养价值

禽类食品指鸡、鸭、鹅等的肉及其制品。

鸡肉和鹌鹑肉的蛋白质含量较高，蛋白质的氨基酸组成与鱼类相似，与人体需要接近，利用率较高。禽肉脂肪含量差别较大，以鸭和鹅最高；不饱和脂肪酸中以单不饱和脂肪酸为主，多不饱和脂肪酸比例较低；胆固醇含量在肝中较高。

禽类以提供维生素 A 和 B 族维生素为主，肝脏中含量最多。

多种矿物质中，铁主要以血红素形式存在，消化吸取率很高，鸭肝含铁最丰富。

8. 蛋类及蛋制品的营养价值

（1）蛋类包括鸡蛋、鸭蛋、鹅蛋、鹌鹑蛋、鸽蛋及其加工制成的咸蛋、松花蛋等。

（2）不同品种的蛋类的营养成分大致相同，其蛋白质氨基酸组成与人体需要最为接近，营养价值很高，优于其他动物性蛋白。

（3）蛋类中碳水化合物含量较低。98%的脂肪存在于蛋中，蛋黄是磷脂的极好来源，所含的卵磷脂具有降低血胆固醇的效果，并且能促进脂溶性维生素的吸收。胆固醇集中在蛋黄，鹅蛋黄含量最高，鹌鹑蛋最低。

（4）蛋黄中维生素十分丰富且种类较齐全，包括所有的 B 族维生素、维生素 A、维生素 D、维生素 E、维生素 K 和微量维生素 C。鸭蛋、鹅蛋的维生素含量略高于鸡蛋。

（5）矿物质主要存在于蛋黄，其中钙、磷、锌、铁、硒等含量丰富。蛋黄中铁的生物利用率较低。

（6）鸡蛋的烹制方法很多，可以蒸、煮、煎、炸等。加热时间、温度高低等的不同，可影响蛋类在人体内的消化吸收。

1）油炸鸡蛋（煎荷包蛋）由于温度过高，可使部分蛋白焦糊，影响消化吸收；另外鸡蛋中的水溶性维生素部分被破坏。

2）蒸、煮、炒等方法做出的鸡蛋菜肴，蛋白质、脂肪、无机盐等营养成分没有损失，维生素的损失也很少；同时鸡蛋煮熟后沙门菌便会被杀灭，抗生物素和抗胰蛋白酶也会被破坏。

延伸　阅读

吃鸡蛋会提高胆固醇吗？

许多人认为蛋黄的胆固醇含量高，吃多了就会提高血液胆固醇的浓度，是造成高血压、动脉粥样硬化、冠心病及脑中风等疾病的罪魁祸首，所以很多人不敢多吃鸡蛋。

其实，一个完整的鸡蛋大约含胆固醇 308 毫克，而中国营养学会推荐血脂正常的健康人每天胆固醇的摄入量为 300 毫克，所以鸡蛋中的胆固醇并不是惊人的可怕；另外，研究表明人体血中胆固醇偏高的主要原因是机体胆固醇代谢失调，合成高于分解，而不是单纯由于食物中胆固醇所致，所以每天吃些蛋类食物是可以的。

但必须提醒大家，蛋类虽然跟胆固醇的升高没有十分绝对的关系，但也不能肆无忌惮地吃。血脂偏高的人应适当限制，每天不宜超过 1 个。

9. 畜肉类的营养价值

（1）畜肉类包括猪、牛、羊等的肌肉、内脏及其制品。畜肉的肌色较深，呈暗红色，因此有"红肉"之称；而禽肉及水产动物的肉色较浅，呈白色，又被称为"白肉"。

（2）畜肉含蛋白质、脂类、A、B 族维生素及铁、锌等矿物质。蛋白质氨基酸组成与人体较接近，营养价值较高。

（3）畜类肝脏中维生素 A、B 族维生素的含量和铁的含量也很高，含有较多的胆固醇。

红肉和白肉对人类患慢性病的风险是不同的。许多研究发现，吃红肉的人群患结肠癌、乳腺癌、冠心病等慢性病的危险增高，而吃白肉可以减低患这些病的危险性，延长寿命。

10. 烹调油、食盐与健康

（1）烹调油的营养价值。

烹调油是亚油酸和亚麻酸的主要来源。烹调油是日常饮食不可缺少的食物之一。

烹调油包括食用植物油和食用动物油，动物油含脂肪 90% 左右，还含有胆固醇。植物油一般含脂肪 99% 以上，不含胆固醇，且是我国居民维生素 E 的首要来源。常用的有花生油、豆油、芝麻油、菜籽油、棉籽油、猪油、牛油等，另外还有葵花籽油、玉米胚芽油等。

橄榄油和油茶籽油的单不饱和脂肪酸含量较高；玉米油、葵花籽油则富含亚油酸；大豆油则富含两种必需脂肪酸——亚油酸和 α-亚麻酸，这两种必需氨基酸具有降低血脂、胆固醇及促进孕期胎儿大脑生长发育的作用。

由此看来，单一油种的脂肪酸的构成不同，营养特点也不同，应经常更换烹调油的种类，食用多种植物油。

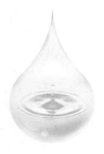

1）烹调油的用量。

烹调食物时尽可能不用烹调油或用很少量烹调油的方法，如蒸、煮、炖、焖、水滑熘、拌、急火快炒等。用煎的方法代替炸也可以减少烹调油用量。

坚持家庭定量用油，控制总量。可将全家每天应该食用的烹调油倒入一个量具内，炒菜用油均从该量具内取用，并逐步养成习惯。

膳食宝塔建议，烹调油摄入量应控制在每人每天不超过 25g 或 30g。

2）食用动物油的弊端。

动物油中含有较多的胆固醇，它在人体内有重要的生理功能，但长期吃会加速人体器官老化、促进血管硬化，从而引发冠心病、高血压等多种疾病，建议少吃。

植物油中基本不含胆固醇，而含豆固醇、谷固醇等植物固醇，不但不能被人体吸收，而且还能阻止人体吸收胆固醇。

（2）碘盐的合理使用。

碘盐中的碘在高温、潮湿的环境或遇到食醋等酸性物质时，比较容易挥发，所以家庭在购买、保存和使用碘盐时应注意下面一些问题：

1）务必购买小塑料袋包装的、有指定商标的、贴有碘盐标志的碘盐。

2）不要存放的时间太长，要随吃随买，以免碘挥发掉，失去碘盐的作用。

3）装入有盖的容器，存放在阴凉、避光、干燥的地方。

4）放盐的时机要掌握，建议在炒菜、做汤快出锅时再放碘盐，减少碘挥发。

5）不要用油炒碘盐，以免过热。

（三）饮水与健康

1. 水的功能

（1）作为细胞和体液的主要成分，水是人体重要的组成成分，成年人体内超过体重量 65％ 的都是水，血液中的含水量更是达到 80％ 以上。水在维持组织器官的形状、硬度和弹性上也起到重要作用。

（2）新陈代谢的介质，水是生物体内的良好溶剂，能促进体内化合物解离并促进化学反应的进行。人体中营养物质和代谢废物的运输都需要经过血液循环来实现，水是人体内重要的运输工具。

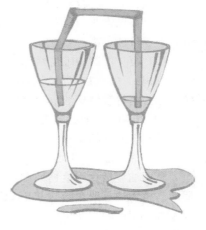

（3）体温的调节剂，可维持人体体温的恒定。

2. 人体内水的来源与消耗

健康的正常人体内的水是处于动态平衡中的，水的出入量大约维持在 2 500 毫升。

人体内的水主要是经肾脏以尿液的形式排出，其次经皮肤以汗液的形式排出，但在某些特殊情况如高温、胃肠道炎症引起呕吐腹泻时，可发生大量的失水。

人体内水的来源主要有三个：饮水、食物中的水及内生水。其中每日摄入的食物中含水约 1 000 毫升，由蛋白质、糖类、脂肪代谢产生的内生水约 300 毫升，此外必须通过饮用水来补充足够的水分，维持体内水的平衡。每人每天需要饮水约 1 200 毫升，包括液态食物、白开水及饮料等。

3. 饮水不足的危害（见表5—1）

饮水不足可引起体内失水。当失水达到体重的2％时，会感到口渴，出现尿少；失水达到体重的10％时，会出现烦躁、全身无力、体温升高、血压下降、皮肤失去弹性等症状；失水超过体重的20％时，则有生命危险。

表5—1　　　　　　　　　　　　　　**失水量及对应的症状表现**

体重下降（％）	症状表现
1	开始感到口渴，影响体温调节功能，并开始对体能发生影响
2	重度口渴，轻度不适，压抑感，食欲减低
3	口干，血浓度增高，排尿量减少
4	体能减少20％～30％
5	难以集中精力，头痛，烦躁，困乏
6	严重的体温控制失调，并发生过度呼吸导致的肢体末端麻木和针刺感
7	热天锻炼可能发生昏厥

4. 饮水的技巧

（1）早晨起床后、晚上睡觉前都可饮用一杯水，对预防血液黏稠有一定作用。人体经过一夜的睡眠，会丢失一部分水，造成体内缺水状态，血液黏稠会增加血栓形成的危险。

（2）饭前饮水好处多，由于空腹饮用的水在胃内停留的时间短，很快进入小肠，再吸收入血液，一小时左右就可以补充给全身的血液。体内水平衡了，就能保证就餐时消化液的分泌，增进食欲，帮助消化。

（3）不要一次大量饮水，一次性大量饮水会加重肠胃负担，使胃液稀释，降低胃酸的杀菌作用，妨碍食物的消化。并且一次饮用过多的水还容易引起人体内体液浓度的变化，产生不良后果。

（4）不要口渴才饮水，应养成按时补水的习惯，不要总是等到身体发出了口渴的信号才想到要喝水。实际上，口渴时细胞就已经开始脱水，这时补水就已经晚了。

延伸　阅读
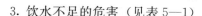

老年人喝茶三部曲

喝茶有益健康，尤其很多退休在家的老人，手边一杯茶、一张报纸是再舒服不过的晚年生活。但专家提醒老年朋友，喝茶应该早、少、淡。下面我们就来详细了解老年人喝茶应注意的事项。

喝茶一部曲：宜早

喝茶会影响老年人的睡眠。俗话说，前三十年睡不醒，后三十年睡不着。进入老年期以后，人的睡眠时间减少，睡眠质量不高，茶的兴奋作用也会维持得更长久。老年人哪怕是午后喝茶，也可能引起夜晚失眠，使原本不足够的休息时间变得更短，第二天必定精神萎靡不振。如果此后再通过喝茶提神，就将陷入恶性循环。

专家建议，老年人喝茶最好不要在饭前、午后和睡前，早饭后20分钟左右饮茶最宜，这样能助消化、解油腻、清肠胃。过了午后喝茶则可能会对晚上的睡眠质量有影响。

喝茶二部曲：宜少

一般来讲，茶叶的兴奋作用发送到人体各组织器官后，会带动肌肉和血管相应地紧张和收缩，从而导致血压迅速升高。老年人本身就容易患血管硬化和血压高等疾病，因此喝茶过多就加大了中风等危急症状的出现几率；另外，老年人的胃消化能力本身已经降低，而喝茶时所摄入的大量鞣酸会使食物蛋白形成不能消化的沉淀，并影响维生素和微量元素的吸收，容易造成营养不良，还会加重老年习惯性便秘的临床症状。

因此，专家建议，老年人要根据自身情况，控制自己喝茶的数量，有溃疡病和胃肠功能紊乱者，不宜饮茶，尤其是性凉的绿茶；在饮茶种类上，应以红茶为主，乌龙茶可以利尿，也很适合老人；不同的人群里，高血压患者以及体质较好、肥胖的老年人宜饮绿茶，而体质较弱、胃寒的老年人宜饮红茶，其中，温和的普洱茶是不错的选择。

喝茶三部曲：宜淡

过浓的茶会产生过强的刺激，使心血管和感受器逐渐产生依赖性，从而丧失正常功能；且当大量饮用浓茶后就会稀释胃液，降低胃液的浓度，使胃液不能正常消化食物，从而产生消化不良、腹胀、腹痛等症，有的甚至还会引起十二指肠溃疡；当人体大量饮用浓茶后，鞣酸与铁质的结合就会更加活跃，给人体对铁的吸收带来障碍和影响，使人体表现为缺铁性贫血。浓茶中的咖啡因，能致使人体心跳加快，从而使血压升高；同时，浓茶液大量进入血管，能加重心脏负担，产生胸闷、心悸等不适症状，加重心力衰竭程度；此外，老人的心脏承受能力不比当年，长期喝浓茶会使心脏增加额外负担，导致心动过速和心律失常，甚至诱发和加重多种心脏疾患。

三、制作老年人食物应注意的问题

（一）动物性食物和植物性食物合理搭配

动物性食物含饱和脂肪酸多，植物性食物含不饱和脂肪酸多，其他维生素、无机盐等含量也有差异，荤素搭配，营养摄入更加全面。粗粮和细粮搭配，大米和面粉是日常膳食中的主食，其营养价值和消化吸收率一般优于杂粮，但杂粮的某些营养成分，如 B 族维生素比大米和面粉的含量高，所以提倡米、面和杂粮混食，还可以调节口味，增进食欲；副食应注意控制盐及腌制食物的摄入，如腊肠、咸鱼、豆腐乳等。

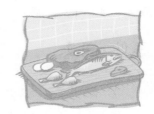

（二）烹制的食物应容易咀嚼和消化吸收

尽量使用清蒸、炖煮、红烧的烹制方式，少使用油炸、烧烤、煎炒的烹制方式。

（三）为吞咽障碍的老年人烹制食品应注意防止误咽

食物应去骨、剔刺、切细、煮软，可将食物制作成黏稠度高的状态，如稠的米粥、糊状饭等，不宜吃容易引起噎食或呛咳的食物，如蛋糕类等。

（四）增加食物的色、香、味

以刺激老年人的食欲，可用醋、姜、蒜等调料来改变食物的味道。

（五）食物中要有丰富的膳食纤维

促进胃肠蠕动，以防便秘和肠道肿瘤的发生。

（六）烹调鱼、禽、蛋和瘦肉的合理烹制

（1）蛋类经常采用的烹调方法是煮、炒、蒸等，在加工过程中营养素损失得不多。可是蛋类不宜过度加热，否则会使蛋白质过分凝固，影响口感和吸收。

（2）鱼类和其他水产动物常采用的烹调方法是煮、蒸、炒、烧、熘等。煮制较好，但会使水溶性维生素和矿物质溶于水中，因此汤汁不宜丢弃，蒸制对营养素的损失较少。

（3）禽、畜肉的烹调方法有炒、烧、爆、炖、蒸、熘、焖、炸、熏、煨等。炒的方法最为常见，在炒前一般挂糊上浆对营养素有保护作用。炖制适用于那些老、韧、硬的原料，焖是用小火长时间加热的方法。

（4）在炖和焖的加工过程中，可使肉类蛋白质轻微变性纤维软化、胶原蛋白变为可溶性白明胶，使人体更容易消化吸收，但加热时间过长可使一些对热不稳定的维生素 B_1、维生素 B_2 等破坏增多。

（5）各种食物在烹调时，不可能完全避免营养素的损失，但可以采取一些保护性措施，例如用淀粉或鸡蛋上浆挂糊或者加醋，保护不耐碱的维生素、促进钙溶出等。在制作食物时，尽量避免油炸和烟熏的方式。

（七）促进老年人饮食营养的护理措施

1. 良好的饮食习惯

了解老年人进餐习惯、进餐次数、每日餐量、每次餐量。据老年人的实际情况选择食物。促进合理膳食，不要挑食、偏食，进食要定时定量。进食不宜过快，不进过冷、过热的食物。

2. 合理膳食

饮食中的各种营养素之间必须保持适当的比例，关注烹调配膳方面应当照顾老年人的生理特点。老年人的合理膳食要求为：

（1）营养全面、品种多样。

（2）易于消化，定时定量。

（3）"精"要适当，"粗"要适度。

（4）合理饮水，酸碱平衡。

3. 促进食欲

（1）保持良好的进餐环境，用餐氛围和谐，可共同进餐。进餐环境清洁、空气新鲜；餐桌、椅凳要干净；餐具要专人专用、集体餐具要消毒。

（2）食物色香味俱全，在不违背原则前提下：照顾老年人口味、精心制作、多样化调配饮食。食物温度要适宜。征求老年人对食物的种类、烹调方法的意见。

（3）保持舒适的进餐体位。进餐时老年人要保持上半身挺直、身体向前稍倾，保证安全进食；不要让老年人上半身后仰以免食物难以下咽造成安全事故。不能下床的老年人采取坐位或半坐位，背后、周围用棉被、软枕协助固定体位。对坐起有困难的老年人用软枕或摇高床头 30 度～50 度。

对于不能抬高上半身的老人应采取侧卧位或头向前倾。

（4）协助老年人进行必要的身体锻炼和活动，促进食欲，促进消化和吸收，同时保持大便通畅。

延伸 阅读

老年人饮食营养存在的误区

误区一　怕胆固醇高就一点肉也不敢吃

有些老年人怕胆固醇高，就一点肉也不敢吃。实际上，70%左右的胆固醇是在人体内合成的，食物中的胆固醇对血脂的影响相对较小，而且胆固醇过低者死亡率会增高，肿瘤的发病率也高，故老年人应该适当吃一些含动物脂肪的食物。

误区二　糖尿病患者一点糖都不敢吃

糖尿病患者对糖的摄入应适当控制，但不必过分严格。其实，每日主食经过消化酶的作用也是以葡萄糖形式吸收的。只要每天碳水化合物总量控制在个人允许范围内，吃少量的糖、水果是允许的。

同 步 训 练

请帮助"情景导入"中的小女儿为老年人科学合理地选择食材，指导并制作健康营养的一日三餐食谱，然后在小组内进行讨论。

任务二

协助老年人进食水

任务描述

食物和水是维持生命的物质基础。养老护理员要做好老年人的饮食照顾，了解老年人每日进餐习惯、次数、每日餐量、每次餐量，根据老年人的实际情况选择食物。促进合理膳食，除保证食物的色香味符合老年人的要求外，同时还应注意在进食时，协助老年人保持良好的进食体位，注意进食后的观察，避免意外的发生。

相关知识

（一）老年人进食体位的概念

老年人进食体位是指根据老年人自理程度及病情，采取适量的进餐姿势。

（二）老年人进食体位摆放的目的

实物的色香味通过刺激人的视觉、嗅觉、味觉引发食欲。为老年人摆放适宜的进食体位，其目的是利于进食，利于增进老年人的食欲和进食量，增加老年人营养的摄入，提高机体抵抗力；同时可以避免体位不合适引起呛咳、误吸、噎食、窒息等意外的发生。

（三）老年人进食体位种类及具体方法

老年人完全自理或上肢功能较好时，尽量采取坐位进食体位。当病情危重或完全卧床时，可采取半卧位，头偏向一侧的进食体位。一定要避免平卧位进食，以免食物反流进入呼吸道引起呛咳、误吸、噎食、窒息等意外发生。

1. 餐厅坐位（见图 5—2）

（1）老年人尽量向椅子里坐，把椅子拉向桌子，减少身体和桌子之间的空隙，双脚无法着地时，用物品将脚垫起。

（2）尽量选择有靠背及有扶手的椅子。

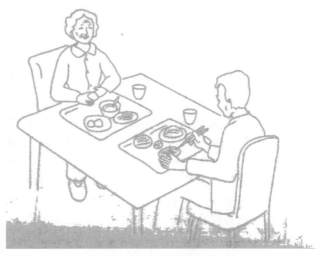

图5—2　坐在餐桌上进餐

2. 轮椅坐位（适用于下肢功能障碍或行走无力的老年人）

（1）轮椅与床呈 30 度夹角，固定轮子，抬起脚踏板。护理员叮嘱老年人将双手环抱护理员脖颈，双手环抱老年人腰部或腋下，协助老年人坐起，双腿垂于床下，双脚踏稳地面，再用膝部抵住老年人的膝部，挺身带动老年人站立并旋转身体，使老年人坐在轮椅中间，后背紧贴椅背，将轮椅上的安全带系在老年人腰间。

（2）使用轮椅上的桌面，如果没有的话，在轮椅上放置一个台面，将台面调整到适合进餐的高度。使台面固定，防止滑动。

（3）为了使身体和桌子之间没有空隙，尽量把轮椅向桌面方向拉近，如图5—3所示。

3. 床上坐位（适用于下肢功能障碍或行走无力的老年人）

（1）护理员按上述环抱方法协助老年人在床上坐起，将靠垫或软垫垫于老年人后背及膝下。床上放置餐桌。伸直腿坐在床上，将靠垫放在膝下支撑。当老年人无法坐正时，将老年人手臂放在桌子上，或使用软枕、床上靠背椅等支撑老年人身体，保证坐位稳定舒适。

（2）使用餐巾或毛巾以防止弄脏被褥及衣服。

（3）尽量把桌子靠近身体，如图5—4所示。

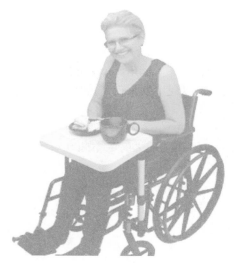

图5—3　轮椅坐位

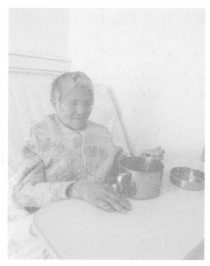

图5—4　床上坐位

4. 半卧位（适用于完全不能自理的老年人）

（1）使用可摇式床具时，护理员将老年人床头摇起，抬高至与床具水平面呈30～45度角。使用普通床具时，可使用棉被或靠垫支撑老年人背部使其上身抬起。采用半卧位时，应在身体两侧及膝下垫软枕以保证体位稳定。尽量抬起上身。将枕头或靠垫枕在头后、身体两侧或者膝下以保证坐姿。

（2）使用床上餐桌，并将餐桌尽量靠近身体固定。

（3）使用防水布或围裙以免弄脏被褥及衣服，如图5—5所示。

5. 侧卧位（适用于完全不能自理的老年人）

（1）使用可摇式床具时，护理员将老年人床头摇起，抬高至与床具水平面呈30度角。使老年人头部和整个上半身抬起，护理员双手分别扶住老年人的肩部和髋部，让老年人面向护理员侧卧。

（2）在肩背部垫软枕或楔形垫等物品支撑。

（3）一般宜采用右侧卧位。以防压迫胃部引起不适，如果老年人有能力进餐，可右手拿餐具左侧向下侧躺。

（4）为了避免弄脏被褥及衣服可以在颌下垫餐巾或毛巾，如图5—6所示。

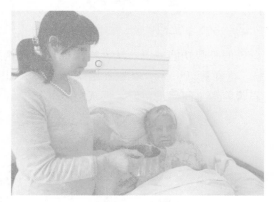

图5—5　半卧位

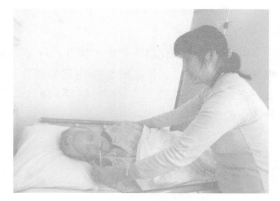

图5—6　侧卧位

 技能操作

为老年人摆放进食体位

技能操作步骤与流程

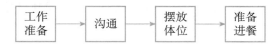

步骤1　工作准备

1. 环境准备。室内安静整洁，温湿度适宜，无异味。

2. 护理员准备。服装整洁，洗净双手。

3. 老年人准备。询问老年人进食前是否需要大小便，根据需要协助排便，协助老年人洗净双手。

4. 物品准备。根据需要准备轮椅或床上支具（靠垫、枕头、床具支架等）。

步骤2　沟通

向老年人说明进食时间和本次进餐食物，询问有无特殊要求。

步骤3　摆放体位

护理员根据老年人自理程度及病情采取适宜的进食体位。具体体位依照上述几种方法合理摆放，确保老年人坐得稳定、舒适。

步骤4　准备进餐

护理员为老年人穿戴好围裙或在颌下及胸前垫好毛巾准备进餐。

注意事项

1. 护理员协助老年人摆放体位前应做好评估。

2. 摆放体位时动作轻稳，保障安全。

3. 使用辅助器具前，检查其是否处于安全、完好的准备状态。

由于老年人消化器官功能的减退，对食物的消化、营养的吸收功能减退，从食物中摄入的营养相对减少，因此，老年人膳食要注意多样化，粗细搭配，花样更新，多食杂粮、豆类、鱼类、蛋类、奶类、海产品类、蔬菜和水果等，保持营养素平衡和营养素之间比例适宜，形成适合老年人的科学合理的饮食结构。

（一）老年人膳食照护原则

（1）确认饮食习惯：确认老年人的吃饭时间、内容、饭量、嗜好，尽量不要改变以前的饮食习惯。

（2）确认受限制食物：确认是否有被医嘱限制的食物，如果有确认是何种食物。

（3）确认身体机能：是否有麻痹及身体残疾，到何种程度，确认吞咽状态和咀嚼功能、牙齿缺损等情况。

（4）尽量让老年人自己用餐，老年人身体有残疾，应鼓励其采用自助器具自己用餐，以增强老年人的自主性和满足感。

（5）进食过程中要多观察，速度要慢，保证进食安全。

（6）鼓励老人与家人一起用餐，尽量避免在床上用餐或个人单独用餐。

（二）老年人饮食结构原则

1. 合理控制饮食总热量

首先，老年人的饮食营养要合理，荤素、粗细、干稀搭配符合卫生要求，老年人的全天热量应供给约 3 000 千卡路里。蛋白质、脂肪、碳水化合物比例适当，三者的热能比分别是 10%～15%、20%～25%、60%～70%。

其次，老年人饮食热能供给量是否合适，可通过观察体重变化来衡量。一般可用下列公式粗略计算：

男性老年人体重标准值（千克）＝［身高（厘米）－100］×0.9

女性老年人体重标准值（千克）＝［身高（厘米）－105］×0.92

2. 食用优质蛋白

瘦肉、牛奶、蛋、鱼等动物性食品，以及各种大豆食品等都富含优质蛋白质，容易被人体消化、吸收。

3. 限制脂肪摄入量

脂肪含量高的食物如猪油、牛油、奶油等，过多摄入可导致高血脂、动脉粥样硬化，故应控制摄入量。

4. 减少单糖及双糖的食物

单糖和双糖在肠道不需要消化酶，可被直接吸收入血液，使血糖迅速提高，而且过多摄入含单糖和双糖食物，可使体内甘油三酯合成增多并使血脂升高。食物中最常见的双糖是蔗糖，广泛应用于点心、面包、饼干、水果罐头、软饮料、巧克力中，应减少此类食物的摄入。

5. 多食含纤维素的食物

食物中的纤维素虽然不能被消化吸收，但有促进肠道蠕动、利于粪便排出等功能。含高纤维素的食物包括：蔬菜中的白菜、芹菜、韭菜、菠菜、笋类；水果中的苹果、鸭梨、小枣等；谷物中的麦片、玉米、高粱等。

6. 多食含矿物质食物

矿物质是人体必需的营养物质。铁在韭菜、瘦肉、蛋黄、动物肝脏中含量较高；铜、锌在动物肝脏和肾、鱼、虾中含量较高；硒在小麦、玉米、大白菜、南瓜、大蒜和海产品中含量较高；碘在海带、紫菜、海鱼、海盐等中含量较高。

7. 多食含维生素的食物

维生素是维持人体生命活动、保持人体健康的重要营养物质，主要包括 B 族维生素、维生素 A、维生素 C、维生素 D、维生素 E 及维生素 K 等。

B 族维生素在豆类、糙米、动物的肝脏、果仁、瘦肉、绿叶蔬菜、香蕉中含量较高。

维生素 C 在新鲜蔬菜和水果中含量高，如小白菜、芹菜、油菜、鲜枣、橙子、柠檬、草莓、猕猴桃、石榴等。

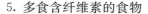

维生素 A 在虾皮、蛋黄、动物肝脏、蔬菜水果及坚果中含量较高。

维生素 D 在富含脂肪的海鱼、动物肝脏、蛋黄、奶油和奶酪中含量较高。

维生素 E 在谷类、小麦胚芽油、棉籽油、绿叶蔬菜、蛋黄、坚果、肉及乳制品中，均含量较高。

富含维生素 K 的食物有酸奶酪、蛋黄、大豆油、鱼肝油以及海藻。

（三）老年人进食的观察要点

1. 进食时间

根据老年人生活习惯，合理安排进餐时间。一般早餐时间为上午 6～7 时，午餐时间为中午 11～12 时，晚餐时间为下午 5～7 时。

2. 进食频次

老年人除了应保证一日三餐正常摄食外，为了适应其肝糖原储备减少及消化吸收能力降低等特点，可适当在晨起、餐间或睡前补充一些糕点、牛奶、饮料等。

3. 进食量

每天进食量根据上午、下午、晚上的活动量均衡的分配到一日三餐中。根据膳食宝塔原则，主食"宜粗不宜细"：老年人每日进食谷类 200 克左右，并适当的增加粗粮的比例。蛋白质宜"精"：每日由蛋白质供给的热量，应占总热量的 10%～15%；可按每千克体重 1～1.5 克供给。脂肪宜"少"：老年人应将有脂肪供给的热量控制在 20%～25%。每日用烹调油 20 克左右，而且以植物油为主。但是，脂肪也不能过少，否则会影响脂溶性维生素的吸收。维生素和无机盐要"充足"。老年人要多吃新鲜瓜果、绿叶蔬菜，每天不少于 300 克，这是维生素和无机盐的主要来源。适宜的进食量有利于维持正常的代谢活动，增强机体的免疫力，提高防病抗病能力。

4. 进食速度

老年人进食速度宜慢，有利于食物的消化和吸收，同时预防在进食时发生呛咳或噎食。

5. 进食温度

由于老年人唾液分泌减少，口腔黏膜抵抗力低，因此不宜进食过热食物；进食过冷食物，容易伤脾胃，影响食物消化、吸收。食物以温热不烫嘴为宜。

延伸 阅读

可通过以下几个方面评估照顾对象饮食动作的自立程度：

1. 是否能从床上坐起。

2. 坐起的时间能否达到 20～30 分钟。

3. 是否认得食物。

4. 是否能使用筷子、勺子、碗、杯等食具将食物送入口中。

技能操作

协助老年人进食

技能操作步骤与流程

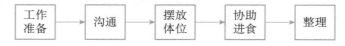

步骤 1　工作准备

1. 环境准备：环境舒适整洁、餐桌及餐具清洁、温湿度适宜，无异味。

2. 护理员准备：洗净双手，衣帽整洁。

3. 老年人的准备：

（1）询问老年人进食前是否需要大小便，根据需要协助排便。

（2）协助老年人洗净双手。

（3）必要时协助老年人戴上义齿。

（4）协助老年人服用餐前口服药。

4. 用物准备：餐具（碗、筷子、汤勺、吸管）、食物、清洁用具（围裙或毛巾、手帕或纸巾、漱口杯）、小桌等。

步骤 2　沟通

向老年人说明进食时间和本次进餐食物，询问有无特殊要求。

步骤 3　摆放体位

护理员根据老年人自理程度及病情采取事宜的进食体位（如轮椅坐位、床上坐位、半坐位等）。为老年人戴上围裙或将毛巾垫在老年人颌下及胸前部位。

步骤 4　协助进食

护理员将已经准备好的食物盛入老年人的餐具中并摆放在餐桌上。

（1）鼓励能够自己进食的老年人自行进食。指导老年人上身坐直并稍向前倾，头稍向下垂，叮嘱老年人进食时细嚼慢咽，不要边进食边讲话，以免发生呛咳。

（2）不能进食的老年人由护理员喂饭。护理员用手触及碗壁感受并估计食物温热程度，以汤匙喂食时，每喂食一口，食物量为汤匙的 1/3 为宜，等看到老年人完全咽下后再喂食下一口。

（3）对视力障碍能自己进食的老年人，护理员将盛装温热食物餐碗放入老年人的手中（确认食物的位置），再将汤匙送到老年人的手中，告知食物的种类，叮嘱老年人缓慢进食。进食带有骨头的食物，护理员要特别告知小心进食，进食鱼类要先协助剔除鱼刺。

步骤 5　整理

（1）护理员协助老年人进食后漱口，并用毛巾擦干口角的水痕。叮嘱老年人进食后不能立即平卧位，保持进食体位 30 分钟后再卧床休息。清扫整理床单位。

（2）使用流动水清洁餐具并放回原处备用，必要时进行消毒。

注意事项

1. 食物温度适宜。食物温度太高，则会发生烫伤；温度太低，则会引起胃部不适。
2. 老年人进食后不宜立即平卧，以防止食物反流。
3. 对咀嚼或吞咽困难的老年人，可将食物打碎成糊状，再进行进食。
4. 老年人进食中如发生呛咳、噎食等现象，立即急救处理并通知医护人员或家属。
5. 对双目失明或眼睛被遮盖的老年人，除遵守上述喂食要求外，应告诉老年人喂食内容以增加其进食的兴趣，促进消化液的分泌。若老年人要求自行进食，可按时钟平面图放置食物，并告知方向、食品名称，利于老年人按顺序摄取，如 6 点钟放饭，12 点钟放汤，3 点钟及 9 点钟放菜等（见图 5—7）。

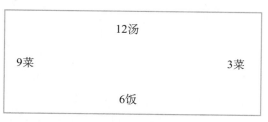

图 5—7　放置食物平面

✏️ **案例思考**

2012 年 7 月，韩先生诉称经某家政公司介绍，与该公司名下的家政员周先生签订协议，约定由周先生照顾其父亲的日常生活起居。2012 年 10 月，周先生在喂老人进食时，因方法不当致老人假牙脱离，直接掉到呼吸道，老人出现呼吸急促的痛苦神情。韩先生说，他发现该情况后立即拨打了急救电话，但因错过了最佳抢救时间，老人去世。韩先生认为，周先生没有尽到照料老人的安全注意义务，故将家政公司和周先生共同告上法院，索赔违约金 10 万元、精神损失费 5 万元。

资料来源：http：//news.jschina.com.cn/system/2013/04/25/017028954.shtml。

技能操作

协助老年人饮水

技能操作步骤与流程

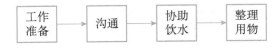

工作准备 → 沟通 → 协助饮水 → 整理用物

步骤1　工作准备

1. 环境准备：环境舒适整洁、餐桌及餐具清洁、温湿度适宜，无异味。

2. 护理员准备：服装整洁，洗净双手。

3. 老年人准备：协助老年人取坐位或半坐位，洗净双手。

4. 用物准备：水杯、吸管、茶杯或小水壶盛装1/2～2/3满的温开水（触及杯壁时温热不烫手）、汤匙、小毛巾等。

步骤2　沟通

提醒老年人饮水，并询问有无特殊要求。

步骤3　协助饮水

1. 不能下床的老年人：协助取坐位或半坐位，颈下、胸前围好围巾，将清洁小毛巾放在老年人手上，鼓励能够自己饮水的老年人手持水杯或借助吸管饮水。将盛好水的水杯递给老年人（或用吸管）。饮水后，擦去老年人口角的水痕，叮咛老年人尽量保持饮水体位10分钟，然后根据需要采取适当体位。

2. 吞咽有困难的老年人：取适当体位（半坐位或平卧位头偏向一侧），颈下、胸前围好围巾，将清洁小毛巾放在老年人手上，用吸管或汤匙喂水。使用汤匙时，水盛装汤匙的1/2～2/3为宜，将水送入口腔一侧，见老年人咽下后再喂一口。吸管喂水如图5—8所示。饮水后，擦去老年人口角的水痕，叮咛老年人尽量保持饮水体位30分钟左右。

步骤4　整理用物

将水杯或水壶放回原处。护理员用小毛巾擦干老年人口角的水痕。整理床单位。叮嘱老年人保持体位30分钟后再躺下休息。必要时，根据老年人病情需要，记录饮水次数和饮水量。

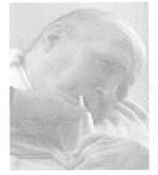

图5—8　吸管喂水

注意事项

1. 饮料温度合适，特别在使用吸管时，要防止烫伤发生。开水凉温后再递交到老年人手中或进行喂水。

2. 病情许可时，最好采取坐位，饮水后不能立即平卧，防止反流发生呛咳、吸入性肺炎、误吸。

3. 保证老年人每日的饮水量，一般为1 500mL左右，并做好记录。对不能自理的老年人每日分次定时喂水。

4. 对于需要增加饮水量者，应向老年人解释目的及重要性。督促老年人在白天饮入一天总饮水量的3/4，以免夜间饮水过多，排尿次数增加而影响睡眠。老年人无法一次大量饮水时，可少量多次饮水，并注意改变液体种类，以保证液体的摄入。

5. 对限制饮水量者，照护人员应向老年人及家属说明限水的目的及饮水量，以取得合作。老年人床边应有限水标记。若老年人口干，可用湿棉球湿润口唇或滴水湿润口腔黏膜。口渴严重时若病情允许可采用含冰块、酸梅等方法刺激唾液分泌而止渴。

三、老年人进食、水种类和量的观察与记录

（一）老年人饮食的种类

根据老年人咀嚼、消化能力及身体状况，将基本饮食分为四类。

1. 普通饮食

普通饮食适用于消化功能正常，无须饮食限制者。老年人可根据自己的喜好，选择可口、容易消化且营养素均衡的食物。对于无咀嚼能力和不能吞咽大块食物的老年人，可将普通饮食加工剁碎或用粉碎机进行破碎后食用。

2. 软质饮食

软质饮食适用于消化不良、饮食不便、低热、疾病恢复期的老年人。食物除了主食要煮烂外，菜肴也要软，如软米饭、面条。菜肉应切碎煮烂，容易咀嚼消化。

3. 半流质饮食

半流质饮食适用于咀嚼能力较差或吞咽困难的老年人，如米粥、面条、馄饨、蛋羹等。食物呈半流质状态，更易于被消化，因此，需要少量多餐，每日5～6餐。

4. 流质饮食

流质饮食适用于进食困难或采用胃管鼻饲的老年人。可选用浓的肉汁、过筛的牛肉汤、嫩蛋羹、水果汁、牛奶等。注意少食多餐，每天进餐6～7次，每次以250mL为宜，长期食用此类饮食时应注意营养的均衡搭配。

（二）对老年人有益的饮品

1. 白开水

水是人体生命活动中不可缺少的物质。白开水对中老年人来说，不仅能稀释血液、降低血液黏稠度、促进血液循环，还能减少血栓危险，预防心脑血管疾病。

2. 豆浆

豆浆可以强身健体，长期饮用可预防糖尿病（豆浆含有大量纤维素，能有效阻止糖的过量吸收，减少糖分）、高血压（豆浆中所含有的豆固醇和钾、镁，是有利的抗钠盐物质，钠是高血压发生和复发的主要根源）。

3. 酸奶

酸奶易被人体消化和吸收，含有益生菌，具有促进胃液分泌、促进肠道蠕动、增强消化功能、降低胆固醇的作用。

4. 鲜榨果汁

老年人适当喝少量果汁可以助消化、润肠道，补充膳食中营养成分的不足。

5. 红葡萄酒

红葡萄酒含有糖、醇类、无机盐、有机酸、维生素等营养物质，对人体发育有不同的补益；有

降低血脂、促进消化、养气活血、抗老化防病、预防老年性痴呆的作用。

6. 绿茶

绿茶具有延缓衰老、抑制心血管疾病、预防和抗癌、醒脑提神的作用。

（三）老年人进食的观察

1. 饮食量的观察

了解老年人日常的饮食量。当老年人的饮食量有明显增多或减少的变化时，要观察并询问老年人，查找原因。因疾病引起饮食量增多或减少的，经诊治遵医嘱用药治疗；因食物外观、口感、色香味制作工艺影响老年人食欲，导致进食减少的，积极改进餐饮制作工艺，保障营养的同时使之更适合老年人口味。

2. 老年人进食的速度

老年人进食速度一般较慢。进食过快会影响老年人的消化，也容易在进食中发生呛咳或噎食。当老年人出现较明显进食速度增快或减慢的情况时，应加强观察并告知医生或家属，及时就诊，检查有无精神或器质性病变。

3. 观察老年人进食后的表现

观察老年人进食过程中及进食后的表现，例如有无吞咽困难、呛咳、噎食、恶心、呕吐、腹部胀满等。如老年人出现不适表现，应及时告知医生或家属，以便采取相应照料措施。

（四）老年人吞咽困难、进食呛咳观察要点

1. 吞咽、呛咳定义

吞咽困难是指由于口腔、咽喉、食管和神经肌肉等病变的影响引起老年人吞咽费力，自觉食物在通过食管时有梗阻感。

呛咳是指由于异物（水、食物或刺激性气体等）误入气管而引起的咳嗽。

2. 老年人吞咽困难观察要点

（1）老年人进食量是否减少。

（2）老年人进食过程中是否有呛咳、下咽费力及将食物含在口中不下咽的情况发生。

（3）进食后老年人出现流涎、食物反流。

3. 老年人进食呛咳观察要点

老年人在进食过程中，突然剧烈咳嗽，将食物喷出，当发生误吸时可伴有呼吸困难、面色苍白或紫绀。

 技能操作

老年人进食、水种类和量的观察记录

技能操作步骤与流程

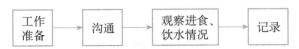

步骤 1　工作准备

护理员服装整洁，携带记录单、笔。

步骤2　沟通

询问了解老年人以往进食、饮水的习惯、种类及量，本次进食、饮水情况。对于听力有障碍的老年人，护理员可采用提示性语言或写字进行交流。

步骤3　观察进食、饮水情况

1. 老年人进食、饮水体位，需要辅助程度。

2. 老年人进食、饮水种类、进食速度、进食量以及近期有无明显饮食量、饮食习惯改变等。

3. 进食、饮水过程中有无吞咽困难、噎食、呛咳、误吸、呕吐等现象。

步骤4　记录

记录所观察内容，并标明日期、时间，签全名。每月小结，从中发现问题及时告知医护人员或家属。

注意事项

1. 事先了解老年人的饮食习惯，便于对比，发现异常情况。

2. 记录应详细、准确，有利于准确判断老年人的身体状况。

四、为老年人发放治疗饮食

（一）老年人治疗饮食的概念及目的

治疗饮食指在基本饮食的基础上，根据病情的需要，适当调整总热量和某些营养素以达到治疗目的的饮食。

采用治疗饮食的目的是在基本膳食的基础上，通过增加或减少某种营养素，促进老年人疾病的康复，延缓疾病的发展，避免或减少并发症的发生。

（二）老年人治疗饮食适应证

治疗饮食适用于所患疾病需要配合饮食治疗的老年人。

（三）老年人治疗饮食的种类

老年人治疗饮食可满足老年人在疾病期间的营养需要，分为以下几种。

1. 高热量饮食

在两餐之间提供含有热量的饮料或点心，如牛奶、豆浆、鸡蛋、蛋糕等。半流质或流质饮食者，可加浓缩食品，如奶油、巧克力等。每日供给总热量3 000千卡路里左右。高热量饮食适用于甲状腺功能亢进、高热、胆道疾患等老年人。

2. 高蛋白饮食

在基本饮食的基础上增加含蛋白质丰富的食物，如肉类、鱼类、蛋类乳类、豆类等，蛋白质供应每日每千克体重2克，但总量不超过120克，总热量2 500～3 000千卡路里。高蛋白饮食适用于患有慢性消耗性疾病、严重贫血、肾病综合征或处于癌症晚期等的老年人。

3. 低蛋白饮食

每日饮食中蛋白质不超过30～40克，应多补充蔬菜和含糖高的食物，维持正常热量。低蛋白饮食适用于限制蛋白质摄入者，如患有急性肾炎、尿毒症、肝性昏迷等的老年人。

4. 高纤维素饮食

选择含纤维素多的食物，如芹菜、韭菜、新鲜水果、粗粮、豆类等。高纤维素饮食适用于患有便秘、肥胖症、高脂血症、糖尿病、心血管疾病等的老年人。

5. 低纤维素（少渣）饮食

吃含纤维少的食物，且少油，忌纤维多的蔬菜、水果，应吃菜泥、果汁等，忌油煎食物。低纤维素饮食适用于腹泻的老年人。

6. 低盐饮食

每日可用食盐不超过 2 克（含钠 0.8 克），但不包括食物内自然存在的氯化钠。低盐饮食适用于患有心脏病、肾脏病（急性、慢性肾炎）、肝硬化（有腹水）、重度高血压但水肿较轻等的老年人。

7. 低脂肪饮食

少用油，禁用肥肉、蛋黄、动物脑等食材，高脂血症及动脉硬化病人不必限制植物油（椰子油除外）。每日脂肪摄入量不超过 40 克。低脂肪饮食适用于有肝胆疾患、高脂血症、动脉硬化、肥胖及腹泻等的老年人。

8. 低胆固醇饮食

膳食中胆固醇含量在 200 毫克／天以下，少食用动物内脏、饱和脂肪、蛋黄、动物大脑、鱼子等。低胆固醇饮食适用于患有动脉硬化、高胆固醇症、冠心病等的老年人。

9. 无盐、低钠饮食

无盐饮食，即除食物内自然含钠量外，不放食盐烹调的饮食。

低钠饮食，即除无盐外，还需控制食物中自然存在的钠量（每天控制在 0.5 克以下），禁食腌制食品。还应禁食含钠的食物和药物，如发酵粉（油条、挂面）、汽水（含小苏打）和碳酸氢钠药物等。

无盐低钠饮食适用于患心脏病、肾脏病（急性、慢性肾炎）、肝硬化（有腹水）、重度高血压等的老年人。

 技能操作

老年人治疗饮食的发放

【案例】

1 病区 3 病室 5 床，刘岚，女性，82 岁，退休职工，有高血压病病史 20 余年，每日晨起服用降压药。医嘱给予低盐低脂饮食，每日食盐总摄入量控制在 6g 以内，脂肪摄入量每天限制在 30g～50g，每天胆固醇的摄入量低于 200mg。老年人晨起血压控制在 120～130/65～70mmHg，午间血压控制在 130～140/70～80mmHg，晚间血压控制在 120～130/60～70mmHg，老年人精神状况良好，无不适主诉。

技能操作步骤与流程

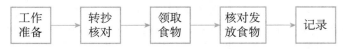

步骤 1 工作准备

1. 环境准备：环境整洁，温湿度适宜，无异味。

2. 护理员准备：服装整洁，洗净双手，戴口罩、帽子。

3. 物品准备：糖尿病食物、饮食单、发饭单、笔。

步骤 2　转抄核对

接到老年人刘岚治疗饮食单，转抄饮食单内容至发饭单上，并认真核对无误，饮食单的内容包括：科区，房间及床号、姓名，饮食种类及量，将饮食单递交到营养科（膳食科）准备食物。

步骤 3　领取食物

按照发饭时间，从膳食科领取老年人刘岚糖尿高血压治疗饮食，并认真核对科区、姓名、饮食种类及量。

步骤 4　核对发放饮食

护理员推餐车到老年人房间门前，报床号、姓名并再次核对。

"3 病室 5 床，刘岚奶奶，您有高血压，所以需要低盐低脂饮食，您今天的主食是 2 两米饭，菜是一个肉炒丝瓜，一个白菜豆腐，半小时前降压药吃了吗?"得到刘岚奶奶肯定应答后，拿取餐具盛接食物，摆放在老年人餐桌上。

步骤 5　记录

在发放饮食单上作打钩记录。

注意事项

1. 认真核对饮食单及转抄的发饭单。

2. 发饭时，认真核对床号、姓名及治疗饮食种类及量，避免发放错误，影响饮食治疗效果。

3. 流质治疗饮食可使用瓶装或袋装塑封，防止污染。

4. 奶类食物宜温热食入，注意保温。

同步训练

张奶奶，80 岁，右侧肢体活动不便，说话口齿不清，吞咽费力，进餐过程有呛咳现象，有强烈的自己进食愿望，但进食过程十分缓慢，往往需要 1 个小时以上。喜欢四川人口味的饭菜。请协助其进食水。

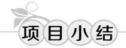

项目小结

本项目阐述了老年人的饮食照料，重点介绍了老年人的膳食选择、制作及注意事项；讲解了老年人的膳食原则，各种情况老年人进食体位的摆放，护理员如何协助老年人进食、水的具体操作；强调了治疗饮食种类以及治疗饮食的发放。本项目对护理员照顾老年人饮食健康的理论和实际操作具有指导意义。

教学做一体化训练

一、选择题（选项不限）

1. 以下哪种体位适用于完全不能自理的老年人进餐？（　　）。
   A. 床边端坐位　　　　　　　　B. 床上平卧位
   C. 床上侧卧位　　　　　　　　D. 床上半坐位

2. 老年人饮食的种类包括以下哪几种？（　　　）。
   A. 普通饮食　　　　　　　　　B. 软质饮食
   C. 半流质饮食　　　　　　　　D. 流质饮食

3. 下列哪一项不属于老年人治疗饮食种类？（　　　）。
   A. 高纤维素饮食　　　　　　　B. 高蛋白饮食
   C. 高胆固醇饮食　　　　　　　D. 高热量饮食

二、简答题

1. 制作老年人食物的注意事项有哪些？
2. 简述老年人进食的护理及注意事项。

三、论述题

1. 论述老年人进食的观察要点。
2. 论述老年人治疗饮食的目的及治疗饮食的种类。

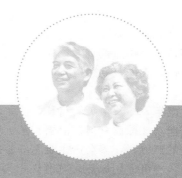

项目六

老年人排泄照料

学习目标

知识目标

1. 阐述对老年人进行排泄照料的常用方法及适宜人群
2. 阐述对老年人进行排泄照料时的注意事项

能力目标

1. 能够根据老年人的身心特点，选择恰当方式协助其排泄
2. 能够根据老年人的具体情况，为其选择恰当的排泄辅助器具
3. 能够为老年人更换尿垫、纸尿裤

素养目标

1. 在进行排泄照料时能照顾到老年人的身心需求
2. 能够与老年人及其家属共同制定排泄照料方案

排泄是机体在新陈代谢过程中所形成的代谢物、多余的水分以及进入机体的各种异物包括药物等，通过排泄器官向体外排出的生理过程。排泄可分为排尿、排便两种。排泄是维持生命的必要条件，人体只有通过排泄才能将机体新陈代谢的产物及废物排出体外，维持身体内环境的协调平衡。

老年人随着年龄的增长，机体调节功能逐渐减弱，自理能力下降，或者因为疾病常导致老年人排泄功能障碍，但排泄器官邻近生殖器官，由于身体原因需要别人帮助自己排泄时，尤其不同性别的照顾者，多会产生难受的心态及"可耻"等想法，从而对照顾者很"客气"，即使有尿意或便意也宁可使用尿片。有的人出现尿失禁时，常闭门不出，这可能是导致卧床不起的原因之一。这些负面影响给照顾对象造成心理及社会方面的诸多问题，多与人的尊严有关，因此，协助老年人排泄时必须注意周围环境对他们自尊的影响。应想办法提高老年人的生活自理的能力，减轻老年人在照顾者的帮助下排泄的精神负担，以此保证老年人身心的愉快。另外，照顾者应了解各种排泄用具的用途，从而选择适合于每位老年人的排泄方法，运用适当的照料来提高老年人的生活质量。

情境导入

　　刘奶奶，63 岁，患有冠心病、高血压，每天遵医嘱服药。老伴两年前去世了，由女儿小星和女婿照顾其生活。刘奶奶担心自己给女儿带来太大的负担，因此总是尽量多做家务，前些天在拖地时不小心滑倒，造成了股骨骨折，出院后需卧床养病。本来需要补充营养，可是小星发现，为了尽量不排泄，母亲总是很少进食进水，对此，小星很是苦恼，怕影响母亲康复，于是找到你寻求帮助。请你对刘奶奶整个康复过程中的排泄照料给予指导。

任务一

排泄照料的评估

任务描述

在整个康复过程中，刘奶奶的身体状况在不断发生变化，在照料过程中，需要对刘奶奶的身体状况、排泄情况及影响因素等进行全面、细致的评估，才能选择恰当的用具及方式对刘奶奶进行排泄照料，从而既维护了其自尊又能使其顺利排泄。

相 关 知 识

胃具有储存食物，使之形成食糜的作用。食物入胃5分钟后，胃开始蠕动，蠕动波从贲门开始向幽门方向进行，每分钟约3次。胃的蠕动一方面可使食物与胃液充分混合，有利于消化；另一方面可以搅拌和粉碎食物，并不断地将食糜推向十二指肠。在消化过程中，排空的速度与食物成分和形状有关。一般而言，流食比固体食物排空快，颗粒小的食物比大块食物排空快，糖类排空最快，蛋白质其次，脂类食物最慢。混合食物由胃完全排空一般需4～6小时。

排泄途径有皮肤、呼吸道、消化道及泌尿道，而消化道和泌尿道是最主要的排泄途径，即排便和排尿。排便是反射动作，当粪便充满直肠刺激肠壁感受器，冲动传入初级排便中枢，同时上传至大脑皮层而产生便意。如环境许可，大脑皮层即发出冲动使排便中枢兴奋增强，产生排便反射，使乙状结肠和直肠收缩，肛门括约肌舒张，同时还须有意识地先深吸气，声门关闭，增加胸腔压力，膈肌下降、腹肌收缩，增加腹内压力，促进粪便排出体外。排尿是尿液在肾脏生成后经输尿管而暂储于膀胱中，储存到一定量后，一次性通过尿道排出体外的过程。排尿是受中枢神经系统控制的复杂反射活动。老年人由于生理功能的退化，在排泄方面具有以下特点：

（1）老年人容易出现便秘和便失禁。老年人由于胃肠蠕动减慢，常出现便秘，即：排便的次数减少，一周内排便次数少于3次，且失去规律性，大便干硬，导致排便困难，每次排便时间较长，可长达30分钟以上；老年人又由于肛门内、外括约肌的张力下降，容易出现便失禁，即：排便不受意识控制，导致大便不自主排出。

（2）老年人容易出现夜尿和尿失禁。由于膀胱容量减少，夜间肾小球滤过率增加，夜间排尿次数增加。尿失禁是指尿道括约肌不能控制膀胱排尿，在不排尿的情况下，尿液自尿道不自主地流出。老年人往往因前列腺增生肥大、膀胱颈括约肌老化松弛或泌尿系统炎症而多发充盈性尿失禁、压力性尿失禁和紧迫性尿失禁。

（一）生理因素

进行排泄的主要器官分为：进行排尿的泌尿系统（包括肾、输尿管、膀胱、尿道）和进行排便的消化系统（包括胃、肠、肛门）。如果这些器官的功能很正常，就能够进行正常的排泄。但随着年龄的增长，老年人的排泄器官也逐渐衰弱，容易出现尿频、尿失禁、排尿困难、便秘、腹泻等排泄障碍。这些排泄障碍经常困扰着老年人，并给他们造成精神紧张，也给他们的社会生活带来很多不良影响。

（二）饮食

排泄与饮食有着密切的关系。饮食的内容不同，尿便的性状也会发生变化。

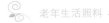

（三）运动

运动与排泄有很大关系。例如运动量少或长期保持卧姿时，肠的蠕动会减缓，容易引起便秘。

（四）精神因素

排泄虽然是一种生理现象，但它与人的精神、心理状况有着密切的关系。生气、不安、紧张、过度担心，容易引起排泄运动的加快，导致腹泻或尿频；相反恐惧、惊吓、忧虑、沮丧、羞涩等，容易造成便秘或排尿困难。因此，护理人员应充分理解排泄与情绪波动及精神安定之间的关系，要注意观察排泄状况，精心照顾排泄困难的老年人。

（五）环境因素

排泄还受到场所、器具、护理员的服务态度及护理水平等的影响。一般第一次在床上使用便盆或导尿管来排泄时，老年人往往会产生很多顾虑。另外如果使用不干净、不方便或冰冷的排泄器具，往往会抑制排尿感或排便感。还有护理员的言行以及服务态度也会影响排泄，造成排泄障碍。因此，创造一个干净、舒适、安逸的环境，让老年人无所顾虑地进行排泄，是排泄照料的最基本条件。

三、老年人排泄物的观察

随着年龄的增加，老年人的排泄机能变得衰弱，容易引起排泄障碍。因此，护理员应经常注意观察老年人的排泄次数、排泄量，以及排泄物的形状、颜色、气味等，以便及早发现问题。一旦发现异常应立即向其家属及医务人员报告。这就要求养老护理员必须掌握尿便的正常范围，并根据老年人的个人情况判断其尿便是否正常。

（一）尿的观察

1. 正常范围

（1）次数和量：成人每天的尿量为 1 000～2 000mL，一般日间排尿 4～6 次，夜间 0～2 次，每次250～300mL。排尿次数及排尿量与个人的习惯、饮水量、运动量、气候、出汗有很大关系。

（2）颜色和气味：正常尿液呈淡黄色至深褐色，澄清透明，没有恶臭味，但如果放置过久，颜色可加深并逐渐变混浊，并出现氨味。如果饮水量超过正常，或食物中蛋白质增加时，尿量也随之增加，尿液的颜色变淡。如果外界温度升高或剧烈运动时，大量水分随汗液排出，尿量即减少，尿液的颜色变深。如果吃富含胡萝卜素的食物或服用核黄素药物时尿液颜色会变黄。

2. 异常范围

（1）次数和量。

1）多尿。日排尿量超过 2 500mL。若伴有口渴，主要见于糖尿病、肾脏疾病、内分泌疾病（如尿崩症）等。

2）少尿。日排尿量少于 400mL。常见于充血性心力衰竭、肝硬化、慢性肾功能不全、尿路阻塞等疾病。

3）夜尿。夜间的排尿次数增多，尿量达到或超过白天的尿量。常见于心脏或肾功能不全。老年人患肾动脉硬化、肾硬化症时也出现夜尿。慢性肾盂肾炎、前列腺肥大的早期症状也是排尿次数多，特别是在夜间出现尿频。

（2）颜色。

1）血尿。尿液为红色。血尿常见于肾小球肾炎、肾盂肾炎、膀胱炎、肾结核、肾肿瘤及泌尿系结石。

2）混浊尿。如尿里含有大量脓细胞、大量上皮细胞、管型细胞或细菌等炎性渗出物时，排出的新鲜尿液即混浊。另外，尿混浊还应排除蛋白尿的发生，蛋白尿是肾炎的主要表现。

3）血红蛋白尿。尿色呈浓茶色或酱油色，主要是由于血管内溶血、红细胞破坏、血红蛋白释放入血液中造成的，尿隐血试验呈阳性反应。常见于急性溶血、恶性疟疾、血型不合的输血反应等。

4）胆红素尿。外观呈深黄色，震荡后泡沫呈黄色，是因尿里含有大量结合胆红素，多见于阻塞性或肝细胞性等肝胆疾患造成的黄疸症。

5）乳糜尿。外观呈不同程度乳白色混浊状，并含有大量脂类微粒。因为肠道吸收的乳糜液未经正常的淋巴道引流入血而逆流进入尿液所致，常见于血丝虫病，也可由于各种原因造成淋巴阻塞而致乳糜液进入尿液。

有多年临床经验的老医生们经常发现一些患者就医时到了疾病晚期。如一位尿毒症患者，追问其病史发现其发生尿色异常已多年，只因机体无明显异常而未就医，从而耽误了最好的治疗时机，造成严重的后果。其实，在日常生活中，人们完全可能从简单的尿色识别疾患，到医院做一下最简单的尿常规化验，对疾病的早期诊断治疗是非常有意义的。

（二）粪便的观察

1. 正常范围

（1）次数和量。成人每日排便1～2次或每2～3天排便1次，平均量为100～300g。排便量的多少根据食物摄入量及种类、液体摄入量、排便次数和消化器官的功能状况而不同。进食细粮及肉食为主者，粪便细腻而量少；进食粗粮，尤其是食大量蔬菜者，粪便量大。肠、胃、胰腺有炎症或功能紊乱时，因为分泌、消化、吸收不良，而粪便量增多。

（2）颜色和性状。正常成年人的粪便呈黄褐色，柔软成形，与直肠的形状相似，含少量黏液，有时伴有未消化的食物残渣。粪便的颜色与摄入食物的种类有关，如摄入含叶绿素丰富的食物时，粪便可能呈绿色；摄入血制品、肝类食物或含铁质的药物，粪便呈酱色；某些药物摄入后，大便会呈黑色。

（3）气味。与摄入的饮食有关。如食肉多，臭味浓厚；食糖多，容易发酵，发出浓酸味。

2. 异常范围

（1）次数和量。通常每天排便超过3次或每周少于2次，为排便异常。

（2）形状与软硬度。便秘时粪便坚硬，呈栗子样；消化不良或急性肠炎可为稀便或水样便；肠道部分梗阻或直肠狭窄，粪便常呈扁条形或带状。

（3）颜色。

1）柏油样大便。形如熬好的沥青膏一样，漆黑发亮，呈稀薄状。落入水中可见周围泛出血红色或暗红色的粪便稀释液。柏油样大便是十二指肠以上的消化道大出血的征象，有时还可以伴有呕血，主要是由溃疡病、肝硬化、胃癌、动脉硬化等疾病引起。遇到这种情况应立即到医院去诊治。

2）咖啡样大便。大便颜色偏深并呈咖啡色，这种大便提示小肠和大肠出血，有时上消化道出血量少也可以出现，但要与服用药品如治疗贫血的铁剂，含碳、镣的药物及吃过动物血类的食品及绿色蔬菜加以鉴别。

3）鲜血样大便。大便表面挂一些血迹或便后滴出鲜血，多则涌出，有时还会伴有暗红色血块。这种大便多表现为直肠和肛门出血，如直肠肿瘤、结核痔等，或被其邻近脏器病变穿破入肠管而造成，如子宫疾病等。

4）白陶土样大便。由于肝脏或胆管发生了堵塞，黄色的胆色素类物质不能由肝胆排入肠腔内。这时大便失去其本色变为白陶土样。同时多数还伴有明显的黄疸，引起肝胆堵塞。在老年人中多由肿瘤所致，应引起警惕；要与吞服钡餐做 X 光胃肠检查后的大便加以区别。

5）稀大便、黏液大便、脓血大便。大便次数频繁而稀薄并伴有恶心、呕吐，多为肠炎及消化不良所致；大便中混有脓血伴有里急后重及发烧、恶心、呕吐甚至休克昏迷等症状，可能是由细菌性痢疾造成的，要尽快就诊。慢性混有脓血的大便，还可见于阿米巴痢疾及肠内恶性肿瘤，如经过一般抗菌治疗无效时也应尽快就医。

（4）内容物。被肠道寄生虫感染的老年人的粪便中可查见蛔虫、蛲虫、绦虫节片等。

（5）气味。严重腹泻的老年人因未消化的蛋白质与腐败菌作用，粪便呈碱性反应，气味极恶臭；下消化道溃疡、恶性肿瘤老年人粪便呈腐败臭；上消化道出血的柏油样粪便呈腥臭味；消化不良、乳糖类未充分消化或吸收脂肪酸产生气体，粪便呈酸性反应，气味为酸败臭。

四、老年人排泄照料评估

（一）操作前

（1）确认排泄机能：确认老年人在排泄时需要何种程度的照料。

1）老年人是否能够控制大小便，能否自己提出。

2）有无身体上的残疾，如有残疾，了解残疾的部位、程度，确认其活动能力。

3）有无智能障碍、何种程度，确认其语言理解力。

（2）确认现在使用的排泄方法。

（3）确认备用品、消耗品：确认采用何种排泄用具，放在何处。

（二）操作时

（1）确认排泄次数：掌握大小便的间隔时间。

（2）确认身体情况：有无便秘、腹泻，询问保持排泄姿势是否有问题，根据老年人的身体情况采取适当的照料。

（三）操作后

（1）确认排泄物：观察老年人排泄物的量及形状，如有可疑情况，在各项照料工作时都应注意观察。

（2）确认老年人的身体情况：是否有排泄后的舒畅感，有无头晕、心悸等不适症状，对当前的排泄方式是否适应等，从而确认排泄照料方法是否得当。

五、不同身体状况老年人的排泄照料

小故事

62 岁的吕大爷起床上厕所时，晕倒在厕所内，经过医生诊断，原来是久蹲厕所导致大脑供血供氧不足，诱发脑血栓。专家提醒，秋季为老人脑血栓高发季节，尤其是在清晨如厕时，一定要警惕。

（一）老年人正常排泄的照料

1. 安排规律的排便时间

良好的排便习惯是建立在稳定的生活规律基础之上的。老年人应养成早睡早起、三餐固定的生活习惯。符合生理要求的排便时间应该是在早起或早餐后。食物经过一昼夜的消化、吸收，形成粪便储存在乙状结肠，清晨起床后稍事活动易产生排便反射。若清晨起床后饮用一杯温水，不但有利于清洗肠胃，还可以促进肠道蠕动，从而产生便意，此时排便较为顺畅。另外在早餐后，胃肠活动增强，也可引起肠蠕动促进排便。帮助老年人养成晨起规律排便的习惯，有利于老年人健康规律的生活。

2. 安排合适的排便环境

环境是影响排便的心理因素之一，要为老年人创造一个独立、隐蔽、宽松的环境。能够行走和乘轮椅的老年人，应尽量搀扶老年人如厕排便。

对自理困难不能如厕、需要在床上排便的老年人，在照顾中要周到、耐心。应关闭门窗、拉帘遮挡。老年人便后及时清理环境，为老年人盖好衣被，开窗通风，保证老年人居室环境清洁、空气清新、无异味。

3. 采取舒适的排便姿势

（1）蹲位排便。

蹲位是最佳排便姿势，因为下蹲时腹部肌肉受压，使腹腔内的压力增加，可促进粪便排出，但是如果老年人患有高血压、心脏病，则应避免采取蹲位排便，以免老年人下蹲时间过久导致血压的改变或加重心脏负担而发生意外。因此老年人采取蹲位排便的时间不要过久，起身要慢。起身时可借扶托物以支撑身体，或有养老护理员在旁扶助。

（2）坐位排便。

蹲位排便容易使粪便顺利排出，但较费力且易疲劳，对体力较弱的老年人常难以坚持，因此老年人宜采用坐位排便，排便时身体向前倾斜，有利于增加腹压，促进排便。老年人排便时，要注意扶持老年人在便桶上坐稳，手扶于身旁的支撑物（栏杆、凳子、墙壁等），以便老年人在排便后能够助力起身。同时叮嘱老年人便后起身速度要慢，以免摔倒。

（3）卧位排便。

体弱或因病不能下床排便的老年人，需要在床上使用便器排便，如果情况允许可使床头抬高$30°\sim50°$，扶老年人取半卧位排便。

（二）老年人排泄照料种类

根据老年人的身体状况及活动能力，可将老年人排泄照料分为四类：一是协助老年人如厕排泄；二是协助老年人使用便携式坐便器排泄；三是协助老年人使用尿壶、便盆排泄；四是协助老年人使用尿垫及纸尿裤排泄。请思考各种排泄照料的选择方法，在图6—1中进行连线。

延伸 阅读

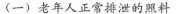

便秘的预防

● 不要错过便意：出现便意时及时排便，否则容易产生便秘，照顾者应减轻老年人的心理负担，以有利于老年人排便。

● 摄取充足的水分：照顾者要注意观察，有些老年人为了减少排尿次数而控制饮水，这也是形成便秘的原因。

● 饮食：摄取含纤维素高的食物。

● 运动：老年人能拄拐杖或能扶墙行走时，可以在室内行走；老年人坐着时可踏步或扭动上身，在卧位时，弯曲、伸直膝盖，也能达到运动的效果。

● 坐便器：如果老年人能够坐得住，即使没有明显的便意，每日早饭后，也应该安排上厕所，养成定时排便的习惯。

● 手法按摩：用双手食、中、无名指重叠，在腹部依结肠走行方向进行升结肠→横结肠→降结肠→乙状结肠的环形按摩，刺激肠蠕动，顺利排便。

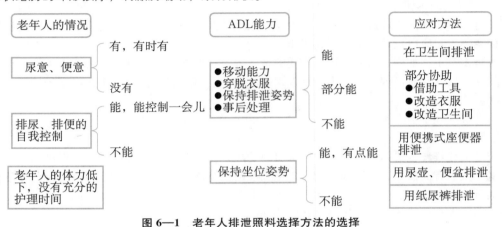

图6—1　老年人排泄照料选择方法的选择

同 步 训 练

1. 对"情境导入"中的刘奶奶进行排泄照料前的评估，并根据评估结果指出应采用何种排泄照料方式。

2. 李奶奶，80岁，脑梗后遗症，意识模糊，大小便失禁。请对李奶奶进行排泄照料前的评估，并根据评估结果指出应采用何种排泄照料方式。

任务二

协助老年人如厕

任务描述

厕所是进行排泄的场所，它具有能够让使用者安心地进行排泄的功能。对那些因有身体障碍而无法如厕进行自然排泄的人来说，能够如厕进行排泄，是一件非常令人羡慕的事情。因此，对行走不便的老年人要尽量搀扶或用轮椅送入厕所排泄，这不仅有利于老年人恢复身体功能，还有利于老年人重新树立生活信心。

 相关 **知识**

一、为老年人布置安全的厕所环境

（1）厕所的面积不要太小，至少要能够宽松地容纳两个人。如果厕所狭小，护理时相互碰撞，操作起来比较麻烦。门要宽，以便能推进轮椅。地面面积无法扩大时，只将门口拓宽也可以在某种程度上弥补厕所的狭小。门应向外开，以便老年人发生意外时能及时进入卫生间急救。

（2）灯光要明亮。老年人随着年龄的增长，视觉功能会逐渐下降，突然进入阴暗或耀眼的环境时，会因视物不清而陷入恐惧状态或反射光引起眩晕，因此应给予足够亮但又不耀眼的灯光照明，尤其夜间去洗手间时应给予稍强的光线刺激，让其觉醒，以能让老年人看清自己的脚为宜。

（3）便器最好选择坐便器。因为坐便器比蹲便器使用时体位更舒适。膝关节活动不方便的老年人可选择可升降的坐便架（见图6—2）或马桶增高垫（见图6—3），臀部瘦弱有掉入马桶危险的老年人，可使用儿童坐便器。冬天使用小型加热器或加温马桶保温，以防老年人着凉。便器的周围要安装扶手（见图6—4）。还要考虑到扶手和手纸应放置在老年人便于拿取的地方。也可采用具有自动冲洗、烘干功能的坐便盖，防止老年人不方便自己擦拭（见图6—5）。另外，一定要在厕所内安装电铃或呼叫器，以便老年人在出现意外或者便后自己不能处理时叫人帮忙。

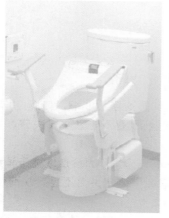

图6—2 可以协助老年人站立、坐下的坐便架

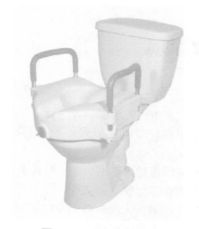

图6—3 马桶增高垫

（4）通风良好，室温要适度，地不滑，并便于清扫。有台阶的地方要改成坡道。使用轮椅时，想办法将轮椅和马桶调整到同一高度，对于蹲坑式的卫生间，可在蹲坑上放置坐便椅或改为坐式便器（见图6—6）。

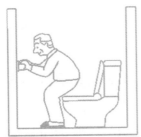

图 6—4　坐位便桶旁加装扶手

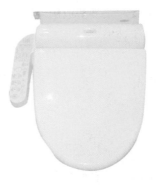

图 6—5　具有自动冲洗、烘干等功能的坐便盖

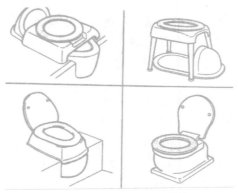

图 6—6　蹲式便器改造为坐式便器的方法

延伸 阅读

老年人如厕易发生五类问题

● 大便太用力诱发猝死。用力屏气排便时，腹壁肌和膈肌强烈收缩，使腹压增高，血压骤升可导致脑出血，心肌耗氧量的增加可诱发心绞痛、心肌梗死及严重的心律失常，两者都可能造成猝死。

● 憋尿后排尿容易昏厥。憋尿太久后突然排尿也会有危险，因为会造成迷走神经变得过度兴奋，同时膀胱排空过快，血液往下走，促使血压降低、心率减慢，脑供血不足，从而诱发排尿性昏厥。昏厥后，如果病人没有得到及时救治，就很可能有生命危险。

● 洗澡湿度大影响脑供血。厕所是一个密闭缺氧的环境，长时间待在其中，很容易引起大脑和心脏缺氧。另外，浴缸大小、室温和水温都会带来血压波动。浴缸小而深，水对心脏的压力就大；洗澡水太热容易诱发脑溢血；沐浴后如不注意保暖，冷空气刺激皮肤，血管收缩，血压就会上升。

● 水多地滑，摔跤常见。一般来说，厕所是家中最湿滑的地方，洗澡、洗漱后溅出的积水，一不留神就能让人摔倒。很多老人跌倒后容易发生骨折，本来就有冠心病等心脏问题的人，会因猝不及防的摔倒诱发心绞痛，需立刻急救。

● 家电多，隐患也多。有些家庭的厕所中放有大型家电，比如洗衣机和热水器，存在不少安全隐患。

（1）协助老年人排泄时，只帮他做他自己力所不及的事。如果什么都帮他去做，反而会使老年人心情不愉快或增强他的依赖心理，并容易丧失自理能力。可通过布置安全的环境、选择恰当的用具及容易穿脱的衣服等，增强老年人的自理能力。

（2）掌握排泄的时机。马上要排泄才去厕所，这是导致失禁的原因之一。因此，护理员估计老年人该排泄时就要主动询问。

（3）排泄时不催促老年人。因老年人的动作缓慢，排泄需要较长时间，如果每次排不净就草草结束，容易导致失禁。

（4）热心地对待老年人的排泄要求。帮老年人如厕排泄嫌麻烦或对老年人的排泄要求冷漠对待，老年人就会首先想到"算了，不去厕所了"，这样强行憋的话，会导致失禁或因精神紧张而甘心使用尿布等。发展下去，就容易出现排泄心理障碍，甚至会导致卧床不起。

延伸 阅读

化解老年人如厕隐患的四种方法

如厕蹲起动作要慢

中老年人晨起排便时，动作一定要慢，慢慢蹲下去、站起来。老年人常有关节炎，由于膝关节软骨表面被破坏，常会造成下蹲困难，因此宜选用马桶。家里还可以考虑在马桶周围安装把手，便于老人起坐。

用力排便要谨慎

有便秘问题的人，特别是患有高血压的老人，要考虑在如厕前先使用润肠药物，排便时不能太用力。另外，最好不要憋尿，如果憋得太久，男性最好不要站立排尿，也不要一下子排完，动作一定要慢，不要用力。

卫生间最好干湿分离

卫生间的摆设应尽量简单，让地面上少些牵绊和阻挡。老人最好不要使用浴缸，因为进入浴缸时必须单脚抬得很高，很容易跌倒。一定要用的话，最好在浴盆旁边或淋浴房中安装扶手，同时还应配有防滑垫。洗完澡要及时将脚和卫生间的地板擦干。卫生间的设计最好干湿分离，有老人的家庭，最好使用防滑底拖鞋。

厕所门最好向外开

其实，厕所门最好设计成向外开的平开门或推拉门。另外，厕所门的锁最好装成里外都能打开的两用型，门上还可以装个玻璃窗，如老年人发生危险，家人可随时查看。

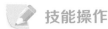**技能操作**

协助老年人如厕

技能操作步骤与流程

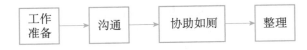

步骤 1　工作准备

（1）环境准备。环境整洁，温湿度适宜。

（2）护理员准备。服装整洁，洗净双手。

（3）物品准备。卫生间有坐便器及扶手设施、卫生纸，必要时床旁备坐便椅。

步骤 2　沟通

询问老年人是否需要排便，根据老年人的自理程度采取轮椅推行或搀扶方式。

步骤 3　协助如厕

● 护理员使用轮椅推行或搀扶老年人进入卫生间，协助其转身面对护理员，双手扶住坐便器旁的扶手。

● 护理员一手搂抱老年人腋下（或腰部），另一手协助老年人（或老年人自己）脱下裤子。双手环抱老年人腋下，协助老年人缓慢坐于坐便器上，双手扶稳扶手进行排便。

● 老年人便后自己擦净肛门或身体前倾由护理员协助用手纸擦净肛门。

● 老年人自己借助卫生间扶手支撑身体（或护理员协助老年人）起身，老年人自己（或护理员协助）穿好裤子。按压坐便器开关冲水。

能采取坐位但行走不便的老年人，护理员可协助其在床旁使用坐便椅排便，方法同上。

步骤 4　整理

护理员使用轮椅推行或搀扶老年人回房间休息，卫生间开窗通风或开启抽风设备清除异味，之后将其关闭。协助老年人使用坐便椅排便后，倾倒污物，清洗消毒便盆，晾干备用。

三、便携式坐便器的使用

（一）便携式坐便器的适用对象

（1）因厕所面积小，不能同时容纳护理员和老年人，而不得不在房间内排泄的老年人；

（2）能够下地，但是行走不便的老年人；

（3）老年人的睡床离厕所较远的老年人；

（4）夜间如厕不方便的老年人。

（二）便携式坐便器的选择和设置方法

便携式坐便器可以移动，有些和家具色调一致，不易被认出是便器。应根据老年人的身体状

态，确定坐便器使用方法、放置的场所，并选择安全性高的产品（见图6—7）

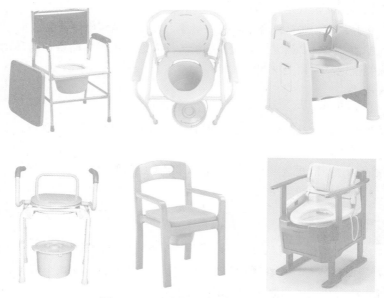

图6—7　几种常见的便携式坐便器

（1）能从床上移动到坐便器的老年人，为了使用方便，坐便器要和床保持在同一高度。为了方便移动和休息，要在床上设置护栏，坐便器安装扶手。

（2）对于扶着能移动的人来说，适合使用方便型坐便器。

（3）坐便器重量太轻，坐下的时候有翻倒的可能，应根据老年人情况使用重量相宜的坐便器。

（4）为了防滑及防污，可在便携式坐便器下垫上橡胶垫等。

（5）为了保护老年人的隐私，便携式坐便器的周围要设置挂帘或屏风。

（6）如果老年人能够自己如厕，并希望放在床的附近时，为了美观可使用家具风格的坐便器。

（7）若老年人偏瘫，则应把坐便器放在其健侧。

延伸　阅读

使用便携式坐便器的注意事项

● 每日消毒一次。

● 为了便于清扫，便携式坐便器下垫上易于消毒的专用垫。

● 因为大小便要倒进卫生间，不要使用不易于在水中溶解的餐巾纸，而要使用卫生纸。

（三）使用便携式坐便器的操作步骤

（1）把坐便器放在床边或墙角处，使其相对稳定，还可以利用扶手或专用支架保持坐便器的稳定。

（2）打开便器盖，协助老年人从床上转移到坐便器上。移动时护理员要站在老年人的对面，老年人用双手围住护理员的脖子；护理员稍微分开老年人的双腿，用双臂抱住老年人腰部，把老年人从床上扶起，慢慢地移到便携式坐便器上。

（3）帮老年人解开腰带，脱裤到膝下，抱着老年人慢慢地坐到坐便器上。

（4）等老年人排泄结束后，给老年人递卫生纸，抱着老年人身体略微往前移动，让老年人擦净肛门，再将老年人慢慢地从便器上扶起。

（5）帮老年人洗手。

（6）搀扶着老年人回到床上。

（7）把便携式坐便器的便盆拿到厕所倒掉排泄物，用清水冲洗便盆（倒掉排泄物时，要注意观察排泄物的颜色、形状等）。

（8）擦干便盆的水分，把便盆重新装好，盖好外罩，放回原处。

（9）打开窗户或排气扇，通风换气。

同 步 训 练

1. 刘奶奶骨折后即将恢复，现在扶住床能稍微移动，她不想再在床上排便，想使用床旁坐便椅，请你帮她选择一款合适的坐便椅，并指导其正确使用。

2. 刘奶奶行走能力逐渐恢复，可以如厕排便时，如何给予协助？

任务三

协助卧床老年人使用便盆及尿壶排泄

任务描述

老年人因不能下地而无法如厕或使用移动式便器时，就要用尿壶或便盆排泄。

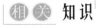知识

一、床上使用的便器种类

　　卧床老年人常用的便器是便盆及尿壶，如图6—8和图6—9所示。便器大多采用塑料及不锈钢材质，塑料材质的轻便且价格低廉，便于更换；不锈钢材质的可采高温方法进行消毒，经久耐用。

目前，市场上还有一些功能型便器，如防洒尿壶等，可根据老年人的情况及实际需求进行选择。

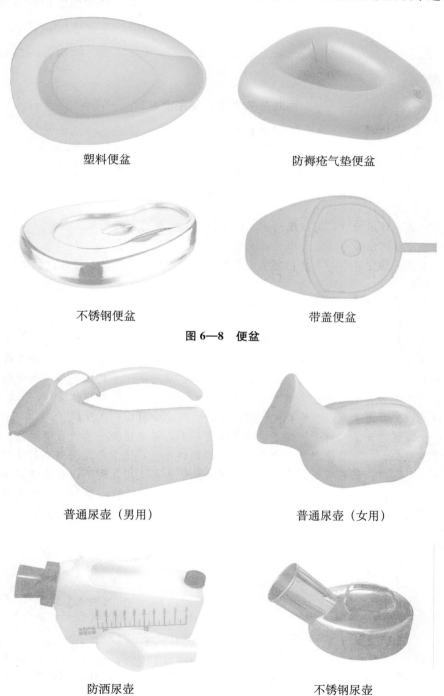

塑料便盆　　　　　　　　　　　　　防褥疮气垫便盆

不锈钢便盆　　　　　　　　　　　　带盖便盆

图 6—8　便盆

普通尿壶（男用）　　　　　　　　　普通尿壶（女用）

防洒尿壶　　　　　　　　　　　　　不锈钢尿壶

图 6—9　尿壶

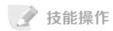 技能操作

协助卧床老年人使用便盆

技能操作步骤与流程

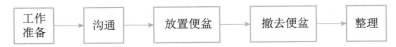

工作准备 → 沟通 → 放置便盆 → 撤去便盆 → 整理

步骤1　工作准备

（1）环境准备。环境整洁，温湿度适宜。关闭门窗，必要时遮挡屏风。

（2）护理员准备。服装整洁，洗净并温暖双手。必要时戴口罩。

（3）物品准备。如便盆、一次性护理垫、卫生纸、屏风等，必要时备温水、水盆、毛巾。

步骤2　沟通

询问老年人是否有便意，提醒老年人定时排便。

步骤3　放置便盆

（1）仰卧位放置便盆法。护理员协助老年人取仰卧位，掀开下身盖被折向远侧，协助其脱下裤子至膝部。叮嘱老年人配合屈膝抬高臀部，同时一只手托起老年人的臀部，另一只手将一次性护理垫垫于老年人臀下。再次要求老年人配合屈膝抬高臀部，同时一只手托起老年人的臀部，另一只手将便盆放置于老年人的臀下（便盆窄口朝向足部）。为防止老年人排尿溅湿盖被，可在会阴上部覆盖一张一次性护理垫。为老年人盖好盖被。仰卧位放置便盆如图6—10所示。

（2）侧卧位放置便盆法。对于腰部不能抬起的老年人，可采用侧卧位放置便盆法。护理员将老年人的裤子脱至膝部，双手扶住老年人的肩部及髋部翻转身体，使老年人面向自己呈侧卧位，掀开下身盖被折向自己一侧，暴露臀部，将一次性护理垫垫于老年人腰及臀下，再将便盆扣于老年人臀部（便盆窄口朝向足部），协助老年人恢复平卧位。在会阴上部覆盖一张一次性护理垫。为老年人盖好盖被。侧卧位放置便盆如图6—11所示。

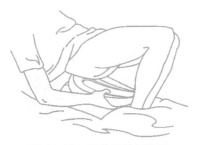

图6—10　仰卧位放置便盆

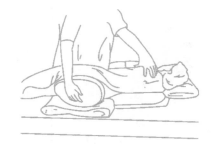

图6—11　侧卧位放置便盆

步骤4　撤去便盆

老年人排便后，护理员一手扶稳便盆一侧，另一手协助老年人侧卧，取出便盆放在地上。取卫生纸为老年人擦净肛门。必要时用温水清洗肛门及会阴部并擦干。撤去一次性护理垫。

步骤5 整理

协助老年人卧位舒适，穿好裤子，整理床单位。必要时协助老年人洗手。开窗通风。观察、倾倒粪便。冲洗消毒便盆，晾干备用。

注意事项

1. 使用便盆前检查便盆是否洁净完好。

2. 协助老年人排便，避免长时间暴露老年人身体，导致老年人受凉。

3. 便盆及时倾倒并清洗消毒，避免污渍附着。

4. 为老年人放置便盆时不可硬塞，以免损伤其皮肤。

 技能操作

协助卧床老年人使用尿壶

技能操作步骤与流程

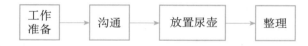

步骤1 工作准备

（1）环境准备。环境整洁，温湿度适宜。关闭门窗，必要时遮挡屏风。

（2）护理员准备。服装整洁，洗净并温暖双手。

（3）物品准备。如尿壶（男、女）、一次性护理垫、卫生纸，必要时备温水、水盆、毛巾。

步骤2 沟通

询问老年人是否有尿意。

步骤3 放置尿壶

护理员协助老年女性取仰卧位，掀开下身盖被折向远侧，协助其脱下裤子至膝部。叮嘱老年人配合，屈膝抬高臀部，同时一只手托起老年人的臀部，另一只手将一次性护理垫垫于老年人臀下。叮嘱老年人屈膝，双腿呈八字分开，护理员手持尿壶，将开口边缘贴紧阴部，盖好盖被。

协助老年男性面向护理员取侧卧位，双膝并拢，将阴茎插入尿壶接尿口，用手握住尿壶把手固定，盖好被子。

步骤4 整理

老年人排尿后，护理员撤下尿壶。用卫生纸擦干老年人会阴部，必要时，护理员为老年人清洗或擦拭会阴部。撤去一次性护理垫，协助老年人穿好裤子，整理床单位，必要时协助老年人洗手。开窗通风，观察、倾倒尿液，冲洗尿壶，晾干备用。

注意事项

1. 老年女性使用尿壶时，应注意确定贴紧会阴部，以免漏尿打湿床单位。

2. 接尿时避免长时间暴露老年人身体，导致受凉。

3. 尿壶及时倾倒并清洗消毒，减少异味及尿渍附着。

钱阿婆，80岁，脑梗后遗症，意识模糊，大小便失禁。请使用便盆及尿壶协助其进行床上大小便。

任务四

为老年人更换尿垫、纸尿裤

任务描述

对于下身麻痹或频繁失禁或痴呆严重、玩弄排泄物的老年人，可考虑使用尿布、尿套、尿垫或纸尿裤等护理产品。

相关 知识

一、照料有尿失禁老年人时所需的物品

（一）尿垫

常见的尿垫多为一次性尿垫，如图6—12所示。尿垫适用于完全卧床，或伴有痴呆、意识不清及尿失禁的老年人。对长期卧床的老年人，要选择合适的尿垫，尿垫应具有吸湿性强、通气良好的特点，以柔软的棉织品为好。一次性纸尿垫吸水性强，对皮肤的刺激性小，但纸制品通气性较差，不适宜长期使用。

图6—12 一次性尿垫

（二）纸尿裤

纸尿裤适用于能够行走、坐轮椅、卧床伴躁动不安，伴有尿失禁、尿滴沥的老年人。成人纸尿

裤（见图6—13）为一次性使用品，具有易穿、脱，不限制活动，耐久性好的特点，是保持会阴及臀部清洁、干燥的护理用品。

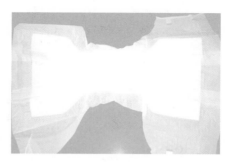

图6—13 成人纸尿裤

（三）尿布

尿布和尿布罩一起使用，尿布用布或纸制作而成。尿布分为卧床者用、非卧床者用、较轻失禁者用等各种类型。可选择使用起来清新舒畅且防漏的尿布。

（四）尿布罩

应选择防水性、透气性好、耐洗涤、能防尿漏等特点的尿布罩，同时要选择合适的尺寸和型号，避免腹部和大腿根部受压迫过紧。

二、使用注意事项

（1）养老护理员与家属为老年人选择此类物品时，要依据老年人的特点选择使用方便且价格低廉的产品。

（2）经常使用纸尿裤等产品，会使老年人情绪低落，依赖性增强，还可能出现皮疹、褥疮等。因此，除非迫不得已，尽量不要使用。

三、使用尿垫、纸尿裤的操作步骤

 技能操作

为老年人更换尿垫（尿布）

技能操作步骤与流程

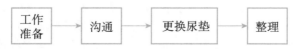

步骤1 工作准备

（1）环境准备。环境整洁，温湿度适宜。关闭门窗，必要时遮挡屏风。

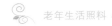
（2）护理员准备。服装整洁，洗净并温暖双手。必要时戴口罩。

（3）物品准备。如一次性尿垫（尿布）、屏风、水盆、温热毛巾等。

步骤 2　沟通

查看并向老年人解释需要更换一次性尿垫（尿布），以取得合作。

步骤 3　更换尿垫

护理员将水盆、毛巾放在床旁座椅上。掀开老年人下身盖被，双手分别扶住老年人的肩部、髋部翻转其身体呈侧卧位，将身下污染的一次性尿垫（尿布）向侧卧方向折叠，取温湿毛巾擦拭会阴部；观察老年人会阴部及臀部皮肤情况。将清洁的一次性尿垫（尿布）一半平铺，一半卷折，翻转老年人身体呈平卧位，撤下污染的一次性尿垫（尿布）放入专用污物桶。整理拉平清洁一次性尿垫（尿布）。盖好盖被。

步骤 4　整理

护理员整理老年人床单位，开窗通风。清洗毛巾，刷洗水盆。尿布需要集中清洗消毒晾干备用。

注意事项

1. 定时查看尿垫浸湿情况，根据尿垫吸收锁水的能力进行更换，防止发生尿布疹及压疮。

2. 更换一次性尿垫（尿布）时，动作轻稳，避免老年人受凉。

3. 为老年人更换一次性尿垫（尿布）时应使用温热毛巾擦拭或清洗会阴部，减轻异味，保持局部清洁干燥。

4. 当老年人患有传染性疾病时，一次性尿垫应放入医用黄色垃圾袋，作为医用垃圾集中回收处理。

 技能操作

为老年人更换纸尿裤

技能操作步骤与流程

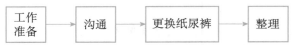

步骤 1　工作准备

（1）环境准备。环境整洁，温湿度适宜。关闭门窗，必要时遮挡屏风。

（2）护理员准备。服装整洁，洗净并温暖双手。必要时戴口罩。

（3）物品准备。如纸尿裤、卫生纸、屏风、水盆、温热毛巾等。

步骤 2　沟通

查看并向老年人解释需要更换纸尿裤，以取得合作。

步骤 3　更换纸尿裤

护理员将水盆、毛巾放在床旁座椅上。掀开老年人下身盖被，协助老年人取平卧位，解开纸尿裤粘扣，将前片从两腿间后撤。双手分别扶住老年人的肩部、髋部翻转老年人身体呈侧卧位，将污染纸尿裤内面对折于臀下，取温湿毛巾擦拭会阴部；观察老年人会阴部及臀部皮肤情况。将清洁纸尿裤前后对折的两（紧贴皮肤面朝内）平铺于老年人臀下，向下展开上片。协助老年人翻转身体至平卧位，从一侧撤下污染纸尿裤放入污物桶，并拉平身下清洁纸尿裤，从两腿间向上兜起纸尿裤前片，整理纸尿裤大腿内侧边缘至服帖，将前片两翼向两侧拉紧，后片粘扣粘贴于纸尿裤前片粘贴区。盖好盖被。

步骤4　整理

护理员整理老年人床单位，开窗通风。清洗毛巾，刷洗水盆。

注意事项

1. 更换纸尿裤时，将纸尿裤大腿内、外侧边缘展平，防止侧漏。

2. 根据老年人的胖瘦情况选择适宜尺寸的纸尿裤。

3. 老年人使用纸尿裤，每次更换或排便后应使用温热毛巾擦拭或清洗会阴部，减轻异味，保持局部清洁干燥。

4. 当老年人患有传染性疾病时，纸尿裤应放入医用黄色垃圾袋，作为医用垃圾集中回收处理。

同 步 训 练

张奶奶，80岁，脑梗后遗症，意识模糊，大小便失禁。请为其更换一次性尿垫。

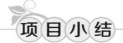

项 目 小 结

　　本项目从排泄照料评估、协助如厕、协助卧床老年人使用便盆和尿壶排泄、为老年人更换尿垫和纸尿裤等方面阐述了对老年人进行排泄照料的方法及具体操作步骤。要求养老护理员能够理解不能保持排泄自立老年人的苦衷，尊重老年人人格，站在老年人的立场为老年人服务，不能流露出厌烦的情绪；要为老年人营造利于排泄的安静环境，保护老年人隐私；注意观察排泄状态、排泄物的变化，发现异常及时就医。要通过各种方法，帮助老年人尽量自立。

一、选择题（选项不限）

1. 下列哪些精神因素可能会导致腹泻或尿频？（　　　）。

　　A. 生气　　　　　B. 紧张　　　　　C. 忧虑　　　　　D. 羞涩

2. 老年人适宜的排便姿势为（　　　）。

　　A. 蹲位排便　　　B. 坐位排便　　　C. 卧位排便　　　D. 半卧位排便

3. 在对老年人进行排泄照料时，下列哪项的做法是错误的？（　　　）。

　　A. 只帮他做他自己力所不及的事

　　B. 告诉老人排便时间不能过长，要尽快完成

　　C. 老年人马上要排泄时才协助其上厕所

　　D. 热心地对待老年人的排泄要求

二、简答题

1. 应如何为老年人选择合适的便携式坐便椅？

2. 什么情况下老年人可以考虑使用纸尿裤？

三、论述题

郭爷爷，90岁，长期卧床，双上肢活动不便。应选择哪种方式协助其排便？

教
学
做
一
体
化
训
练

项 目 七

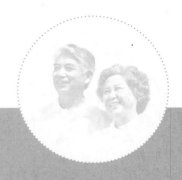

老年人身体清洁照料

知识目标

1. 掌握老年人口腔清洁的方法和步骤
2. 掌握老年人假牙的清洁护理方法
3. 掌握老年人头部清理及养护方法
4. 了解老年人沐浴的种类
5. 掌握协助老年人进行不同类型的沐浴的方法
6. 了解老年人修饰仪容的特点

能力目标

1. 能为老年人进行口腔清洁
2. 能协助老年人清洁头部及帮助老年人养护头发
3. 能协助老年人沐浴
4. 能帮助老年人修饰仪容
5. 为老年人修饰仪容仪表提出好的建议

素养目标

1. 能够理解身体清洁对老年人健康的重要意义
2. 能够与老年人愉快沟通，为老年人提供舒适的服务老年人身体清洁是老年人护理中非常重要的一部分，身体清洁能使老年人身心舒畅，保持良好的心情，并且让老年人远离疾病，享受健康快乐的晚年生活。在这里我们将身体清洁分为四个部分：口腔清洁、头部清洁、沐浴和仪容修饰。在为老年人提供服务之前，一定要对老年人的情况进行全面的了解，例如家庭背景、性格、习惯等，以便与老年人保持良好的沟通，才能让老年人配合你的服务。为老年人清洁身体时，应该注意老年人的需求，观察老年人的情绪，让老年人心情舒畅。

情境导入

韩爷爷今年 82 岁，5 年前因脑卒中导致右侧肢体偏瘫，活动受限，经过长时间的康复锻炼，现在已经能够用左手自主进食，自行拄拐杖行走，但长时间站立行走后感到疲劳。请选择恰当的方法帮助韩爷爷进行全身的清洁并修饰仪容仪表。

任务一

协助老年人清洁口腔

任务描述

进餐前后进行口腔护理不仅可以预防虫牙和牙周疾病，还可以使人有舒爽的感觉。除上述效果之外，还有诸如防止由口腔引发的细菌感染等医学意义。养老护理员应该根据老年人意识清醒程度和牙齿的状态，选择适当的护理方式。养老护理员为老年人进行口腔护理时，要让老年人处于安全舒适的护理体位，并仔细观察口腔内部状况。由于漱口也是口腔清洁的重要方式，因此，漱口盐水液的配置方法也是护理员应该掌握的。很多老年人会佩戴假牙，不正确的假牙清洁方法不但会损坏假牙，而且会影响老年人口腔健康，养老护理要掌握假牙正确的清洁和存放方法。老年人经常发生咀嚼和吞咽困难，影响健康饮食，指导老年人口腔按摩就很有必要。

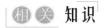 知识

一、老年人口腔保健

老年人的牙齿松动易脱落，影响了食物的咀嚼和吞咽功能，使老年人发生误吸的现象比较多，随着年龄的增加，老年人的日常生活活动能力减退，免疫功能下降，发生误吸后可使口腔内细菌进入下气道，发生肺炎和支气管炎等感染性疾病。咀嚼能力减低，对食物的消化有影响，增加胃的负担，引起各种胃病和肠道疾病。因此，做好老年人的口腔护理成为提高老年人生活质量的重要措施。老年人口腔里至少应该保证有 20 颗以上有功能的牙，这样才能够维持老年人口腔健康功能的需要。这是世界卫生组织制定的老年人口腔健康的标准。具体包括五句话：（1）牙齿要清洁；（2）没有龋洞；（3）没有疼痛感；（4）牙龈的颜色应该是正常的粉红色；（5）没有出血的现象。

（一）口腔问题对老年人健康的影响

（1）危害老年人心脏。牙周病患者患心脏病的危险性要比牙龈健康者高出 1 倍，冠心病的发病率高出正常人 20％。牙槽骨吸收严重者致死性冠心病和心脏骤停发生率分别为正常人的 2～3 倍。

（2）易导致老年人中风。一种存在于牙周的细菌所产生的酶，能促使体内血栓形成，容易引起中风。

（3）易引发老年人肺部疾病。流行病学调查表明，口腔卫生差者患肺部感染及肺功能降低的几率为口腔卫生良好的 1.77 倍。近年还发现，老年人患肺炎与各种牙病关系密切。因为口腔内的大量细菌可以借助食物反流等原因，被吸入气管进入肺部，从而导致肺炎。

（4）易引起老年人血糖升高。重度牙周炎是糖尿病患者血糖升高的危险因素之一。观察表明，伴有重度牙周炎的胰岛素依赖型糖尿病患者，血糖控制明显差于无牙周疾病的患者。只有先有效治疗牙周病，患者机体组织对胰岛素的反应才能恢复正常。

口腔病灶除了可引起上述疾病外，长期引起的疾病和病症还有头痛、眩晕、虹膜睫状体炎、关节炎、心肌炎、风湿病、肾病，以及某些皮肤病如湿疹等。

（二）老年人口腔保健方法

老年人由于牙齿脱落而影响实物咀嚼，由于味蕾、舌乳头和神经末梢功能退化，嗅觉和味觉迟钝而影响食欲。口腔健康状况是影响老年人晚年生活质量的重要因素之一。养老护理员对老年人口腔的护理对老年人来说非常重要。为了使老年人享受美好舒适的晚年生活，养老护理员应该随时关注老年人的口腔健康状况，做到"及时提醒、保健按摩、定期检查、跟踪治疗"，即：及时提醒老年人饭前饭后刷牙漱口；为吞咽困难的老年人进行口腔保健按摩或指导老年人做口腔保健按摩操；定期检查老年人口腔健康状况；发现老年人口腔存在问题要进行积极护理和治疗。

吃饭前，养老护理员要帮助老年人清洁口腔和洗手。饭前的口腔清洁可以防止影响味觉和细菌吞咽下去后导致的肺部感染，还可以让老年人感觉舒畅的同时湿润口腔有助进餐，吞咽障碍的老年人更是可以通过这样的清洁刺激使吞咽反射更加敏感。对于吞咽障碍的老年人，护理人员必须要对老年人进行口腔外手指按摩和口腔内冰块按摩。冰块按摩可以刺激口腔黏膜，有利于进餐，使吞咽顺利进行。

（1）按摩嘴角肌肉。用手将嘴角向上慢慢揉动，揉开肌肉，达到放松口腔周围肌肉的作用；口腔周围的按摩可以放松口腔周围的肌肉，利于吞咽动作的进行。这种方法比较适合老年人自己按摩。

（2）搓唇。将口唇闭合，用右手两指轻轻在口唇外擦搓，直到局部发红、发热为止，这样能改善口腔及牙龈血液循环，增加口腔和牙齿抵抗力。注意力度，避免损伤口唇。

（3）鼓腮。闭住口唇向外吹气，使腮部鼓起来，用手指轻轻按摩腮部，可防止腮部肌肉萎缩坍塌，有利于面容的健美。

（4）口腔内冰块按摩。用一次性筷子卷上湿棉，用水蘸湿并且拧干，放入冰箱冷冻，使用的时候再淋上少许的水。轻轻擦拭舌根、喉头后壁、牙龈后侧等吞咽反射部位，促进吞咽。需要注意的是：如果用力过大，会引起老年人的不适，一定要注意力度。

（5）舐颚（上腔）。常用舌尖舐上腭，刺激唾液腺分泌唾液，唾液有杀菌和助消化作用。

（6）叩齿。要经常叩齿，刷牙后，口腔微闭，上下牙齿相互轻叩，作响，用力不宜过大，所有的牙齿全要叩到。叩齿能够促进下颌关节、面部肌肉、牙龈和牙周的血液循环，叩齿锻炼了牙周围的软硬组织，坚固了牙齿。每日两三次，每次一百下左右，有保护牙齿不易脱落的作用。

（7）吞津。要经常吞津。坐卧姿势不限，但是全身要放松，口微闭，舌头舐上腭，以刺激唾液的分泌，待唾液满口时，分三口将唾液徐徐咽下。一日数次即可。吞津可以生津，促进唾液的分泌，提高消化功能。

（8）牙龈按摩。牙龈按摩是预防牙龈萎缩、保护牙齿健康、避免牙齿过早松动的主要方法之一。适当的牙龈按摩可以增加牙龈角化，使牙龈的上皮组织增厚，增加局部血液循环，改善组织新陈代谢，从而提高牙龈组织对外界刺激的防护能力，减少牙周病的发生。

方法1：咀嚼按摩法。咀嚼过程中本身就是一种机械的按摩。老年人吃的食物纤维越多，按摩作用就越强。因此，日常生活中，为老年人选择食物要粗细结合，经常食用一些粗纤维食物，不但对补充机体维生素有利，对牙龈的保健也是有益的。

方法2：刷牙按摩法。每天刷牙除了清洁口腔内食物残渣保持口腔清洁以外，还有按摩牙龈的作用，那么如何利用牙刷进行口腔按摩呢？在刷牙的时候，可以有目的地将牙刷毛扭转45度，压在牙龈上，使牙龈暂时缺血，然后再放松牙刷，当放松时，局部血管扩张充血以此来达到按摩。另外，将牙刷毛放在牙颈部，反复做上下短距离的颤动动作，对牙龈边缘及龈乳头本身有按摩作用，同时也有清洁局部的作用。人们平时刷牙的时候，往往缺少目的性，刷牙的动作偏快，只顾刷牙的清洁作用。养老护理员如果能指导老年人在刷牙的同时进行牙龈按摩就能一举两得了。

方法3：在刷牙漱口以后或晚上睡觉前，老年人可以用食指放在牙龈相应的面部皮肤，按于每个牙龈的部位，轻轻上下按摩，也可小圆旋转按摩，这也有利于改善局部的血液循环。对于不能自理的老年人，养老护理员可以帮助按摩。在按摩过程中可以和老年人聊聊天，问一下按摩力度是否舒适，注意力度，太轻起不到按摩效果，太重会使老年人有痛感。

（9）吞咽体操。很多老年人用餐吞咽到气管里的情况，都是发生在吃第一口的时候，这是由于吃第一口时身体还没有意识到在吃东西，肌肉有些僵硬导致。所以为了预防，需要在吃饭之前做一种准备体操。

饭前，护理人员要告诉老年人即将吃饭，让老年人在心理上有个准备，使老年人负责吞咽的各部分肌肉都开始有所准备。体操的重点是从肩到头，让口腔周围的肌肉放松，同时开始深呼吸。从头、肩、舌、脸颊，慢慢放松运动；其后开始进行发声练习，以及吞咽和咳的练习；最后深呼吸接受整套体操。全程用时五分钟最好。过度训练容易引起疲劳造成反效果。其中发声练习对吞咽非常有帮助，因为发声时舌头的位置和吃饭时的位置十分相似。饭前进行发声训练效果很好，具体的发声方法如下所述：

1）深呼吸：在做体操之前先深呼吸；

2）活动脖子：头部前后、左右转动；

3）肩部运动：先耸肩后放下，上举胳膊并将双手握紧，向前后左右弯腰；

4）舌部运动：伸出舌头做绕圈运动，并用舌头舔嘴巴左右两侧；

5）脸颊运动：闭紧双唇吹气，使双颊膨胀；

6）发音练习：发"啪啪啪啪"、"嗒嗒嗒嗒"、"咔咔咔咔"等强音；

7）吞咽和咳嗽的训练：常练习吞咽、咳嗽；

8）深呼吸：最后再做一次深呼吸。

延伸 阅读

作"啪啪啪啪"发音练习时将嘴唇紧闭，有利于模仿进餐时嘴唇闭合的动作。作"嗒嗒嗒嗒"发音练习时舌头与上颚碰撞，有利于模仿进餐时舌头将食物翻转的动作。作"咔咔咔咔"发音练习时将舌头缩向喉咙后方，有利于模仿进餐时舌头退后防止食物进入鼻腔的动作。

二、老年人口腔清洁的方法

口腔清洁，不仅仅在日常生活层面不可或缺，在医学层面上也有显著的效果。口腔清洁可以预防口臭，口臭没有了，老年人不仅心情舒畅了，与人交流就会变得顺畅，人际关系也会随之变好；通过清洁口腔，还可以预防虫牙和牙周疾病，预防细菌二次感染，并对口腔疾病（口内炎、舌炎、口腔干燥等）的预防和治疗有益；通过刺激牙龈和黏膜，促进口腔内的血液循环，进而提高口腔内的自净能力；还可以使老年人维持正常的味觉，起到放松心情和增进餐欲的效果。自理老年人及上肢功能良好的半自理老年人可以通过漱口、刷牙的方法清洁口腔。不能自理的老年人需要护理员协助做好口腔清洁。可采用棉棒擦拭法。对于体弱、卧床、牙齿脱落，但意识清楚的老年人，也可通过漱口达到清洁口腔的目的。

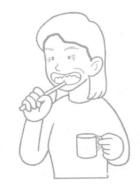

（一）漱口

日常生活中，人们随时都会吃东西。有些人有吃了东西就及时刷牙的习惯，其实，刷牙次数太多会破坏口腔正常黏膜和菌群的保护，反倒对牙齿有损害，而且在吃了酸性食物后，酸性液体会使牙齿表面的牙釉质软化，此时刷牙会破坏牙釉质，损害牙齿健康。漱口的方法就比较常用。吃东西前后进行漱口，不仅方便，而且同样可以保证口腔卫生健康。通过漱口，可以去除食物的残屑，还可以清洁口腔黏膜和舌苔，防止口臭，还口腔舒爽之感。

1.漱口液的种类

（1）清水。最常见的漱口液就是清水，注意饭后漱口要用温水，避免冷水刺激口腔。

（2）淡盐水。淡盐水一般指浓度为 0.9% 的生理盐水，主要用于运动之后补充身体随汗液流失的水分和钠，维持电解质的平衡。淡盐水可以在药店购买，也可以自己配置，将 1 克食盐加入 110 毫升的白开水中即可。淡盐水的渗透压值和正常人的血浆、组织液大致一样，所以不会让细胞脱水或者过度吸水，避免细胞破裂，不会对口腔黏膜造成破坏。用淡盐水漱口，可以将附着在口腔黏膜上的细菌、病毒等微生物清除，达到去除有害微生物及清洁的作用，还能减轻口咽部炎症造成的红肿。

淡盐水漱口可以作为一种日常保健措施，但是，它并不能代替消毒液来杀灭细菌，并且，用浓度过高的盐水漱口，对身体有害无益。研究发现，用浓盐水漱口，可让人体对钠的吸收明显增多，这对于患有高血压、心脏病、肾脏病和慢性肝病等的老年人尤为不利。浓盐水对于消灭黏膜深部的细菌起不了作用，却可使口腔里存在的溶菌酶相应减少，致使病毒在上呼吸道黏膜有了落脚的机会。高浓度的钠盐可抑制上呼吸道细胞的活性，并使干扰素的分泌减少，致使咽喉黏膜的"屏障"作用减弱，多种病毒、细菌反而可乘虚而入，增加人体发生呼吸道感染的可能。所以，为老年人配置漱口盐水的时候要按照比例，避免对老年人身体健康造成危害。

常用的漱口液还有朵贝尔溶液、1％～3％过氧化氢溶液、0.02％呋喃西林溶液等，要遵医嘱或按照说明书使用。

2. 漱口的一般方法

漱口时，老年人将少量漱口液含入口内，紧闭嘴唇，上下牙稍微张开，使液体通过牙间隙区轻轻加压，然后鼓动两颊及唇部，使溶液能在口腔内充分地接触牙面、牙龈及黏膜表面，同时运动舌，使漱口水能自由地接触牙面与牙间隙区。利用水力前后左右，反复几次冲洗滞留在口腔各处的碎屑和食物残渣，然后将漱口水吐出。若老年人戴有活动义齿，应先取下义齿再漱口，同时将义齿洗刷干净。关于义齿的清洁方法，我们将在后面的部分详细讲解。

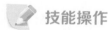 技能操作

协助老年人漱口

技能操作步骤与流程

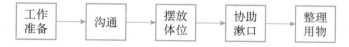

对牙齿稀少或完全脱落且神志清醒的老人，在每次进食后，要协助其进行漱口。

1. 工作准备

（1）环境准备。室内环境清洁，温湿度适宜。

（2）护理员准备。服装整洁，洗净双手。

（3）老年人准备。老年人平卧于床上。

（4）物品准备。如水杯 1 个、吸管 1 根、弯盘或小碗 1 个、毛巾 1 条，必要时备润唇油 1 支。

2. 沟通

向老年人解释，以取得配合。

3. 摆放体位

协助老年人取侧卧位，抬高头胸部；或保持半坐卧位，头面部侧向护理员。将毛巾铺在老年人颌下及胸前部位，避免水渍打湿枕巾、被褥。将弯盘或小碗置于口角旁。

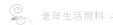

4. 协助漱口

水杯内盛接清水2/3满，递到老年人口角旁，直接含饮或用吸管吸引漱口水至口腔后闭紧双唇，用一定力量鼓动颊部，使漱口水在牙缝内外来回流动冲刷。倾吐漱口水至口角边的弯盘或小碗中，反复多次直至口腔清爽。用毛巾擦干口角的水痕，必要时涂擦润唇油。

5. 整理用物

整理床单位，清理用物，放回原处。

注意事项

1. 每次含漱口水的量不可过多，避免发生呛咳或误吸。

2. 卧床老人漱口时，口角边垫好毛巾，避免打湿被服。

（二）老年人刷牙的方法

为了维护口腔卫生，保持口气清新，保证口腔健康，人们每天清晨起床和晚睡之前都会刷牙，这是日常生活中最普通的一项活动，对于老年人来说，刷牙过程中要注意些什么呢？对于不能自行刷牙的老年人，护理人员该如何帮助其刷牙呢？如果老年人带有活动义齿，义齿怎么清洁，怎么存放呢？

1. 牙刷

为了避免伤害老年人口腔内皮肤，要选择软毛的牙刷。牙刷至少三个月更换一次，因为连续使用超过两个月以上的牙刷，会有白色念珠菌、溶血性链球菌、肺癌杆菌以及葡萄糖球菌等病菌，可引起急性扁桃腺发炎、咽喉炎等疾病。每次刷牙完毕后，应将牙刷冲洗干净，放在干燥的地方，牙刷的刷头朝上，以确保牙刷的洁净卫生。对于瘫痪的老年人可以使用卫生棉球和软布进行擦拭。

2. 牙膏

牙膏的种类繁多，每种的效果都不同。有些老年人钟情于一种牙膏，用惯了不喜欢改变口味。其实长期使用同一种牙膏会导致口腔内细菌产生抵抗性，致使炎症的发生，而且，口腔状况也是随时改变的，长期使用同一种牙膏无法全面保护老年人的口腔健康。对于瘫痪的老年人，由于不方便漱口，可以不使用牙膏。

3. 刷牙时间

由于白天进食后，牙齿表面及牙缝中黏附着食物的残渣和细菌。老年人夜晚睡眠时，分泌唾液极少，冲洗口腔的作用几乎为零，口腔内的温度与湿度使食物残渣容易发酵，细菌繁殖能力加强，产生大量的代谢产物损伤牙齿。因此，睡前刷牙在保护牙齿方面可起到事半功倍的效果。

4. 刷牙方法

随着年龄的增加和各种病症，丧失部分活动能力会让一些老年人产生失落感。在护理人员的陪同下，尽量让老年人自己刷牙。

物品准备：漱口杯、漱口水、软毛牙刷、牙膏、干毛巾、弯盘（或小洗脸盆）。

刷牙的步骤：

（1）让卧床的老年人头部稍抬高，呈半坐卧位或侧卧位，头偏向一侧，把干毛巾围在颈部，弯盘（或小洗脸盆）放在老年人嘴角旁。

（2）老年人开始刷牙，护理人员视情况提醒老年人刷牙时不要太使劲，要仔细、规律地刷，即上牙向下刷、下牙向上刷，口腔深处、牙齿内侧等各个角落都要刷干净。由于舌头上很容易藏污纳垢，也要提醒老年人用牙刷轻轻地清洗。

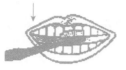

上牙从上往下刷

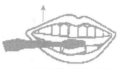

下牙从下往上刷

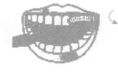

上居牙外侧从上往下刷

下居牙内侧从下往上刷

咬殆面要来回刷

（3）给漱口水。老年人口中含水不要太多，时间也不要太长，以免发生误咽现象。漱口后用干毛巾擦净面部，并清洗用过的牙具等。

5. 针对无法自理老年人的刷牙方法

物品准备：棉球、弯盘（或小洗脸盆）、干毛巾、止血钳、手电筒等。

刷牙的步骤：

（1）向老年人解释要开始刷牙了，协助老年人侧卧或者抬高头胸部，头偏向近侧，将老年人的背部用软垫垫起。让老年人体位舒适，防止咳嗽。用干毛巾围在老年人颈下及枕边，弯盘（或小洗脸盆）平稳地放置在口角旁。护理人员洗手。

（2）用漱口水浸湿棉球并用止血钳拧干，让棉球湿度适宜，不滴水、不拉丝，清点棉球数，将棉球数量记准确。

（3）用止血钳夹取湿棉球，擦拭口唇、口角。

（4）用压舌板撑开口腔，用手电筒观察口腔黏膜，佩戴义齿的老年人，取下后清洗。无义齿，用止血钳夹取棉球擦洗口腔各部位。

（5）按顺序擦洗牙齿内外及上下咬合面、上颚、舌、左右口腔内壁。注意勿触及咽部。一个棉球只能用一次。避免血管钳前端金属碰击老年人牙齿。

（6）协助老年人漱口，为老年人擦干净面部，必要时涂润唇膏或石蜡油，整理用物，清点棉球数量，清洗用过的物品，护理员洗手。

对一些无牙老年人，可用清洁小毛巾裹住食指轻轻擦洗。

三、老年人摘带、清洗义齿

很多老年人由于牙齿脱落而佩戴义齿。临床研究表明义齿与全身健康密切相关，不洁的义齿有多种可导致严重疾病的细菌、真菌，是导致义齿性口炎、细菌性肺炎以至菌血症等严重疾病的主要原因。义齿之所以能造成这么大的危害，主要是由于义齿是口腔异物，进入口腔后会逐渐形成菌斑，如果每天得不到彻底清除，病原菌就会异常增殖，并与其他危险因素共同作用，引起严重的口腔和其他全身疾病。有研究表明，念珠菌可在 $25\%\sim60\%$ 的义齿佩戴人群中引起"义齿性口炎"；而附着在义齿上的其他病原菌也可

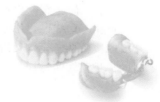

通过口咽部进入呼吸系统而引起细菌性肺炎，进入循环系统形成菌血症。义齿表面的牙菌斑和结石易引起的龋齿和牙周病也是诱发心脏病、胰腺癌和糖尿病的重要危险因素。做好义齿清洁是义齿佩戴者保持口腔健康和减少其他全身疾病风险的重要环节。

（一）义齿的种类

1. 固定义齿

采用"桥墩连接式"方法把假牙牢固黏结于缺牙相邻两侧的天然牙上，是一种不可摘取的修复体。这种义齿支持、固位和稳定功能较好，体积与原天然牙体积相似，感觉舒适，无明显异物感，对舌的功能活动障碍小，不影响发音，外形美观。但进行基牙预备时，需磨除一部分牙体组织。

2. 活动义齿

牙列局部缺损后，通过卡环等装置将其邻牙环抱固位，以"马鞍式"方法将义齿座架于缺失区，用来替代天然牙齿咀嚼食物，患者可以自行摘戴。活动义齿需磨除的牙体组织较少，容易调整和修理，可以摘出口外清洗，容易保持卫生，价格也相对便宜。但其体积大、部件多，初戴时常有异物感，有时会影响美观、发音，引起恶心，稳定性和咀嚼效能稍差。

3. 全口义齿

靠义齿基托与黏膜紧密贴合及边缘封闭产生的吸附力和大气压力产生固位，吸附在上下颌牙槽嵴上，以恢复患者的面部形态和功能。全口义齿主要适合那些口里一颗牙齿也没有的老年人。

4. 种植牙

即在缺牙区牙槽骨植入人工牙根，并以此为基础修复缺牙。种植牙的支持、固位和稳定功能较好，并且可以避免或减少固定义齿需做的基牙预备及可能发生的不良后果。由于种植牙无基托或基托面积小，故具有良好的舒适度。但高血压、糖尿病、心脏病、急慢性肝炎、肾炎、血液系统性疾病者，16岁以下牙槽嵴尚未发育完善者，或缺牙区骨组织缺损过多、不利种植钉固位者，则不适宜做种植牙。

（二）老年人佩戴义齿的注意事项

（1）老年人佩戴义齿时要注意经常清洗，保持洁净。

（2）佩戴义齿不宜吃太硬或黏性较大的食物，以防造成义齿损坏或脱落。

（3）全口托牙初戴时，咀嚼食物应由软到硬、由少到多逐步适应，以免损伤口腔黏膜。

（4）应每半年或一年到专业医院复查一次，确保义齿佩戴舒适。

（三）老年人义齿的摘取

活动义齿可随时取戴，老年人要掌握正确的摘取方法，以免损坏义齿。不论戴上还是取下，都不可用力过大。戴时应用手将其推进，不可用咬力使其就位，以免卡环折断或变形；取时用手指勾住卡环，逆着戴入方向轻拉出，并防止落地摔坏。如果戴活动义齿后感觉疼痛不适，要及时请医生修理，不要取下不戴，更不要自己修理。在修理前，即使不适，也应先戴2～3小时，使不适的部位在牙床上留下印痛区，便于医生纠正时参考。戴活动义齿不能咬过硬的东西或黏性大的食物，以免断裂或脱位咬坏。全口义齿体积大，装戴后须坚持练习使用，一般需1个月左右才能适应。咀嚼食物时的力量宜缓缓增加，以便逐渐适应。

（四）不同类型义齿的清洁方法

（1）固定义齿和种植牙：这两类义齿自然牙清洁的方式相同，但固定义齿的牙桥（连接自然牙与义齿的部分）要特别用粗牙线轻轻穿过，去除食物残渣。

（2）活动义齿：有些老年人习惯戴着义齿刷牙，常忽略义齿与自然牙的接触面。建议一定要摘下清洁。自然牙的部分用纱布或牙刷沾牙膏来清理，义齿的部分则用义齿专用牙刷及牙膏。义齿专用牙刷有两个刷头，大刷头用来清洁牙齿，小刷头则可清理义齿的凹槽。义齿专用牙膏不像一般牙膏添加打磨粉，所以较不伤义齿，或者也可以在牙科门诊用超声波洗净器，利用超声波震动的去污作用达到清洁效果。

（3）全口义齿：每天睡觉前摘下来清洗。现在市面售有假牙清洁锭，建议手部活动较不灵活、担心牙齿清洁不正确的老年人，使用次数要频繁一点，一星期至少使用 1 次，加强杀菌功能。

（五）义齿清洁剂的使用

义齿的周围容易滞留食物残渣，老年人每天应及时清洁义齿，以减少患上口腔疾病和其他疾病的风险。有些老年人会用醋水或热水来清洁假牙，其实，这样做反而会造成假牙受损。醋水无法清除牙垢，且会让假牙改变颜色；热水则会导致假牙变形。还有些老年人会习惯性地想到用牙膏、肥皂水、洗洁精，甚至双氧水等常用清洁剂涂在牙刷上用力刷义齿，殊不知这些方法不仅除污效果不理想，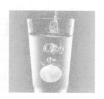费时费力，长期使用会在义齿表面形成刮痕，增加细菌和菌斑的蓄积，增加感染风险，而且会损坏假义齿表面的光洁度，甚至破坏义齿材料的化学结构，影响义齿的使用寿命。

正确的方法应该是使用义齿专用清洁液或清洁药片来清洗义齿。这里以义齿清洁药片为例，介绍一下义齿的清洗方法：

（1）义齿保健剂。睡前取本剂一份加冷水至浸没义齿，次晨用牙刷轻轻刷去浮垢，冲洗后即可使用。在第一次使用时，如细缝中仍有少许牙垢末去掉，可在浸洗一夜后用竹签将浮垢轻轻剔去。连续浸洗 3～4 晚后，义齿会更加洁白明亮。

（2）义齿清洁药片。把一片清洁药片放入一杯暖水中，不要搅拌，然后把义齿放在杯中，完全浸没。15 分钟后，开始清洁义齿，而 3～4 小时后，遗留在假牙上的顽固残留物亦会一并清除，也可将假牙放在清洗杯中过夜，次晨将假牙冲洗干净即可。

 技能操作

为老年人摘戴义齿

1. 工作准备

（1）环境准备。室内环境清洁，温湿度适宜。关闭门窗，必要时遮挡屏风。

（2）护理员准备。服装整洁，洗净并温暖双手。必要时戴口罩。

（3）老年人准备。老年人取坐位或卧位。

（4）物品准备。如水杯 1 个、纱布数块等。

2. 沟通

向老年人解释，以取得合作。

3. 摘取义齿

护理员叮嘱老年人张口，一手垫纱布轻轻拉动义齿基托将义齿取下。上牙轻轻向外下方拉动，下牙轻轻向外上方拉动。上下均为义齿，先摘取上方，再摘取下方。清洁义齿后将其放于清洁冷水杯中存放。

4. 佩戴义齿

护理员将盛装义齿的水杯在流动自来水下冲洗后，放于老年人床头桌上。叮嘱老年人张口，一手垫纱布取义齿，轻轻上推义齿基托将义齿戴上，叮嘱老年人上下齿轻轻咬合数次，使义齿与牙组织完全吻合。

注意事项

1. 对意识不清的老年人应将义齿取下，刷洗干净，放于清洁冷水杯内保存。

2. 义齿不可浸泡在热水、酒精中保存。

3. 佩戴义齿的老年人不宜咀嚼过硬或过黏的食物。

4. 摘戴义齿，不可用力过大，以免损伤牙龈。摘取不下来时可轻推卡环。

5. 佩戴义齿时叮嘱老年人不要用力咬合，以防卡环变形或义齿折断。

 技能操作

为老年人清洁义齿

1. 工作准备

（1）环境准备。室内环境清洁，温湿度适宜。

（2）护理员准备。服装整洁，洗净双手。

（3）物品准备。如义齿、水杯1个、软毛牙刷1把、自来水设备、义齿清洗剂或假牙清洁片、纱布数块等。

2. 刷洗义齿

护理员在晚间或老年人睡前协助其取下义齿，放置于水杯中，打开水龙头，左手垫纱布捏住义齿，右手用牙刷刷去义齿上的食物残屑并冲洗干净（见图7—1）。

3. 浸泡义齿

护理员刷洗水杯，取义齿清洗液5～10毫升倒入水杯中，加入温水至液面浸没义齿。未使用义齿清洗液可直接在水杯中盛装清洁冷水，将义齿浸泡其中（见图7—2）。

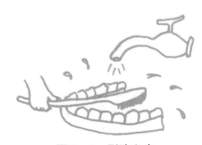

图7—1　刷洗义齿

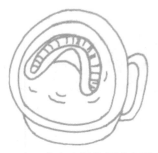

图7—2　将义齿浸泡于冷水杯中

4.刷洗义齿

次日，用流动水冲洗，同时用牙刷刷去义齿上浮垢至清洁，再协助老年人戴上义齿。

注意事项

1.刷洗义齿的牙刷的刷毛不可太过坚硬，以免损伤义齿表面。

2.义齿的各个面均应刷洗干净。

同　步　训　练

1.阅读"情境导入"中的案例，请帮助韩爷爷选择恰当的方法进行口腔清洁。

2.分小组实践假牙的摘戴及清洁方法。

任务二

协助老年人清洁头部

任务描述

秀美的头发是人体健康的象征。拥有一头乌黑、亮泽、润滑的头发，人就会显得年轻而有精神。当步入老年之后，由于皮肤的生理性退化、萎缩及皮肤毛囊数目的减少等原因，头发会出现干枯、变细、脱落、易折断、变白等变化。因此做好老年人头发的清洁和日常精心梳理，可以使老年人从形象到心理产生积极向上的作用。

洗头发对一般人来说是一件非常平常的事，但就是这么平常的事，对于行动不便的老年人来说却变得困难了。比如很多老年人由于身体原因无法长时间低头自己清洗头发，而仰头洗又会导致脑供血不足，引起很多麻烦。作为护理人员要对不同身体状况的老年人选择适当的洗头方式和选择舒适的辅助工作，才能既保证老年人头发的清洁，又保证老年人的健康。老年人洗头发不仅方式很重要，而且像洗发水的选择、梳子的选择等也非常关键；老年人也非常注重自己的仪表，脱发给很多老年人造成了困扰，日常生活中，老年人如何养护头发也是护理人员应该了解的。

 知识

一、老年人日常头发梳理

每天人们都会梳理头发，清洁的头发和合适的发型，会让一个人显得更有活力。梳头不仅能改善人的精神面貌，还有一定的保健作用。梳子在头皮轻轻划过，可以刺激头皮神经末梢，通过大脑

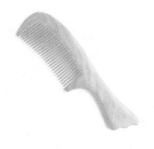

皮层调节头部神经功能，松弛头部神经紧张状态，促进血液循环。身体健康从梳通头部经络开始，梳头也是疏经通络最直接有效、简单易行的方法。养成好的梳头习惯，长期坚持，不仅能提高提免疫力，还能远离疾病困扰，永葆健康和活力。特别是对于神经衰弱症状或由于失眠、思考过度而神经性头痛的老人，每天用梳子梳头三至五分钟，再用梳子刮几下头皮，将会对这些不良症状起到很好的缓解作用。而且，用手指梳头，可以按摩头皮，使气血流畅，头发光润，所以有"发宜常梳"之说。

1. 老年人梳头梳子的选择

老年人梳头，梳子最好选用木质、牛角等天然材质的。塑料梳子容易产生静电，吸附灰尘污物，对头发和皮肤产生损伤。天然珍贵木质的梳子尤其适合疏通经络。特别是在养护头发方面，宽齿梳、插齿梳或具有弹性的护发梳，才能确保梳头有力度而又不伤头发。此外，梳齿不要太尖利，以免把老年人的头皮划破。老年人的梳子要专人专用，以防皮肤病传染。

2. 老年人梳头的方法

老年人梳理头发时，要注意梳头的方向。短发的老年人，头顶和后面的头发应向上梳，两边应由发根到发梢，分别向左右梳。应使头发和头皮成为垂直，梳齿轻轻接触头皮。长发的老年人，要由发梢开始，一段一段地逐次向上梳理，可以避免不必要的头发脱落。切记勿用力过猛，以免划伤头皮，导致头皮感染。

3. 帮助老年人梳理头发的方法

有些老年人由于身体不便，不能自己梳理头发，这时就要由护理人员帮助他梳理。洗头过多，容易引起脱发，空气中的灰尘和细菌，附在头发上与皮脂腺分泌物混在一起，干燥后就成为头屑和污垢，影响头发的健康。经常梳发可刺激头部血液循环，增进上皮细胞的营养并能除去汗臭、污垢和脱落的头发，使人清洁舒适。那么该如何帮助卧床的老年人梳理头发呢？

用物准备：梳子、大毛巾、30％的酒精、垃圾桶。

步骤：

（1）将大毛巾铺在枕头上，帮助老年人把头转向一侧。

（2）将头发从中间梳向两边，正常时梳理由头发根梳向发梢，但如遇长发或打结时，可将头发绕在手指上由发梢逐渐梳到发根慢慢梳理，避免强行梳拉，而造成疼痛，也可用30％酒精湿润后，再小心梳顺。

（3）这一侧头发梳理好之后，帮助老年人将头偏向另一侧，用同法梳理另一边。

（4）如果老年人是长发，就要酌情编辫或扎成束。

（5）将脱落的头放到垃圾桶中，撤下大毛巾。

二、协助老年人坐位洗头

为老年人洗头有很多种方法，可以前倾，可以后仰，对于失能老年人也可以卧床清洗。在美发店洗头，都是采用后仰的姿势。有些老年人也采用相同的洗头姿势，以为这样安全又舒适。其实，这种做法存在很大的健康隐患。后仰洗头容易造成老年人中风。因为仰躺对头部椎动脉造成一定压力，直接影响脑部的供血流量，时间久了会导致脑供血不足，从而引起头晕、恶心、站立不稳等症状。有高血压、颈椎病的老年朋友尤其不宜仰着洗头。对于老年人而言，采用身体前倾的传统低头姿势更安全。但高血压患者要避免过长时间低头，淋浴时直立的洗头姿势较合适。

（一）老年人洗发注意事项

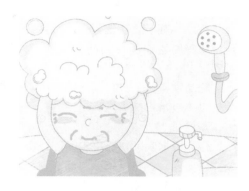

老年人不要频繁洗发，建议一周洗发 2～3 次，但是如果头发很油，就该天天洗，因为油会让毛孔堵塞造成脱发。洗发水要选择柔和无刺激的，可以选择促进头皮血液循环的洗发水。需要注意的是不管用什么洗发水，洗完都必须冲洗干净，不要有一点残留。

老年人头皮对温度的刺激比较敏感，过冷过热都会刺激人体血管，造成血管收缩异常。有糖尿病、高血压、动脉粥样硬化的老年人尤其要小心。长期用冷水洗头，会使脑部的神经线受不了刺激，而且会产生头痛、头晕的现象。水温太烫，则易损伤头发，导致烫伤。洗头的水温以 40℃ 左右为宜。这个温度可以起到清洁头皮与头发、改善头皮血液循环、消除疲劳等作用。

许多老年人习惯清早起床后洗头，然后精精神神楼下去锻炼；还有人晚上临睡前洗头，然后带着湿漉漉的头发入睡，这些习惯都不好。早晨温度较低，湿发干得慢，湿气笼罩，容易导致头痛；而带着湿发和倦意入睡，会让人第二天起床后，昏昏沉沉，头痛乏力，因为人在睡眠状态中，头部血液供应缓慢，湿发会让头部热量被水分带走。因此，洗头最好选在白天温度稳定的时间，比如晚饭后的休息时间，注意距离入睡时间不要太短。洗头后用毛巾包头的做法同样导致湿气散不出去，洗发后应迅速擦干头发，或者用电吹风吹干。

（二）老年人坐位洗头的方法

护理人员为老年人洗头之前要先洗手，准备干毛巾两条、梳子、棉球、洗发器、洗发液、吹风机等。保持室温舒适，无对流风。

步骤：

（1）让老年人坐好，松开老年人衣领向内折，取一条毛巾围在老年人颈部，掖入衣领内。另一条毛巾交给老年人，方便他随时擦脸等。将棉球塞入老年人双耳。将洗发器放置于老年人后颈部，将头发放到洗发器内。

（2）以上准备好之后，用手试水温，以少量温水冲于头发上，询问老年人水温是否合适。

（3）随后，用温水冲湿头发，涂擦洗发液，用指腹揉搓头发并按摩头皮，洗头过程动作轻快，减少老年人的不舒适和疲劳。力量要适中，揉搓方向由发际向头顶部揉搓。揉搓时，随时与老年人沟通，询问是否舒服，看看哪里还需要清洗等。

（4）揉搓好之后，用温水冲净洗发液，注意冲水时不要将水冲到老年人的眼睛和耳朵里，避免引起老年人的不适。

（5）冲干净之后，用干毛巾擦净老年人的面部。用老年人拿着的干毛巾包裹头发，防止水流入眼睛、耳朵内，同时避免打湿衣服等。这时撤去洗发器，用毛巾擦净头发。

（6）为了避免老年人着凉，最好用吹风机将老年人的头发吹干，吹头发时注意避开老年人的面部和耳朵，注意不要烫伤老年人的头皮。选择较小风速，一边吹一边用梳子梳理头发，直至老年人的头发干爽。

（三）为卧床老年人洗发的方法

头发弄脏了之后就会痒，而且会有气味，影响老年人的心情，所以即使是卧床不起的老年人，也希望每周能够洗一到两次头发。如何帮助卧床老年人清洁头发呢？下面我们来看一下具体的过程。

物品准备：一只自制马蹄形垫、小橡胶（塑料）单、两条毛巾、眼罩（或纱布）、别针、棉球2个（以不吸水棉球为宜）、护肤霜、洗发液、梳子、电吹风、热水壶、污水桶、垃圾桶。

步骤：

（1）根据实际情况决定是否开窗，室温以24℃为宜。橡胶单及大毛巾罩于枕上，松开老年人衣领并内向反折，将一条毛巾围于颈部，以别针固定，注意不要扎到老年人。用棉球塞两耳，用另一条毛巾遮盖双眼或嘱其闭上双眼。

（2）协助老年人斜角仰卧，把枕头移到老年人肩下，嘱其屈膝，可将枕垫于两膝下，使之体位安全舒适。将马蹄形垫于老年人后颈部，使其的颈部枕于突起处，头部在槽中央，槽行下部接污水桶。

（3）洗发时，用手掬少许热水于头部试温，询问其感觉，以确定水温是否合适，然后用水壶倒热水充分湿润头发，用指尖揉搓头发和头皮，应用洗发液并揉搓，力度适中，揉搓方向由发际向头顶部。

（4）使用梳子，梳掉落发，置于垃圾桶中，用水冲净洗发液。护理员要注意观察老年人的情况。注意保暖，洗好后解下颈下部毛巾，包住头发，一手托头，一手撤去橡胶马蹄形垫。除去耳内棉球及护眼小毛巾，用毛巾擦干脸部，酌情使用护肤霜。

帮助洗发者卧床中正中，将枕、橡胶单、浴巾一起自肩下移至头部，用包头的毛巾揉搓头发，再用大毛巾擦干或电吹风吹干，梳理。清理用物。

由于卧床老年人身体状况不好，护理员在为其清洗头发时要特别注意观察，观察面色、脉搏、呼吸是否异常，如果情况不良，应停止清洗。还要注意室温和水温，及时擦干头发，防止老年人受凉。要注意防止水流入眼及耳内，避免沾湿衣服和床单。身体衰弱的老年人不宜洗头。

 技能操作

协助老年人坐位洗发

1. 工作准备

（1）环境准备。环境整洁，温湿度适宜。关闭门窗，必要时遮挡屏风。

（2）护理员准备。服装整洁，洗净双手。

（3）老年人准备。老年人坐在椅子上。

（4）物品准备。毛巾1条、洗发液1瓶、梳子1把、脸盆1个、暖瓶1只、水壶1个（盛装40℃～45℃温水）、方凳1个。必要时备吹风机1个。

2. 沟通

向老年人解释，以取得合作。备齐用物，携用物至床旁。

3. 摆放体位

协助老年人取坐位，颈肩围上毛巾，面前方凳上放置脸盆，叮嘱并协助老年人双手扶稳盆沿，低头闭眼，头部位于脸盆上方。

4. 协助洗发

护理员一手持水壶缓慢倾倒，另一手揉搓头发至全部淋湿。头发上涂擦洗发液，双手指腹揉搓头发、按摩头皮（力量适中，揉搓方向由发际向头顶部）。同时观察并询问老年人有无不适。一手持水壶缓慢倾倒，另一手揉搓头发至洗发液全部冲洗干净。

5. 擦干头发

取颈肩部毛巾擦干面部及头发，必要时用吹风机吹干头发，将头发梳理整齐。

6. 整理用物

协助老年人上床休息，清理用物。

注意事项

1. 洗发过程中，观察并询问老年人有无不适，以便及时调整操作方法。
2. 注意室温、水温变化，及时擦干头发，防止老年人着凉。
3. 洗发操作轻快，减少老年人的不适和疲劳。

三、老年人头发的养护方法

老年人的头发除了会变白之外，还会越来越少，很多男性老年人会变成秃顶，影响美观。脱发会降低老年人的自信，影响老年人的人际交往，甚至使老年人变得孤僻。老年人头发的护理是很重要的，头发养护的目的在于维护头发的健康，同时可以克服头皮屑或掉发等。防止脱发要从日常的头发护理开始。以下是一些养护头发的方法：

（1）早晚梳发防止秃头。每天老年人晨起后或晚睡前，用木梳或牛角梳轻梳头发，不宜使用塑料梳，因为塑料梳与头发摩擦会产生静电，容易损伤头发。每天早晚梳发，能刺激头皮改善头发间的通风。由于头皮是容易出汗弄脏的地方，勤于梳发可能有助于防止秃头和头皮屑的发生。

（2）更换梳发方向防止秃头。梳发的方向如果保持不变，头发缝儿分开的地方，由于常常被阳光照射的关系，会特别干燥或变薄。如果分开的地方开始变薄，应该在擦发乳或头油后，加以按摩，使已经干燥的头皮得到滋润。有时不妨将分开的方向改变，不但能够享受改变发型的乐趣，且能够避免分开处干燥，而导致秃头。

（3）增加营养，改善发质。摄取过多的糖分及盐分或动物性脂肪，有害于血液的循环。这种人应多喝水或多吃蔬菜。含有丰富铁质的食品，瘦肉、鸡蛋的蛋白、菠菜、包心菜、芹菜、水果等都是最佳的治疗食物。脱发或秃头的人，头皮都已硬化。上述的食物有助于软化头皮。具有酸性体质的或体内缺少某些营养和钙的人，头发总是软弱无力而稀薄。这种人应多吃海带、乳酪、牛奶、生蔬菜等。同时每天按摩头皮，加以刺激头皮，促进血液的循环就可以获得改善。

（4）防止脱发的洗头水和按摩。头部的血液循环不良时，会产生脱发的现象。欲防止脱发的毛病，需将发根部分保持清洁，洗发精须使用弱酸性的洗发剂（勿用过量）洗干净，润丝完后，再撩一点水，使毛根收缩。平常则需涂抹发乳或养发油在头皮上，予以按摩和刺激。

（5）头部按摩。因为头发稀或秃头而伤脑筋的人，最好是做头部按摩，促进血液循环。按摩能使头发柔软，提高新陈代谢，促进头发的发育。按摩的方法是以手指揉搓或拉紧头发。按摩前，在头皮上擦发油，更能提高效果。此外，使用毛刷制成的刷子，每天以直角轻拍头皮也可以奏效。每日晨醒、午休、晚睡之前，用两手十指，自额上发髻开始，由前向后梳至发髻。动作要缓慢柔和，边梳边揉擦头皮，十分钟左右，长此以往，可以使头发光润，预防或者减轻老年人脱发。早晨起来梳头，能促进血液循环，让人神清气爽；晚上睡前梳头能缓解压力和疲劳，易于入眠。需要注意的是，梳头要长期坚持才能达到养生的目的。

（6）洗发。头发每天都会沾上无数尘埃，即使戴帽，也因头发皮脂腺分泌物不断积累，头皮不断脱落而影响头发的卫生，所以应每周洗发1～2次。洗发时，水温适中，不可过热也不可过凉；洗发时间不宜太长；忌用碱性大的洗衣皂、碱块，可选用对头发有养护作用的洗发香波和护发素。

（7）吹发。吹整头发时，电吹风温度不宜调得太高，要特别注意不可乱抓头发、头皮，应顺头发生长方向梳挠。尽量减少吹发、烫发、染发的次数。

（8）护发。柔软而富有弹性的头发是因为含有适量的水分；如果头发松散、易断，则是水分不足的表现。因而，可以经常涂抹少许乳，使头发表面有一层薄薄的油质，防止水分散发。

（9）老年人的头发不要总进行烫染。因为在对头发进行烫染的过程中会伤害头发，烫发棒的温度会让头发死掉，而染发剂有可能含有对头发有害的化学物质。所以如果你不是那么想要改变造型，还是少对头发进行人工干预。

知识 链接

护理洗浴车洗发

护理洗浴车如图7—3所示。

操作方法：

（1）加水加热。

连接进水管，打开水龙头，开始加水，水位达到预置水位时，自动停止加水。关闭水龙头。连接电源，水温达到预置温度时，加热自动停止。关闭电源开关，拔掉电源。

（2）洗头。

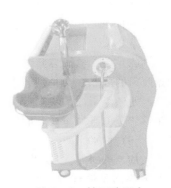

将护理洗浴车推到老年人床旁，把脚踏开关放到合适位置，撤去枕头，将洗头盆放在老年人头下，污水排放管放置到排水口，踩动脚踏开关，温水从淋浴头上喷出，开始为老年人洗头，操作方法同床上洗发方法。洗发完毕，从老年人头下撤去洗头盆，擦干、梳理头发，放好枕头，污水排放管挂回，收起脚踏开关，护理洗浴车放回原处。

图7—3 护理洗浴车

同步训练

张奶奶，80岁，中风后右侧偏瘫，平时非常注意仪表，请协助其进行坐位洗发并为其梳头。

任务三

协助老年人沐浴

任务描述

沐浴是每个人清洁身体的主要方式，沐浴的种类很多，不同的沐浴方式会产生不同的效果。作为一个养老护理员应该了解不同洗浴方式的特点，以便确定不同身体状况的老年人选择哪种沐浴方式；护理人员要能够熟练地帮助老年人进行沐浴，了解常用洗浴用具，并掌握其使用方法等。

相关知识

勤洗澡是保持个人卫生的基本要求，但对上了岁数的老年人来说，频繁洗澡却不一定是件好事。一方面，沐浴过勤会过大消耗体力，对老年人不利。另一方面，老年人的皮肤跟年轻人不一样，由于老化，皮肤油脂少，比较干。如清洗太多，不仅对皮肤是一种刺激，而且容易损伤鳞状上皮细胞，使皮肤的自然"防御"功能降低，招致细菌入侵，引起疖肿、癣类等皮肤病。老年人洗澡的频率要由皮肤的情况和具体的季节来决定，皮肤是人体最大的器官，更需要呵护和休息。就像适当的运动有利健康，而过度的锻炼反而对身体有伤害一样，适当洗澡有利于皮肤清洁，但过频洗浴却可能造成伤害。一般冬天洗澡一周一次就够了，春秋天一周两次为宜。夏天天热出汗多，如果是体质较胖、皮脂腺分泌旺盛、出汗较多的老年人，洗澡次数可适当增多。

一、老年人沐浴的种类

（一）淋浴

淋浴是一种最普遍的洗澡方式，具有水体清洁、方便清洗、占地面积小、可调节水温等优点，是值得大力提倡的沐浴方式。淋浴有按摩效果，可防病菌入体。如果老年人家里安装了水量较大的莲蓬头，那么当水开得较大时，水流从不同的方向喷到身上，实际上就是一种对穴位的按摩，水流既不会让人觉得疼痛，又适当地接受一定力度的打击而达到按摩的效果，让人在清洁身体的同时，精神也倍感清爽。老年人进行淋浴时，要注意防止滑倒、着凉等问题。如果老年人行动不便，在浴室中较难护理，就不建议洗淋浴。

（二）盆浴

盆浴是比较适合老年人的，盆浴也是进行各种保健浴的主要方式。搞好浴盆卫生是保证盆浴卫生的关键。盆浴的好处就是把身体浸入温水中后，可以让老年人闭目养神，放松身心。盆浴有助于放松身心，加速血液循环。但老年人洗盆浴时，需要特别注意水温不可过高，水位不可过高，入浴时间不可过长，否则可能引发呼吸不畅、头晕目眩等负面情况。最好水位到达胸口处，水温在 42℃ 左右，入浴时间以 15～20 分钟为好。要特别注意防止因特殊的身体状况导致晕澡，也防止进出浴缸滑倒摔伤。老年人盆浴时，要有人在身旁辅助。

（三）床上擦浴

室温为 24℃～26℃，水温为 40℃ 左右，关好门窗，拉上帘子。擦浴时注意保暖，每次只暴露擦洗的部位。沿肌肉走向擦洗，仔细擦净颈部、耳后、腋窝、腹股沟等皮肤皱褶处。擦洗后根据情况及时为老人更换干净的衣裤及床单。

（四）池浴

温热的浴池，对老年人的皮肤有益。因为老年人机体开始衰老，血液循环减弱，洗澡会使全身皮肤因接触热水而促进周围的血液循环，轻度增加心排出量，也就使心肌得到一定的锻炼。外周血液循环的增快，不但促进了新陈代谢，还使皮肤本身得到更多的养料，从而减缓皮肤的衰老速度。新陈代谢的旺盛，将对内脏器官产生良好的影响，例如会增强食欲，促进消化功能，睡眠香甜，头脑爽利。这样对老年人的健康是有利的。但是，需要注意的是公共池浴是一种不卫生的洗澡方式，池水往往难以保证清洁，常可检出沙门氏菌，可存在霉菌、滴虫甚至淋球菌等。因此，不建议老年人在公共池浴中洗浴。

（五）蒸汽浴

蒸气浴对人体的作用因素是高温及空气湿度和冷空气或冷水刺激的双重影响。它能促进机体新陈代谢，加快血液循环、改善呼吸功能和心血管系统功能，有利于消除疲劳和损伤组织的修复，对神经系统功能起调节作用。老年人患有高血压、低血压、心脏病、肾病、糖尿病、呼吸系统疾病者不可蒸洗，以免虚脱。虚脱的主要症状是体温和血压下降，面色苍白，出冷汗，脉搏细弱。虚脱是一种骤然发生的心脏和血液循环的突然衰竭，必须及时输液。所以，老年人蒸气浴的风险较高，不建议老年人进行蒸汽浴。

无论采用何种形式的沐浴，对老年人来说都是有益处的。清洁皮肤不用说了，更主要的是，洗澡也是一种运动。穿脱衣服、洗浴擦身、热水浸泡、淋冲擦泼，无不是轻微的活动，锻炼了老年人的腿脚和腰板。对不参加劳动的老年人来说，无疑是增加活动的机会。尽管洗澡对老年人的健康有这些好处，但有一些情况尚需提醒老年人及家属注意。年龄过大的、身患重病的（如严重的心脏病、严重的高血压病）、腿脚有残疾的老年人，应避免去公共浴池，或应有家属陪同照顾，以避免发生意外或跌伤。

有的老年人洗澡成瘾，也非好事。再者沐浴水温不宜过高。有的老年人喜欢烫澡，既无必要也有害，有时还可出现晕厥，应避免过烫的浴水和过长的时间在水池中浸泡身体。另外还应注意浴后防寒，预防感冒。

二、冬浴综合征

冬天老年人在沐浴时，易出现头晕、目眩、心悸、胸闷、出汗、口渴、恶心、呕吐、四肢乏力、呼吸急促、心跳加快、眼前发黑等症状，这种在浴室洗澡引发的一系列症状称为"冬浴综合征"。造成"冬浴综合征"的原因，首先是由于老年人体质一般较弱，应激能力相对较差，冷、热环境的变化及热水浸泡使得老年人的毛细血管扩张，机体器官的血流量相应减少，为了保证重要器官脑、心、肾的供血量，出现反射性心跳加快。其次是在冬季，室外气候寒冷，浴室内水温较高，门窗关闭，通风差，以致出现氧气供不应求的现象。组织器官得不到足够的氧，代谢功能紊乱，出现头晕的症状。

避免冬浴综合征应注意：

（1）平时加强锻炼，提高机体对环境变化的适应能力。

（2）洗澡前，老人不要饮酒，饮食不宜过饱或过饥，不宜过于疲劳或紧张，可适度喝些白开水。

（3）洗澡的水温，应以 37℃～40℃ 为宜。要注意浴室内的通风情况，浴室内应备茶水或糖水，以供饮用。心血管疾病患者洗澡时要自备一些硝酸甘油之类的急救药品。

（4）洗澡前最好先在浴室内适应 5 分钟左右再入浴池，同时浸泡的时间不宜过长，以 5～10 分钟为宜，不要超过 20 分钟。

（5）如果在洗浴中出现恶心、头晕、眼花等症状，应立即到浴室外平卧休息，可把脚稍微抬高，用干毛巾包裹身体。神志恍惚时可针刺、按摩人中、十宣等穴位。

三、协助老年人淋浴

全国每年因为洗浴致老年人死亡的案例时有发生，特别是天气寒冷，更是老年人洗浴猝死的高发期，"赤身裸体"、"进入的浴室温度不够"、"热乎的洗澡水"这样一系列的温度变化，会引起血管的扩张反应，导致意识模糊，造成"淹死"、"摔倒"、"病死"各种意外，所以老年人沐浴安全是最为重要的。老年人最好是在有人陪同的情况下洗浴，如果老年人单独洗浴，护理人员要时刻注意时间，如果时间过长，则需要赶紧去看看老年人。

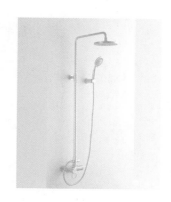

（一）老年人淋浴的注意事项

由于老年人淋浴存在一定的危险性，所以淋浴之前要做好各项准备，防止意外发生。

（1）脱衣室。脱衣室室温维持在 24℃ 左右，保证温暖，以免老年人着凉。如果老年人感觉站着换衣服不稳的话，就准备一把带背的椅子（无靠背椅子容易向后摔倒）。脱衣室的地面要铺设防滑垫，防止水滴引起滑倒，不要选择那些厚的或者毛长的，容易绊倒。

（2）浴室。脱衣室和浴室的温度要一致，保证温暖。寒冷的时候，可以打开淋浴头放出热水提高室内温度。浴室墙壁要安装有扶手，如果有吸盘式的防滑垫就更好了。可以防止老年人在洗澡的过程中滑倒。浴室不要从内插门，以免发生意外时不能进入。可在门把手上悬挂示意标牌。

（3）老年人身体状况的确认。淋浴前，护理人员要确认老年人身体状况，身体状况不好的老年人，在进入浴室以后容易加重心脏负担，发生危险。所以在沐浴前要确保老年人的身体状况可以沐浴。可以从"脸色"、"热度"、"食欲状态"来分别确定的同时，通过询问的方式来对老年人的身体状况进行了解和掌握。为了防止发生意外，要测量血压，如果较之平时有所升高则可以改日再沐浴。淋浴时，护理人员要随时询问和观察老年人的反应，如有不适，应立即停止操作。对于特殊身体状况的老年人，最好在经专家指导后，由专门护理人员护理洗浴。

在协助老年人淋浴时，还有很多需要护理人员注意的细节，比如：洗浴对老年人来说是非常消耗体力的，可以让老年人坐在洗浴专用椅子上面进行洗浴；让老年人准备好沐浴，进去之前最好上好厕所；淋浴应安排在饭后 1 小时，以免影响消化吸收。空腹和饱食后沐浴会加重身体负担，应尽量避免；老年人淋浴时间不可过长，水温不宜过热，以免发生头晕等不适；调节水温时，先开冷水，后开热水，避免老年人着凉或烫伤；注意在冬天寒冷的情况下要做好万全的对策，动作要快；老年人如果半身不遂，护理人员需要站在患侧进行清洗等。作为养老护理人员，在照护老年人时要格外细心。

（4）由于老年人洗浴是非常消耗体力的，建议使用合适的老年人洗浴辅助器材，这样既方便洗浴，又节省老年人体力。现在老年人用品的种类非常丰富，图 7—4 为常见的淋浴用椅。

图 7—4（a）的椅子只需拉起旋转杆，椅身可以根据需要旋转，在老年人淋浴时，可以随时旋转到方便清洗的方向。

图 7—4（b）的椅子，座位上设有 U 槽，能让老年人轻松地清洗下身。

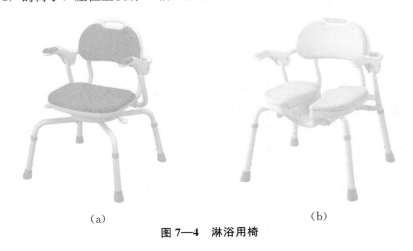

（a）　　　　　　　　　　　　　　（b）

图 7—4　淋浴用椅

（二）协助老年人淋浴的方法

（1）确认水温。护理员先自己确认水温，然后让老年人用健康一侧的手或脚来确认水温。

（2）把水淋到老年人身上。从脚下开始淋水，淋过手和阴部，淋遍全身，在老年人的肩上盖上一个毛巾，防止受凉。

（3）清洗上半身。从脸、头、胸开始清洗，洗脸时，重点清洗容易存留脏东西的鼻翼两侧、下巴下面。还要注意清洗女性的乳下；清洗上半身时，把老年人的脚放入盛满热水的盆里，即可以保持温暖不受凉，也为稍后脚的清洗做好准备。

（4）清洗手、足。洗手的时候，如果手部有挛缩情况，要慢慢把老年人的手展开清洗。洗脚的时候，也要重点清洗脚趾缝里面的脏污。原则上还是尽量让老年人自己清洗。

（5）洗后背和屁股。让老年人低头弓起后背，护理员清洗背部。洗屁股的时候要让老年人扶着扶手，站着用水冲洗，也可以使用切割过的淋浴椅，尽量让老年人自己洗，护理人员进行检查。

（6）洗头发。洗头发时可以应用协助老年人坐位洗头的方法。有很多老年人怕水进入眼睛和耳朵不愿意洗头，甚至不愿意洗澡。可以使用耳罩或者泳镜之类的淋浴盖用品，防止眼睛和耳朵进水。

（三）老年人沐浴后的护理

淋浴后，护理人员扶老年人到脱衣室后，仔细擦拭身上的水，让老年人坐到椅子上休息。护理人员这时要细细观察一下老年人皮肤的状态。人上了年纪皮肤容易干燥、发痒，有时候用力抓痒就会弄伤自己，所以需要涂一些保湿的身体乳和药膏，肚子和背部要在穿衣之前涂好。再检查一下是否有伤痕，看看有没有疹子或者水泡，如果发现异常要马上联系医生。

老年人穿上衣服以后，马上用吹风机吹干头发。由于沐浴中出汗等原因，容易造成老年人的身体消耗大量水分，沐浴后可以给老年人喝一杯温水。沐浴后老年人会感到疲惫，不易马上移动，一般要在椅子上稍事休息以后再进行移动。

沐浴后的指甲柔软，适合修剪，所以要确认是否需要修剪，同时也不要忘了看看耳朵，在可见范围内用棉签清洁，碰到顽垢可用一些婴儿油来清理。

四、协助老年人盆浴

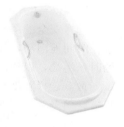

泡热水澡，具有一定的保健作用，能防治颈肩腰腿痛病，可使机体充分接受热水的温度、浮力、压力等各种理化因素的刺激，改善局部血液和淋巴液循环，促进骨、关节、肌肉的新陈代谢，达到舒筋活血、祛痛消炎的效果。

一般家庭用的浴盆都有阶梯，地板也容易滑倒，因为老年人没有穿衣服，所以一旦跌倒就会发生危及生命的事故。使用盆浴最应当引起注意的就是老年人从浴盆中起身的时候，泡澡的时候身体变轻，起身的时候身体一下变重，老年人有时候一下无法支撑住自己的身体而摔倒。即使老年人用手撑着身体也是同样危险的，身体瞬间变重，还是容易让老年人措手不及，即使不摔倒，也容易扭到腰。即使是专业的养老护理员在旁护理也会有危险，所以家人在做护理的时候更应该注意。

老年人沐浴时应特别当心发生"浴室综合征"。若患者出现口渴、胸闷、心悸、恶心、目眩、四肢乏力、呼吸急促，甚至晕倒或心脑血管病等一系列情况，就是"浴室综合征"的表现。尤其在冷天，室内外温差大，浴室内湿度呈饱和状态，水汽压较大，通风性差，空气混浊，氧含量少，对此老年人较难适应，易发生"浴室综合征"。

老年人平时要加强锻炼，提高体质与适应能力；在浴前不饱食、过饥、过疲劳与饮酒，但可预饮一些白开水；进澡堂先适应5分钟，热身后再入池；洗浴由下到上，由足到头，逐步适应；浸泡时间以15～20分钟为宜，不要过长；擦澡动作不过急、过快和过分用力，以轻柔舒松为佳。如出现上述不适，即应步出浴盆，休息、喝茶以缓解。

随着年龄的增长，人体循环系统功能下降，心脏就有了一种潜在的危险。因此，老年人在冬季洗热水澡时，要特别谨慎小心。

（一）老年人盆浴的注意事项

（1）浴室。浴室应该安装通风装置，这样可形成浴室内空气、湿气的环流排放循环，确保室内有足够的氧气。

（2）不要锁住浴室的门。老年人单独泡澡时，不要锁住浴室的门，一旦出现问题能及时请求帮助。老年人自己洗澡时动作要舒缓些。洗澡完毕，要慢慢站起来，洗澡后应休息30分钟左右。

（3）泡澡时间。泡澡的时间不要太长，一般以15～20分钟为宜。不要长时间把全身浸泡在热水中，因为体表的血管扩张，还会导致脑血流量的减少，使人头昏眼花，严重者甚至昏倒或摔跤，造成骨折。寒冷的时候要早些洗澡，时间越晚，室内温差就越大，在寒冷的时候，尽量把泡澡时间提前。

（4）水温和水位。热水浸到肩膀以下的位置，对于心脏的负担比较小，适合心肺功能异常和高血压的人群。水温不宜过高，浴水的温度一般以37℃最为适宜。有些老年人唯恐着凉，将水温调得过高，使全身皮肤血管扩张，全身大量的血液集中到皮肤表面，导致心血管急剧缺血，引起心血管痉挛。如果持续痉挛15分钟，即可发生急性心肌梗死；如果是大面积心肌梗死，就有猝死的危险。高血压病患者还会因全身皮肤血管扩张而使血压骤然下降。

另外，注意老年人空腹时，饱食后，深夜时不要泡澡，空腹和饱食后会有暂时的贫血，深夜到早上的期间泡澡容易引起心血管扩张，容易发生危险。刚吃完饭不能泡澡，要在饭后1小时内洗澡。盆浴前，喝一杯温开水，以保证身体水分。心脏功能不全、活动性肺结核、肿瘤破溃、化脓性炎症、身体疲乏及有出血倾向的颈肩腰腿痛患者，暂不宜入浴，可以擦身替代。患有严重冠心病的老年人，可将速效救心丸含于舌下。患有高血压病的老年人，在洗澡前半小时服1片硝酸甘油。

（二）选择安全性好的浴缸

选择安全的浴缸，不只是对老年人非常重要，年轻人也要重视起来。空腹时不能泡澡，不要过于长时间地泡澡，如果不注意就很容易发生昏倒在浴室的情况。另外需要注意的就是不一个人在家的时候泡澡，以免由于没人发现发生意外。

最好选择宽度在手脚伸开能够到的范围内，背部有倾斜角度的浴缸。有些浴缸年轻人用起来很舒适，但老年人用的话却不安全：脚搭不上边缘，背部容易滑落溺水，或是容易滑倒。那种膝盖弯曲坐在里面，脚和背部都能贴在浴缸壁上的100cm尺寸日式浴缸较为合适。考虑到跨进浴缸方便，从地板到浴缸边缘最好在40cm左右，而考虑到坐进去以后水能泡到肩膀，浴缸深度最好在50cm左右。

（三）协助老年人进浴缸（含偏瘫老年人）

进入浴缸的时候，使用和浴缸一样高度沐浴椅支撑一下，从老年人健康一侧的身体开始进入浴缸比较好。也可以在浴缸的盖子上先坐一下，一点点地挪进浴缸也可以。在进出浴缸的时候容易滑倒，护理人员在老年人进出浴缸的时候进来看一下最好。

能站起来但平衡不好的人，可以坐在浴缸的边缘支撑一下，然后进入浴缸。或者使用和浴缸高度相同的淋浴椅，贴近浴缸，把屁股移动到浴缸的边缘也可以。

具体步骤：

（1）把淋浴椅紧贴着放在浴缸旁边，让老年人坐好，使老年人健康的一侧紧贴着浴缸。

（2）把老年人的屁股挪过去，握住头部一侧的扶手，将屁股一点点地移动靠近浴缸。

（3）把健康一侧的腿先放进去。

（4）抬起患侧的腿，坐到浴缸边缘，搬起患侧的腿，这时很容易失去平衡，要注意用后背贴住后面的墙壁。

（5）改变身体的朝向，握住浴缸边上的扶手，把身体转向面向浴缸的方向，稳稳地坐在浴缸边缘上。

(6) 稳稳地站起来，握着扶手，慢慢地站起来。

(7) 弯腰坐下，握着扶手，慢慢地弯腰坐下去。

（四）协助老年人出浴缸（含偏瘫老年人）

从浴缸里出来时，顺序和进去时整好相反。让老年人抓住扶手站起来，坐在浴缸的边缘上，将患侧的脚先搬出去，然后两脚一起慢慢挪动到淋浴椅上。

具体步骤：

(1) 让老年人抓住浴缸旁边的扶手站起来，浴缸旁边有淋浴椅，抓住扶手，向前倾斜慢慢站起来。

(2) 坐到浴缸的边上，站起来以后坐到浴缸的边上，握着扶手将身体转向患侧（转90°）。将患侧的脚拿出浴缸外，身体的朝向改变以后，用健康一侧的手将患侧的脚搬出浴缸，这个时候容易失去平衡，注意不要滑倒。

(3) 把健康一侧的脚移动出浴缸，坐在浴缸的边缘，把健康一侧的脚移动出去，抓住头部一侧的扶手站起来，如果站不稳的话就挪动坐到淋浴椅上以后再把腿拿出来。

（五）协助老年人跨越式出入浴缸

老年人身体状况良好，没有半身不遂等情况，并且站得比较稳的可以选择跨越式的方法进出浴缸，具体步骤：

(1) 抓住浴缸侧面的扶手。站着抓住浴缸侧面的扶手，将一只脚先放入浴缸。

(2) 用两手抓住扶手。两手抓住扶手，另一只脚也迈进浴缸。

(3) 出来的时候抓住浴室的扶手。一只手抓住浴缸的扶手站起来，另一只手抓住浴室的扶手，一只脚迈出浴缸。

(4) 两只手抓住扶手。用两只手抓住浴室的扶手，将身体都带动出来。

（六）协助老年人盆浴的方法

洗澡时按照一定方法入浴也可以防止老年人洗澡时出大量的汗和突发心血管疾病。

(1) 淋浴预热。老年人洗澡时，首先先用喷头的温水冲冲脚面，然后冲小腿、大腿。再用喷头对着脚底板冲，直到脚底部感觉麻麻的，这时就说明完全适应了水温，同时，脚底在接受水的冲力和水温刺激后，头脑会感觉特别清醒。之后，用喷头冲膝盖。此时，当下肢完全适应了洗澡水的温度后，老年人可以走出淋浴解个小便，将身体冲干净再进入浴盆中。

(2) 从膝盖到胸口盆浴。先站着，让水浸到膝盖，站3分钟。首先泡到大腿部分，这时，上半身冷的话，可以浇一些热水。身体下肢适应水温了，慢慢坐下来，让水淹至胸口3分钟。如果感觉心脏不能承受，就慢慢地站起来，休息一下再进入水中。

(3) 全身盆浴。把上体稍微倾卧，使热水浸到肩膀，泡1～2分钟。让整个人浮在水中，先趴着泡1分半钟，再仰着泡1分半钟。泡的时间总共不超过15分钟。

(4) 老年人在仰着泡浴时，可以配合做眼、耳、头的按摩，以达到借助水压和水温增加气血循环的按摩效果。从头到脚，一边按摩一边清洗。

(5) 最后起身，用喷头冲身体一遍，拿干毛巾先擦大腿内侧（这个部位最容易流汗），然后擦身体，全身擦干了以后再穿衣服。

（七）为不能洗浴的老年人擦拭身体

有些老年人身体状况不允许洗澡，但也必须定期清洁身体，这样的老年人就适合擦拭。擦拭就是用湿润的毛巾清洁身体。但是擦拭很消耗体力，老年人身体状况不好的时候就不要进行了。擦拭不只是去除脏污，也是一种按摩。让血液循环畅通防止褥疮，和洗澡有同样的效果。为长期卧床的老年人擦拭身体，有助于抑制细菌的滋生，防止皮肤感染的发生。通过活动手足防止关节发生挛缩。在擦拭中，护理员可以确认皮肤状态，尽早发现褥疮。老年人擦拭身体之后，心情舒畅，有利于身心健康。

（1）擦拭的注意事项。

擦拭首先要根据老年人的身体状态，不要勉强进行。一次全部进行比较疲劳的话，可以分开几天进行。寒冷的冬天要注意室内保持温暖。

1）确认身体状况：向本人询问，如果有发热或身体不舒服则改日进行。

2）要保护老年人的隐私：要注意挡好窗帘，并用浴巾盖住未在清洗的部分。

3）先上个厕所：事先上个厕所，以防中途中断。

4）吃饭前后一小时不要进行：空腹和饱食的时候身体都会有些变化，所以要避开这样的时间。

5）尽量让老年人自己来：尽量让老年人自己动手，不怕慢不要着急，最后由护理人员检查一下。

6）手要保持温暖：由于是直接接触老年人的皮肤，所以要保持温暖。

7）室温在 23℃～25℃：不要在擦拭的时候把老年人冻到，所以要养成擦拭之前调节室温的习惯。

（2）需要准备的东西。

擦拭时要是毛巾凉了那么舒适感就会大打折扣，所以要准备 3～4 条毛巾。如果毛巾太热会把老年人烫伤，所以护理人员要事先自己试一下。还要准备 2～3 条干的浴巾和换洗的衣物，以便以最快的速度给老年人换上。

（3）老年人全身擦拭的方法。

准备完成以后，就可以开始全身擦拭了。要跟老年人先说明，再开始擦拭。按"脸、手腕、胸部、背部到脚"的顺序擦拭，不擦拭的部位用浴巾盖上。考虑到按摩功效，擦拭的方向都是向着心脏的。

脸：擦拭上半身的时候，能让老年人坐起来最好坐起来。先用毛巾从眼角擦到眼尾，另一侧将毛巾换个面同样擦拭。下一步是额头到脸颊到下巴的顺序，以 S 形进行擦拭。之后擦拭鼻子和耳朵。如果有眼屎可以用眼药水软化后擦掉。不要忘了擦拭耳后和耳根。

手腕：从指尖向心脏方向擦拭，指缝和腋下的毛不要忘了。

胸部：毛巾不要离开身体，从头到胸的方向擦拭。女性乳房下方容易藏污纳垢，要重点擦拭。

腹部：要注意不按压内脏，要顺着肠子的走向，画圈进行擦拭。

背部：把身体横躺，把毛巾温热，从下到上稍微用力从外侧到内侧划大圈擦拭。

脚：上半身要盖上浴巾，一只手支撑脚脖子，从脚脖到小腿进行擦拭。膝盖的里侧，脚趾缝，脚的内侧要重点擦拭。

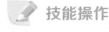

技能操作

协助老年人淋浴

1. 工作准备

（1）环境准备。环境整洁，调节浴室温度为 24℃～26℃，关闭门窗，放好洗澡椅，地面放置防滑垫。

(2) 护理员准备。护理员更换短袖上衣、短裤，洗净双手。

(3) 物品准备。如淋浴设施、毛巾1条、浴巾1条、浴液1瓶、洗发液1瓶、清洁衣裤1套、梳子1把、洗澡椅1把、防滑拖鞋1双或防滑垫1块。必要时备吹风机1个。

2. 沟通

评估老年人的身体情况、疾病情况，是否适宜淋浴。征得老年人同意后，备齐用物。搀扶（或用轮椅运送）老年人穿着防滑拖鞋进入浴室。

3. 坐稳洗浴

(1) 调节水温，先开冷水开关，再开热水开关（单把手开关由冷水向热水一侧调节），调节水温，以40℃左右为宜（伸手触水，温热不烫手）。

(2) 护理员协助老年人脱去衣裤（一侧肢体活动障碍时，应先脱健侧，再脱患侧），搀扶老年人在洗澡椅上坐稳，叮嘱老年人双手握住洗澡椅扶手。

(3) 洗发。叮嘱老年人身体紧靠椅背，头稍后仰，手持花洒淋湿头发，为老年人涂擦洗发液，双手指腹揉搓头发、按摩头皮（力量适中，揉搓方向由发际向头顶部）。同时观察并询问老年人有无不适，再用花洒将洗发液全部冲洗干净。关闭开关，并用毛巾擦干面部及头发。

(4) 清洗身体。手持花洒淋湿老年人身体，由上至下涂抹浴液，涂擦颈部、耳后、胸腹部、双上肢、背部、双下肢，然后擦洗会阴及臀下、双足。轻轻揉搓肌肤。最后护理员冲净双手，取少量浴液为老年人清洁面部，再用花洒将面部及全身浴液冲洗干净。关闭开关。

4. 擦干更衣

(1) 护理员用毛巾迅速擦干老年人的面部及头发，用浴巾包裹老年人的身体。

(2) 协助老年人更换清洁的衣裤（一侧肢体活动障碍时，应先穿患侧，再穿健侧），搀扶（或用轮椅运送）老年人回屋休息。

5. 整理用物

护理员将用物放回原处，开窗通风。擦干浴室地面，清洗浴巾、毛巾及老年人换下的衣裤。

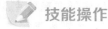 **技能操作**

协助老年人盆浴

1. 工作准备

(1) 环境准备。环境整洁，调节浴室温度为24℃～26℃。浴盆中放水至1/3～1/2满，水温在40℃左右（手伸进水中，温热不烫手），浴盆内放置防滑垫。关闭门窗，地面放置防滑垫。

(2) 护理员准备。护理员更换短袖上衣、短裤，洗净双手。

(3) 物品准备。如浴盆设施、毛巾2条、浴巾1条、浴液1瓶、洗发液1瓶、清洁衣裤1套、梳子1把、座椅1把。必要时备吹风机1个。

2. 沟通

评估老年人身体情况、疾病情况，是否适宜盆浴。征得老年人同意后，备齐用物。搀扶（或用轮椅运送）老年人穿着防滑拖鞋进入浴室。

3. 脱衣洗浴

(1) 护理员协助老年人脱去衣裤（一侧肢体活动障碍时，应先脱健侧，再脱患侧），搀扶老年人进入浴盆坐稳，叮嘱老年人双手握住扶手或盆沿。

（2）洗发。护理员叮嘱老年人头稍后仰，手持花洒淋湿头发，为老年人涂擦洗发液，双手指腹揉搓头发、按摩头皮（力量适中，揉搓方向由发际向头顶部）。同时观察并询问老年人有无不适，再用花洒将洗发液全部冲洗干净。

（3）洗浴身体。浸泡身体后放掉浴盆中的水，由上至下涂抹浴液，涂擦颈部、耳后、胸腹部、双上肢、背部、双下肢，然后擦洗会阴及臀下、双足。轻轻揉搓肌肤。最后护理员冲净双手，取少量浴液为老年人清洁面部，再用花洒将面部及全身浴液冲洗干净。关闭开关。

4. 擦干更衣

护理员用毛巾迅速擦干老年人面部及头发，用浴巾包裹老年人身体，协助老年人出浴盆。擦干身体坐在浴室座椅上，协助老年人更换清洁衣裤（一侧肢体活动障碍时，应先穿患侧，再穿健侧），搀扶（或用轮椅运送）老年人回屋休息。

5. 整理用物

护理员将用物放回原处，开窗通风。刷洗浴盆，擦干浴室地面，清洗浴巾、毛巾及老年人换下的衣裤。

延伸 阅读

老人洗澡的三个要点

1. 洗澡的时间。应根据习惯而定，中国人多半喜欢晚上洗澡，老年人洗澡的最佳时间是在晚饭后1~2小时。研究证明，睡前洗澡不仅令人睡得快，而且睡得也香。这是因为人体温度与睡眠质量有关联，睡前洗澡可使体温上升0.5℃～1℃，可以消除疲劳，刺激血液循环，有利于睡眠。但是，应注意：第一，不宜刚饱餐后就洗澡。因为食物在胃内消化需要大量的血液供给，若吃饱后立即洗澡，则可因体表血管扩张、血流增加而影响消化道的血流量。第二，不宜在饥饿时洗澡。这是因为水的传热性是空气的20倍左右，洗澡时要消耗过多的热量，而人体中的热量是靠血液中葡萄糖氧化产生的，如果空腹洗澡血液中葡萄糖偏低，便会出现头晕的症状，严重时还可发生低血糖休克。第三，生病发烧时不宜洗澡，劳动或运动出汗后不能立即洗澡，特别不能洗冷水澡，否则易患伤风感冒。第四，洗澡时间不宜过长。一般盆浴或池浴20分钟左右，淋浴10分钟左右。第五，老年人宜在家中洗澡，在家中浴室洗澡，要保持空气流通，以免发生意外。洗澡用水的水温不能太低，否则易受凉感冒，也不能太高，太高会引起虚脱，老年人洗澡的水温应不冷不热，一般宜用35℃～37℃的温水，这种温度与人体的正常体温近似，感觉特别舒服。如果体质好，又有冷水浴的习惯，可以经常洗冷水澡，冷水水温宜在5℃～20℃，最好不低于10℃，这样对健康更有利。因为洗冷水澡能给皮肤以很大的刺激，可使血管急剧收缩，大量血液被驱入内脏和深部组织。血管一次大力收缩之后，必定随之一次相应的舒张，这样一缩一张心脏和血管就能得到锻炼。同时，每次冷水洗澡之后都要用干浴巾擦身，能起到按摩小血管的作用，减少小血管的硬化，使心脏射血时所遇到的外围阻力减小，可防止高血压、心脏病的发生。再者洗冷水澡还能提高身体对寒冷刺激的适应功能，防止感冒。由此可知，常洗冷水澡，可以增强人的抵抗力，延年益寿，但有些人遇冷水皮肤就会产生过敏症状，患有严重高血压、冠心病、风湿症、空洞性肺结核、坐骨神经痛以及高热病人都不可进行冷水浴。

2. 洗澡的方式。可根据家庭条件和个人需要或习惯来选择，可进行盆浴、淋浴，或在浴缸、浴池中泡澡。在这几种方式中淋浴最佳，尤其对老年妇女最为卫生。在浴缸或浴池中泡澡时，水温宜控制在为好，且不宜长时间把全身泡在热水里，以免因体表血管扩张，血液过多流向体表，导致脑血流量减少，造成大脑缺血，发生头晕眼花，严重者甚至昏倒。患有高血压、心脏病和脑血管疾病的老年人，不宜到澡堂泡澡，以免发生意外。因为在澡堂里泡澡，受空间的限制，空气流通不好，澡堂内缺氧，很容易出现憋闷、压抑和气短，加之浴池内的水温通常较高，长时间将身体浸泡在水温较高的浴池内，高温使皮肤血管扩张，大量血液流在其中，从而导致心脑等重要器官相对缺血，是血栓、脑卒中的诱发因素。

3. 老年人洗澡时使用的肥皂也有讲究。由于老年人皮脂腺功能衰退，皮肤干燥，所以不宜使用普通肥皂或碱性较大的浴皂洗澡，应选用具有润肤作用、性质温和，既能杀菌又能止痒的中性润肤香皂或浴液。如果天天洗澡，也不必天天用肥皂，隔两三天用一次即可。

同 步 训 练

1. 对老年人更喜欢淋浴还是盆浴做一个小范围的调查，并写出调查报告。
2. 阅读"情境导入"中的案例，请协助韩爷爷选择合适的沐浴方法，并分小组进行实践训练。

任务四

协助老年人修饰仪容仪表

任务描述

很多人忽略了老年人的感受，认为老年人身体各方面开始衰老，没必要注意仪表，甚至很多老年人自己也这样认为，这种观点是错误的。其实，越是老年人往往越注重自己的仪表。他们希望自己像年轻时一样干净、有风度、漂亮。家人和护理人员也该理解老年人的这份心情，帮助老年人进行仪容仪表修饰，让老年人心情舒畅。这样有利于提高老年人的生活质量，也有益老年人身心健康。护理人员应该按时提醒或帮助老年人清理鼻、耳，修饰面容、修剪指甲等，掌握老年人的心理规律，了解老年人仪容仪表的特点，适当指导老年人如何着装等。让老年人感受生活乐趣，活得更有自信，更加健康幸福。

相关 知识

我们说的仪表即人的外表，包括人的形体、容貌、姿态、服饰等方面。仪表美是对一个人外表的基本评价，是形体美、服饰美、发型美、仪容美的有机综合。仪表仪态是一个人精神面貌的外观体现。很多老年人，认为自己年龄大了，形象差了，退休以后在家的时间多，外出也多是去公园、逛商场，一般情况下没有什么正式的社交活动，所以认为讲究仪表仪表是年轻人的事，对老年人来已经无关紧要了。其实这是认识上的误区。仪容仪表美不仅仅是青年人的追求，从某种角度看，老年人要格外讲究仪表仪态美。

一、老年人仪容仪表的特点

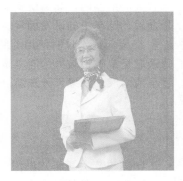

节俭是我们中国人的美德之一。很多老年人为了家庭和儿女忙碌辛苦一辈子，到老自己还是过得很节俭。他们年老之后还在为儿女担心，怕给子女增加负担，节衣缩食，从不为自己考虑。其实，老年人注重仪容仪表并不一定要花费多少钱，去买多么昂贵的服饰来装扮自己。老年人的美，在于自然、整洁，在于一生修养的沉淀和乐观豁达的生活态度。

与那些还在为了生活而忙碌奋斗的年轻人不同，老年人有更充裕的时间来修饰自己。只要老年人们平时多花一点时间，就可以轻松做到。比如早上出门前仔细修饰一下面部，试穿几套衣服；平时多与朋友们到商场看看，了解一下当下流行趋势，换换心情也是好的。晚上认真洗脸，用些护肤品。条件允许的老年人还可以参加一些礼仪培训、美容时尚培训班等。这样不仅美丽了自己，也美丽了心情，让生活更加有趣，提升自己的生活质量，提高自己的综合健康指数。

（一）老年人仪容仪表美的重要性

1. 良好的仪表仪表利于获得他人的尊重

随着年龄增长，老年人生理意义上的"自然美"减退，需要通过外观的修饰，保持甚至提升自我形象，从而达到"美的自然"。一个热爱生活、富有生活阅历、有修养的老年人，应当是注重仪表的。仪表端庄大方、整齐美观，体现着一个老年人的精神风貌，是身心健康、自尊自爱的表现。当老年人以这样的形象出现在任何场所时，便会得到他人的尊重。在家里，老年伴侣形象美好，能为夕阳之情增添色彩，提高夫妻晚年生活的幸福指数；在晚辈面前服饰整洁、举止端庄，会让儿孙会倍感欣慰和自豪，提升一个家族的修养根基；在同伴朋友圈内和公共场所讲究仪表，将永远赢得欣赏目光，提高受欢迎的程度。老年人也会因此给自己以更大的自尊和信心。相反，衣冠不整、不修边幅，会被认为老态拖沓、生活懒散，视觉上令人不舒服，难以得到别人的信任和喜欢，更谈不上尊敬。

2. 良好的仪表仪表体现着老年人对他人的尊重

注重仪表仪容也是尊重他人的需要，是讲究礼仪的一种具体体现。据有相关调查，在给人的印象中各种刺激所占的百分比是：视觉印象占75%，谈吐印象占16%，味觉印象占3%，嗅觉印象占3%，触觉印象占3%。每个人的仪表，无论有意无意，都会在对方心理上引起某种感觉，或使人轻松愉悦，或使人别扭。老年人如果尊重他人，就应该让他人通过你的仪表来感到你对他的尊重。

3. 老年人良好的仪表仪态能赢得好的第一印象

心理学上，把不相识的人第一次见面后所形成的直观感觉称为第一印象，由于第一印象具有鲜明、深刻的特点，其效果的优劣直接影响交往的继续进行，因此，交往时重视第一印象便成为一种普遍的心理倾向，即"首因效应"。第一印象的产生，只用了5～7秒，可给人的一种视觉感受，主要包括人的衣着打扮、肢体动作和言语表达，而其中穿衣打扮占了 55%，所以说端庄、整洁、美好的仪表，可以使人产生好感，留下深刻而美好的第一印象，从而为交际活动打下基础。

老年人的交际圈子大多是在邻里和公园。如果说邻里有多年交往的情感积累，人们可以稍微忽略一下人的外表的话，而在公园等公共交往场合，老年人的衣着、打扮、面容等这些外观视觉效果就起着决定的作用了。人们总会把目光投给打扮得体的人。因为一个人的穿着打扮是一个人生活情趣、价值取向、审美情趣的外延，人们通过它可以读出老年人的心灵。如果老年人因为自己的形象不佳而减弱对自己的认同度，从而不能在公共场所尽快融入群体里，其损失不仅是失去参与社会活动的机会，而且对老年人心理是一个打击。反之，老年人如果终日把自己修饰得端庄、得体，将赢得各个群体的尊敬，朋友圈子会不断地扩大，自己的情感依附面就宽了，老年人的生活将更有活力。

（二）老年人仪容仪表的特点

1. "秀外慧中"，老年人仪表美要追求外在美与内在美的统一

仪表美是人的外在美，但它和内在美不是对立的，恰恰相反，它是内在美的外在表现，它和内在美是有机统一的，它们共同构成了人的整体美。中国古人对仪表的理解，不仅涵盖了仪容仪表，还包括了与之相对应的某些内在素质。早在我国古代，就曾有过"美需内求"的说法。孟子说过这样的话："充实之谓美，美而有光辉之谓大，大而化之之谓圣，圣而不可知之之谓神。"中国古代的仪表之美似乎更强调一种内在的人格魅力，最终的目标是超脱外观之美，把一个人的德性提高到宇宙精神的广阔境地。在这一点上，西方人也有着同样的看法。歌德曾告诫人们："外在美只能取悦于一时，内心美方能经久不衰。"雨果也曾指导过人们："假如没有内在美，任何外在美都是不完备的。"可见，如果老年朋友能内外兼修，既充实内在，让自己拥有智慧、学识、修养和美德；又注重外在，让自己仪表端庄大方、整齐美观，那么，我们一定是深受别人尊重、欢迎的人。

2. "饰而无痕"，老年人仪表美要追求自然美与装饰美的统一

人们常说，"三分长相，七分扮相"，美饰装扮可以使平庸的形貌变得生动。但如果过分追求、一味讲究而忽视自然本色，就会显得矫揉造作，而失去仪表美的魅力。所以，自然之美是外在仪表美的根基。美源于自然，世间所有的美都必须首先是自然的。有人问：强调自然之美，那是不是就不用修饰，还其本色就可以了？那倒不是。根据自然规律，老年人的面貌身材与年轻时相比，肯定有了不少变化。拥有自然之美，并非被动地顺其自然，而是要根据自己的特质，经过恰当的修饰，展现合乎老年人的风采。因此，老年人在仪表的装饰上，无论是装饰程度，还是饰品数量以及装饰技巧都应把握分寸，自然适度，应追求饰而无痕的效果。否则，可能会本末倒置。所以，仪表不修饰不好，修饰过度更不好，应做到既雕琢又似自然天成。

3. "与众不同"，仪表美要追求个性与共性的统一

老年人对仪表美的追求也要充分考虑自己的个性特点，使仪表与自己的年龄、体形、肤色、个性、气质、性别、身份等相适宜，表现出一种和谐，这种和谐能给人以美感。在今天这样一个崇尚个性化的时代，不同体型、不同肤色的人应考虑到扬长避短，选择适体的服饰，力求突出体形优点、淡化体形缺陷；个性气质不同的人，可以通过仪表展示其个性，以期获得外在仪表美与内在精神美的和谐。但在追求个性化的同时，仪表美还必须兼顾到共性的统一与和谐。观察老年朋友的仪表我们可以发现，任何老年人的仪表都不是绝对超然、绝对个性、完全独立的，恰恰相反，老年人的仪表总受时代、环境、身份等共性因素的制约，从而使自己的仪表又不可避免地体现着共性之美，如时代的共性之美、环境的共性之美、身份的共性之美等。所以，当老年朋友装扮自己时，如

果能做到个性与共性的统一,将会给人留下美好的印象。

二、为老年人整理仪容仪表

(一)老年人仪容仪表修饰原则:"四个无"和"三部位"

1. "四个无"

(1)无异物:即保持面容和身体的清洁,注意脸上不要有眼屎、鼻涕、耳屎,身上不要有残发、头皮屑等。男士应注意鼻毛不能过长,过长的鼻毛非常有碍观瞻。可以用小剪刀剪短,不要用手拔,特别是当着客人的面。

(2)无异响:即身体不要发出诸如肠动、排气声,嘴里不要哈欠连天、打饱嗝,或发出手指响等,这些异响都显得不礼貌,应尽量避免,如不得已产生应和身边的人打个招呼,说声对不起。

(3)无异味:即要养成良好的卫生习惯,做到勤洗澡、勤换内衣裤,以免身上发出汗味或其他异味。另外,在出门前应尽量避免不喝酒和不吃大葱、大蒜、韭菜等有刺激性的食物。

(4)无创破:即保持面容、手部等裸露在外的身体各个部分完好、整洁,否则会令他人感觉不舒服。

2. "三部位"

(1)牙齿:牙齿是否清洁洁白,直接影响一个人的仪容。老年人平时要注意戒烟,不喝浓茶。因为长期吸烟和喝浓茶,牙齿表面会出现一层"茶锈"和"烟渍",牙齿变得又黑又黄,还会产生异味。老年人在社交场合进餐后一定要注意剔牙,但切忌当着别人的面剔牙,可以用手掌或餐巾掩住嘴角,然后再剔牙。

(2)鼻子:鼻子位于人的面部中间,非常容易引起人们的注意,如果老年人鼻毛过长或者鼻子中有异物,会立刻引起对方的不适或反感,所以,老年人应该定期修剪鼻毛,平时注意清洁鼻腔,注意不要在别人面前做挖鼻孔等不文明行为。

(3)手:社交活动中,人与人之间需要握手。即使不握手,手也是仪容的重要部位。一双清洁没有污垢的手,是交往时的最低要求。因此,老年人应经常关注自己的一双手,要随时清洁双手,指甲缝中不能留有污垢。同时,要经常修剪指甲。指甲的长度,不应超过手指指尖。长指甲不仅不利健康,社交中也容易伤到他人。修指甲时,指甲沟附近的"爆皮"要同时剪去,更不能用牙齿啃指甲。在任何公众场合所修剪指甲,都是不文明、不雅观的举止。

(二)帮助老年人修饰仪容仪表的方法

对于那些行动不便的老年人,同样有着一颗渴望被尊重的心,他们需要护理员帮助整理自己的仪容仪表,比如老年人的耳屎和鼻屎,如果不及时清理不仅不卫生,而且也感觉不舒服。可以自己清理的老年人应平时养成习惯,勤于清理。而有些老年人无法自己清理,则需要护理人员的帮助。在帮助老年人清理面部的时候,护理人员要一边清理一边向老年人确认是否疼痛。如果弄痛了老年人,就暂且不要勉强清理。当护理人员也无法清理干净时,则应劝老年人前去就诊。

1. 洗脸的方法

有些老年人洗脸是非常简单的,用清水冲洗几下就算洗完,平时也不用护肤品,导致皮肤干燥,加速了面容的衰老,也无法保证面部的清洁。老年人的时间相对比较充裕,每天应该认真洗脸护肤,这样才能提高生活质量、增加自信,使生活更有乐趣。洗脸要注意以下方面:

（1）先洗手。

每次洗脸前，请一定要用洗手液把手洗干净。请不要用肥皂洗手，因为肥皂是碱性的，经常使用会使手部皮肤变粗，如果不喜欢洗手液也可以考虑用香皂。

（2）洗脸的流程。

老年人可以选择亲肤系列的洗面奶洗脸，自然柔和、不刺激。取适量洗面奶，揉出泡沫，先从额头开始，从上到下，轻轻打圈按摩，不要用力过大。整个面部都要洗到，尤其注意清洗 T 形区。

（3）脸洗的次数。

一般洗脸是清晨和晚睡之前各一次。如果是寒冬，空气比较干燥又没有涂化妆品，那么晚睡之前用温水清洗一下就好。炎热的夏天，爱出汗的老年人总是满脸油汗，那么中午可以再清洗一次；平时如果外出，感觉有灰尘也可以清洗一下。洗脸的次数并不是确定的，可以根据季节和天气等具体情况来定。

（4）洗脸水。

老年人洗脸要先用温水清洁，再用冷水，应用流动水。用温水可以使毛孔张开，用洁面乳或洁面奶适度按摩，让它们带走脏东西，然后，用清水冲洗，再用冷水收敛毛孔。最后一遍一定用冷水。用冷水的目的是收敛毛孔，锻炼毛孔的收缩性，保持良好的弹性。

温水和热水最大的区别在于，温水给脸部细胞接触后不紧张的温度，热水给脸部细胞一下觉得好暖和的温度，本来我们是为了清洁脸部才使用温水，千万记住我们不是为了给脸部皮肤做桑拿。

有些老年人家里没有热水，只能用脸盆倒了热水瓶的开水，再兑冷水，使水温达到能够洗脸的温度，这当然是可以，但是要注意保持脸盆的干净。冲洗脸部洗面奶时，一定要用水把手洗干净了，再从脸盆里用手勺水往脸部冲。

（5）毛巾。

老年人擦脸最好选用全棉的干毛巾，让毛巾上的毛毛主动吸干脸上的水分，不要用毛巾使劲揉搓面部。毛巾要经常清洗、晒干，太阳光的紫外线可以杀菌。有些老年人会"一巾多用"，擦脸、擦脚、洗澡、擦头发，所有毛巾只有一条，这样是不卫生的，毛巾要做到"专人专用，一巾一用"，即每个人的毛巾分开使用，一条毛巾只做一种清洁。

2. 耳朵的清洁

对于一些年纪较大的老年人来说，耳屎日久堆积不处理的话，会影响听力，所以勤于清理老年人们的耳朵是非常重要的。但是老年人外耳道皮肤非常娇嫩，皮下组织少，血液循环差，掏耳朵时如果用力不当容易引起外耳道损伤、感染，导致外耳道疖肿、溃烂，掏耳朵时，稍不注意，掏耳勺还会伤及鼓膜或听小骨，造成鼓膜穿孔，影响听力。所以，老年人千万不可用硬物或手指甲掏耳朵，耳朵感觉不适时，可以用小棉棒蘸上甘油或植物油湿润耳道，以缓解症状。如发生感染，可先用些抗炎药膏，如红霉素软膏等，如不见好转，则须立即到医院处理。帮助老年人清洁耳朵可以参考以下步骤：

（1）对于行动不便的老年人需要护理人员帮助他清理耳朵，但是让别人给自己清理耳朵，老年人多少心里总有些担心，所以护理人员要事先与老年人沟通好，一边和老年人聊天放松他的心情，一边气定神闲地清理。

（2）准备好挖耳勺、棉签、纸巾、根据需要准备抗炎药膏；还要保证室内明亮。

（3）让老年人坐稳或者侧卧在床上，护理人员先用挖耳勺清理干燥的耳屎，再用棉签清理湿润的耳屎，把清理出来的耳屎放置在纸巾上，最后丢到垃圾桶中。

（4）如果清理的时候掏得太深，老年人会不自觉地动弹，这样时常会发生老年人受伤的事情，所以如果老年人觉得不舒适了就不要勉强进行下去了。

帮助老年人清理耳朵时，要时刻注意老年人的反应，如果老年人突然大幅度移动，很容易使老年人耳朵受伤，所以，护理人员要时刻警惕，动作也要轻、柔、快。

3. 鼻子的清理

鼻子最主要的功用是呼吸。它是呼吸道的第一个"要塞"，它像一个加工厂似地把从外界吸入的寒冷、干燥、混浊的空气，变为温暖、湿润、清洁的适合于气管、肺所要求的空气。鼻腔黏膜有丰富的血管，这些血管由于神经反射作用可舒张或收缩。就这样，空气接触鼻黏膜后变为接近体温的空气，如吸入零下 5℃的空气，通过鼻腔，温度可上升达 29℃。吸入的空气常伴有灰尘、细菌。鼻孔口的鼻毛能挡住粉尘，细菌等微小灰粒可被鼻黏膜分泌的黏液粘住。于是鼻孔内常常存留一些粉尘、细菌和脏物。现在城市的污染越来越严重，这些脏物就越来越多。所以鼻子的及时彻底清洁是非常重要的。帮助老年人清理鼻子可以参照以下步骤：

（1）准备好热毛巾、纸巾、棉棒、修建鼻毛专用剪刀。

（2）护理人员先用热毛巾将老年人鼻子周围弄湿润，使鼻子周围的皮肤温度升高，这样鼻涕才容易流出来；如果有鼻涕流下来的话，就帮老年人把鼻涕擤出来。

（3）用蘸了热水或者橄榄油的棉棒或搓成棍状的纸巾清理鼻涕的疙瘩，注意用力大小，用力过猛容易流鼻血。

（4）最后用专用剪刀修剪鼻毛。

由于鼻子内是非常敏感的，在帮助老年人清理时一定要注意力度，以免让老年人疼痛不适。

4. 为老年人修剪指甲

指甲里容易藏污纳垢，老年人必须勤剪指甲。对多数人而言，剪指甲是小事，可很多老年人却为这件"小事"而发愁。这主要是因为老年人大多眼睛不好使，而且老年人的细胞新陈代谢能力和再生能力都会越来越弱，构成指甲的角质层代谢减慢，于是导致角质层加厚，且表面凹凸不平，特别是脚趾，很容易在剪的过程中碰伤。有时候老年人的指甲增厚也可能是由真菌感染造成的（俗称灰指甲），所以一旦指甲变得坚硬、增厚，应首先到医院皮肤科进行检查、化验，确定是否感染。

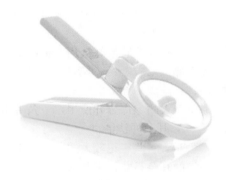

步骤：

（1）剪指甲的时候要保证有足够的光线，以免误伤老人。

（2）帮助老年人修建指甲之前，最好用温水浸泡一会，或者选择在老年人沐浴之后再修剪，因为这时他们的指甲是最柔软的，这比"干剪"省劲，还不容易剪到皮肤。

（3）护理人员可先用专用剪刀一点一点沿着老年人指甲边缘剪，再用指甲锉锉平，交叉进行。如果是脚趾甲，要平剪。很多人都不习惯用指甲锉，实际上，指甲锉是老年人剪指甲时最好用、最安全的工具。

（4）护理人员还要注意一次不剪得太多，剪到白色指甲还剩 7～8 毫米的时候就不要再剪了，以免皮肤受伤；剪得太深，会让老年人产生恐惧感，护理人员要一边剪一边询问老年人疼不疼。

偏瘫老年人的手指很难分开，护理人员要抓稳老年人的手，将自己的手指插入，或者用毛巾插入老年人手中，将手指与手指分开之后再修剪。

5. 为老年人剃须

刮脸剃须有益于面部清洁，使人显得更精神年轻，还能使死亡的皮肤细胞脱落，增强颜面和下

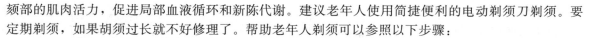

颏部的肌肉活力，促进局部血液循环和新陈代谢。建议老年人使用简捷便利的电动剃须刀剃须。要定期剃须，如果胡须过长就不好修理了。帮助老年人剃须可以参照以下步骤：

（1）注意清洁，用刷子清理好电动剃须刀的刀片和接触面，如果用的刀可以水洗，就在使用前后把它洗干净，做到专人专用，以免造成感染。

（2）通常电动剃须刀都是在干燥环境下使用，刮胡子时一般应保持脸部干爽，不过也可以使用专用的电动剃须刀和专用剃须水，以软化胡须。

（3）为老年人剃须之前要与他沟通好，让他配合剃须。为意识不清的老年人剃须时要格外注意，避免发生划伤等意外。

（4）为老年人剃须时，紧贴老年人的皮肤，注意不要让老年人乱动，以免受伤。

（5）剃须之后，不要忘记皮肤的保养，帮助老年人涂上护肤品。护肤品最好选择不含酒精的，因为酒精往往会令肌肤更干燥，并有一定刺激性。一般来说，须后润肤露是很好的护肤选择，乳液也不错。如果老年人的皮肤比较干燥，应注意选择保湿效果比较好的产品，如果是混合性或油性皮肤，就选择清淡一点的。

（6）为避免细菌滋生，剃须工作使用后的清洁必不可少。

延伸 阅读

六步洗手法

如何洗手才能起到更好的清洁效果呢？让我们来学习一下六步洗手方法：

第一步：掌心相对，手指并拢相互摩擦；

第二步：手心对手背沿指缝相互搓擦，交换进行；

第三步：掌心相对，双手交叉沿指缝相互摩擦；

第四步：一手握另一手大拇指旋转搓擦，交换进行；

第五步：弯曲各手指关节，在另一手掌心旋转搓擦，交换进行；

第六步：搓洗手腕，交换进行。

（三）老年人服饰搭配的建议

很多老年人比较喜欢深色的衣服，感觉年纪大了，穿得太鲜艳不合适。其实老年人应该尝试一下各种彩色系的服饰，不仅可以显得年轻精神，还能让身边的人受到感染。只要是符合年龄、身份与肤色的颜色都可以尝试。比如红色是一些老年人的最爱，在喜庆的场合，更是男女首选的颜色。可以是红色的外套，或者红色的围巾、红色的领带等。如果是外套，我们尽量选择深或暗一点的红色；如果是毛衣、针织衫或衬衣，因为是局部露出来的，可以根据自己的肤色，选择深色、鲜艳或粉嫩一点的红色都无妨。

老年人可以根据不同的场合来着装，比如走亲访友、聚会聚餐，沉稳色加亮色，神采奕奕中透露着生活的舒心又体现着对大家的重视；在家中时，可以换上休闲舒适的家居服；到公园做运动，可以选着亮色的运动服饰搭配舒适的运动鞋，会显得更有活力等。

无论什么场合，给人舒适、整洁的感觉最为重要，所以，上下服装的用色不要超过三种。如果说选服装的颜色主要是依据肤色的话，那么选服装的款式就是直接与我们的身材有关了。

很多老年人都已经"身体走形"，就要通过穿衣打扮来掩饰不足的身材，扬长避短也不失为一种"转移焦点"的方法。如果平时没有养成锻炼的习惯，大多数老年人的体型就会是腰身粗、肚子大，那如何能在自己穿着舒服的同时，也能让他人看着舒服呢？以下的建议您不妨试试：

（1）无论胖还是瘦，不穿紧身或过于宽大的衣服，而尽量选择合身的服装。

有的人觉得自己胖，就选择宽松的上衣，认为可以遮住不理想的体型，其实更放大了身材的量感；有的人瘦，也觉得该穿宽松的上衣，却让人有空空如也、随风即倒的感觉。当然，胖的人穿贴身衣服，会"原形毕露"，瘦的人穿贴身衣服，更会显得"骨瘦如柴"。所谓的合身，指的是穿在身上，不觉得过于宽松，也不觉得过于紧身。

（2）根据身材选布料材质。

服装的面料与体型也大有关系。瘦小或肥胖的人，都不适合用粗犷或闪光的面料，如粗花呢、厚斜纹布、有光泽感的绸缎等，前者穿了与个人的纤细形象不符，后者穿了会更显庞大厚重。瘦弱的男女可以选用精致轻盈的面料，如细华达呢、细斜纹布、细麻布、丝绒、乔其纱、针织弹力、羊毛羊绒、全棉等面料。

觉得自己体型偏胖的男女，则应避免使用太轻薄柔软的面料，使体型暴露无遗。外衣最好选用稍硬质或织法比较紧密有垂感的面料，如花呢、华达呢、精纺毛料、紧密的人字呢、方格呢、重磅丝质品、棉麻、混纺材质等，毛衣可选精纺羊毛衫（不贴身，有垂感）。如果上衣是毛料做的，那裤子最好也选毛料的；上衣是棉质的，裤子也最好是棉质的，并且裤子要挺括些，最好当中烫线条，很显精神。如果是女士，不想肚子鼓出来太多，拉链最好开在侧身，能帮助自己修饰一点体型。

（3）上衣的长短要顾及身材。

通常穿衣，上衣短点，可以显得腿长，但如果肚子鼓、臀围大的话，上衣就要稍长些，男装可到臀围处，女装要过臀围线，总之不能结束在身体最胖的部分。同理，女士的裙子也不能结束在小腿肚最粗的部位。

延伸 阅读

老年人仪容修饰小建议

对女性老年朋友来说，眉形是很重要的，注意眉形不要倒挂，即眉尾不能低于眉头；口红颜色的选择看皮肤、看穿的衣服，有桃红色、棕色、玫瑰色、红色，总有一款适合的。

最怕满头乱哄哄的卷发，不打理就出门。要注意自己的发型。

男士和女士的仪容卫生要求，用顺口溜作概括如下：

男士：胡须每日剃干净，头发整齐不油腻。

　　　没有头屑与眼屎，指甲清洁而整齐。

女士：洁肤修眉不能少，抹点口红精神好。

　　　指甲美观要整齐，头发清洁有型妙。

同 步 训 练

1. 请与大家分享自己对老年人仪容仪表美的看法。

2. 分小组练习为老年人洗脸。

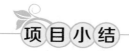

项 目 小 结

　　本项目介绍了老年人身体清洁的相关知识，重点介绍了老年人口腔清洁、头部清洁、沐浴以及仪容仪表修饰的基本方法及注意事项。由于老年人的身体状况各不相同，护理人员应根据实际情况为老年人提供科学、舒适的服务，同时要照顾到老年人心理活动的特点，让老年人能够心情舒畅。

一、选择题（选项不限）

1. 晚睡前，应将假牙放在（　　　）。

　　A. 床头桌上　　　　B. 冷水杯中　　　C. 酒精中　　　　　D. 热水怀中

2. 患有高血压的老年人，采用哪种洗头姿势比较安全？（　　　）。

　　A. 后仰后头　　　　　　　　　　B. 前倾低头

　　C. 淋浴时直立洗头　　　　　　　D. 侧卧洗头

3. 老年人淋浴的时间宜为（　　　）。

　　A. 5～10 分钟　　　　　　　　　B. 10～15 分钟

　　C. 15～20 分钟　　　　　　　　 D. 20～30 分钟

二、简答题

1. 老年人身体清洁照料需要注意些什么？

2. 简述老年人头发养护方法。

3. 简述对老年人仪容仪表修饰的看法。

三、论述题

在生活中帮助一位老年人做一次身体清洁照料，包括刷牙、洗头、沐浴和仪容仪表修饰，并详细记录过程，写出心得体会，对老年人身体清洁照料提出自己的看法。

教学做一体化训练

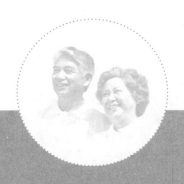

项目八

老年人睡眠照料

学习目标

睡眠对人的生命来说，就如同粮食和水一样，属于必须满足的绝对生理需要，是人类活动所必需的生理现象。睡眠时间占去人的生命的三分之一，睡眠不足、质量不高或不规律，就会使机体处于疲劳状态、免疫功能下降、神经内分泌系统紊乱，会导致患肥胖、糖尿病、心脏病等疾病的危险性增加，严重影响老年人的身心健康与安全。为老年人做好睡眠相关的照料服务，需要养老护理人员正确认识睡眠及睡眠障碍的相关概念，了解老年人生理睡眠特点、熟悉睡眠的相关知识、正确分析影响老年人睡眠的因素，掌握为老年人布置舒适睡眠环境的程序和技巧，并能够正确观察老年人的睡眠状况，及时记录，从而为老年人提供更加全面、专业且个性化的睡眠照料服务。

情境导入

王阿姨今年78岁，退休工人，患有冠心病、高血压；老伴去世多年，有一儿一女各自成家立业，不在家中居住，但相距不远，每周会回家看望王阿姨。随着年纪的增大，王阿姨的身体状况越来越差，常觉得日常生活力不从心，特别是每日的睡眠不好成了大问题，儿女考虑老年人现在的情况，与其商量后与她所在的居家养老服务中心签订了服务协议，帮助解决老年人三餐和日常生活照料，且希望从专业的角度帮助缓解睡眠遇到的问题。如果是你为王阿姨服务，你打算如何提高她的睡眠质量？

任务一

为老年人布置睡眠环境

任务描述

睡眠是维持整个生命的重要条件，睡眠会受诸多因素的影响，睡眠环境对睡眠的影响最为直接，应根据老年人的生理睡眠特点，协助老年人做好睡眠前环境准备，营造适宜的睡眠环境，有效改善老年人睡眠质量，提高健康水平，延年益寿。

相关知识

睡眠（Sleep）是一种周期发生的知觉的特殊状态，由不同时相组成，对周围环境可相对地不做出反应。睡眠与觉醒是生命活动所必需的两个相互转化的生理过程。人体只有在觉醒的情况下才能劳作，也只有通过睡眠才能恢复精力与体力，使人保持良好的工作状态。

睡眠分为五个阶段，在整个睡眠中循环出现。

第一阶段：睡眠的开始，昏昏欲睡的感觉就在这一阶段。一般需要 1～10 分钟进入第一个阶段睡眠。这时体温开始降低，肌肉变得松弛，对周围环境失去意识，易被外界的刺激惊醒。

第二阶段：开始正式睡眠，属于浅睡阶段，通常持续 20～30 分钟。心率和呼吸比清醒时要慢，这时个体较难被叫醒。

第三阶段：通常持续 10～20 分钟。这时一般的动作或响声通常不会惊醒睡眠者。

第四阶段：深睡眠状态。梦游、梦呓等现象大多发生在这个阶段。

以上四个阶段的睡眠共要经过 60～90 分钟，而且均不出现眼球快速跳动现象，大脑处于抑制状态，呼吸放慢，血压和脉搏比清醒状态下低 20％～30％。

第五阶段：研究者发现这一阶段里睡眠者眼球活动非常迅速。在此阶段大脑最为活跃，脑部新陈代谢加速，血液循环加快，颅内压增加，体温上升，如果此时将其唤醒，大部分人报告说正在做梦。

在整夜睡眠中，人们通常会经历 4～5 次这样的睡眠周期。睡眠周期会随着时间和年龄而有所改变，再如，新生儿的快速眼动睡眠约占睡眠时间的一半。而老年人一夜中出现快速眼动睡眠的时间约占 18％。可以据此推论，婴儿的梦远比成人要多，老年人睡眠时做梦较少。

什么是梦？随着现代对梦的研究深入，梦有关的神秘面纱被揭开了。做梦是人体一种正常的、必不可少的生理现象，人入睡后，大脑皮层的一部分细胞仍在活动，这就是梦的生理基础。正常人健康睡眠的标准除了应该包括入睡顺利，睡眠过程良好，足够的睡眠时间，还应该参照主观标准，即第二天醒来后是否头晕、头痛、四肢乏力、昏昏欲睡、烦躁不安、焦虑，生活质量和工作效率是否受到负面影响等。世界卫生组织确定"睡得香"是健康睡眠的最重要指标之一。

延伸 阅读

世界睡眠日的由来

为了唤起世界民众对睡眠重要性的重视，2001 年国际精神卫生和神经科学基金主办的全球睡眠和健康计划发起了一项全球性的活动，将每年的 3 月 21 日定为"世界睡眠日"。因为春季的第一天，季节的变换的周期性和睡眠的昼夜交替规律都与我们的日常生活息息相关。据世界卫生组织对 14 个国家 25 916 名在基层医疗就诊的病人进行调查，发现有 27％的人有睡眠问题。失眠症对生活质量的负面影响很大，但相当多的病人没有得到合理的诊断和治疗。

随着年龄的增长，肌体结构和功能会发生退化，老年人的睡眠功能也会退化。总体来说，老年人的睡眠有以下几个特点：

（1）睡眠时间缩短。60～80岁的健康老年人，就寝时间平均为7～8小时，但睡眠时间平均为6～7小时。老年人睡眠时间的长短因人而异，觉醒后感觉精力充沛、情绪愉快即可，不必强求一律。但是由于老年人体力减弱，很容易感觉疲劳，因此合理和科学的睡眠对于老年人来说仍然十分重要。

（2）老年人夜间容易觉醒，并且非常容易受到声、光、温度等外界因素以及自身老年病产生的症状干扰，使夜间睡眠变得断断续续。

（3）浅睡眠时大脑未充分休息，老年人浅睡眠期增多，而深睡眠期减少，老年人年龄越大，睡眠越浅。

（4）老年人容易早醒，睡眠趋向早睡早起。

（1）心理因素：如思虑过多，持续、强烈的精神创伤，精神负担过重，恐惧不安等造成的不良情绪，均会引起昼夜节律失调，是影响睡眠的常见原因。

（2）躯体疾病因素：因患各种疾病，如出现咳嗽、心慌、疼痛、尿频等症状，均会影响睡眠质量。

（3）年龄因素：人到老年，随着年龄的增长，对睡眠的调节能力减弱，老年人的睡眠质量不如年轻人好，时间也较年轻人短。

（4）环境因素：气候变化，如过热、过冷、过潮湿、过干燥均会影响到睡眠；室内噪声、强光的不良刺激会影响入睡；寝具舒适度等外界因素的变化，均对睡眠产生影响。

（5）不良生活习惯：睡前喝浓茶、饮咖啡、抽烟、看惊险影片，会导致大脑皮层兴奋，影响入睡。

老年人睡眠环境是指老年人睡眠的居住环境。居室环境包括八项内容：位置、墙壁和窗帘颜色、声音、光线、温度、湿度、通风及其他妨碍睡眠的因素（如蚊虫等）。

（一）室内环境的温度、湿度

老年人体温调节能力差，一般来说人睡觉时室内温度在20℃～24℃最为适宜，但又随四季发生变化，春天在19℃～22℃，夏季在25℃～28℃，秋季在22℃～24℃，冬季在20℃～22℃。相对湿度四季均控制在50%～60%。

（1）睡眠的最佳温度。

过冷、过热都会使人神不守舍，魂魄不宁，甚至辗转难眠。古人认为，人在睡眠时，头部不要面向热源如暖炉和暖气片。如果经常这样，会让人感到头晕，眼干眼涩，鼻干甚至鼻出血，还易诱发痱疱疮疖等疾病。有研究显示，人在21℃～24℃时感到最舒适，睡眠的效果最好。但这只是人睡眠时的理想温度，根据人的生活环境与生活条件的差异，对睡眠时的温度选择有很大的区别，可能高于或低于这个温度范围，不必过于拘泥。

（2）睡眠时的温度禁忌。

睡眠时的温度保持恒定，对有些家庭来说，还有一定的困难。因此，应根据居室环境合理管理温度变化，并注意睡眠时的温度禁忌。冬季不要因为室温低而蒙头酣睡，以免影响呼吸，导致窒息。夏天不要因为室温而丢弃被盖，夏天的凉风一样伤人。当出现发热时，应及时退热；出现低体温时，应服热饮料，并慎用安眠药物。

（3）保持室内的湿度。

室内空气湿度高可增加病菌的滋生，长期在潮湿又寒冷的环境中，不仅会影响睡眠，还容易感冒，患皮肤病。相反，在极干燥的空气中睡眠，会感到鼻干和咽干，也不利于健康。过于暖和或过冷的卧室均可使睡眠变浅，不易进入深睡眠。

如果夏季室内湿度超过70％，即过于潮湿，人体会感到闷气，这时可加强室内通风予以改善。冬季相对湿度低于35％时可喷些水或睡前用湿拖把拖地面，或放盆水在室内，还可使用加湿器提高室内湿度。

（二）声光及色彩

1. 光线

光线对睡眠的影响不容置疑。大多数人在开着灯的屋子里很难入睡，甚至彻夜难眠。有研究显示，连续3天在强光线下睡眠，会使人的思维结构发生紊乱，如导致入睡困难、失眠，甚至会产生谵妄、精神失常。

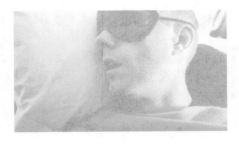

由于现代社会大量使用强光环境，已有部分人的睡眠类型发生了改变。为避免清晨的阳光过早照进屋子，睡眠前可以先拉好窗帘。

然而也有一部分人更习惯开着灯入睡，究其原因，大多是由于对黑暗存在恐惧心理。所以，他们在光线的照明下反而能够安然入睡。

另外，光线对睡眠影响虽然很大，但人在疲劳的情况下，短时间内光线对人的影响却是有限的。老年人睡眠容易受声光的影响，居住环境要保持安静。老年人视觉适应力下降，光线过暗会造成看不清周围景物而发生跌倒坠床等安全问题。夜间应有适当的照明设施，如夜灯或地灯。如果在睡眠时遇到暂时无法改变和消除的光源（如外界广告灯箱的光线射入卧室带来的光污染），可使用眼罩遮挡，但只能作为暂时的办法。

2. 色彩

色彩在一定程度上影响着心情和睡眠，尤其卧室的色彩对睡眠十分重要。一般来说，柔和暖色调的墙壁能给人睡眠的心理暗示，这样会有一种宁静、优雅、舒适的感觉，使人睡意加浓。如能将窗帘、壁画、床头灯和床上用品也配成相应的色调，将会使居家装饰更为祥和，适于入睡。墙壁颜色淡雅，可避免老年人情绪兴奋或焦虑。

3. 通风

老年人睡前，卧室应适当通风换气，避免空气浑浊或异味影响睡眠。通风可调节室温并可降低室内细菌数量，减少疾病发生几率。居室要经常通风以保证室内空气新鲜。

4. 位置

一般来说，卧室朝南是有利于健康的，朝南的居室日照时间长，且阳光充足，空气流通，室内舒适惬意，有利于睡眠。

床宜放置在卧室的南北方向，居室中或靠一侧墙壁。科学研究认为，人受磁力的作用，由于地球磁场的影响，人睡眠时采取头北脚南的方位，使磁力线穿过人体，可以最大限度地减少地球磁场的干扰。床不要对着门，床头不应置于窗下。

5. 老年人居室内的设备

室内设备应简单实用，靠墙摆放，家具的转角应尽量选择弧形，以免夜间碰伤起夜的老年人。

6. 卫生间

卫生间应靠近卧室，卫生间内设置坐便器并设有扶手，地面铺防滑砖。叮嘱老年人上床前排空大小便，避免和减少起夜造成对睡眠的影响。对于不能自理的老年人，在睡前将所需物品放置于适宜位置，如水杯、痰桶、便器等。

7. 衣着方面

选用质地轻软、穿着舒适、易清洗的面料。给一些身体功能较低下的老年人裁制新衣时，有条件者要照顾到容易穿脱、方便、安全。根据一些特殊要求制作特殊的衣服，如有溃疡病者，冬天会感到上腹部凉，可用绒布制作紧身背心或肚兜来保暖，以减少溃疡病发作。

8. 睡眠卫生

保持口腔卫生，每日数次刷牙漱口，有义齿的老年人要经常清洁义齿，夜间睡眠时摘下；晨起时主动咳嗽有利于支气管和肺泡的扩张，有防止肺部感染的作用；晨起饮一杯温开水。

 技能操作

为老年人布置睡眠环境

技能操作步骤与流程

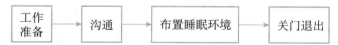

步骤1　工作准备

1. 环境准备。室内安静整洁。
2. 护理员准备。服装整洁。
3. 老年人准备。排便、洗漱完毕。
4. 物品准备。根据气候备棉被、床褥、毛毯等。

步骤2　沟通

护理员轻敲房门后进入房间，告知老年人准备熄灯休息。询问老年人房间温湿度是否合适，有无需要帮助的地方。

步骤3　布置睡眠环境

1. 护理员协助关闭窗户，关闭窗帘。

2. 调节室内空调或暖气开关，调整温度、湿度。

3. 检查老年人的床铺有无渣屑，按压床铺硬度。展开被褥，平整铺床，被褥松软适中。整理枕头至蓬松，高度按老年人习惯适当调整。

4. 协助老年人上床就寝，盖好盖被。询问是否还有需要，及时补充。

5. 调整光线，开启地灯，关闭大灯。

步骤4　关门退出

注意事项

1. 老年人床铺的要求：

要软硬适度，尤其是肥胖者的床铺一般不宜太软，过软的弹簧床通常会使上体过度下陷，影响呼吸及循环，也不易于翻身和移动体位，往往要抬起上半身后才能移动。有时身体在移动时容易失去重心而坠床，故一般宜睡硬板床。特别瘦的老年人，床上应垫得软些，以增强接触面，避免某些组织较薄的部位过度受压。

不同年龄段的人需要适当调整床的大小、高低、位置，以适应睡眠的需要。老年人多有骨质疏松及老年性骨关节炎，软床、钢丝床或松弛的棕床都不适合，因为不论哪种姿势睡眠，这类床都会使床的中部下陷，改变脊柱的生理状态，可能会加剧病痛。长期使用软床会使原本没有脊柱疾病的老年人患上脊柱疾病。而太硬的木板床则会使肌肉松弛的老年人产生压疮。最好用平板床加厚垫或软褥，以维持身体，保持生理状态。

2. 被褥的薄厚随季节调节：

冬季的被子不宜过重，但要保暖，以便使肌肉松弛，有助舒适入睡。夏季应使用透气吸汗的薄被。总之应根据家庭和老年人身体条件，采用合适的防暑保暖措施。被褥要经常洗净晒干，不应有霉味、汗臭味、药品味，不应影响睡眠。干燥的被褥方使人舒服，发潮的被褥接触皮肤，是令人不快的，所以未晒干的被褥不能使用，因生活或护理而弄湿的床单被褥要及时更换。被褥的色泽要素净、柔和、清新，而不宜采用灰暗或强烈刺激的色彩。褥垫不平一躺下就会感到不快，久卧后身体更会感到不适，影响睡眠。

3. 枕头的要求：

枕头软硬及高低要符合老年人本人的习惯，不宜太高或太低，软硬度适中。枕头软硬及高低要符合老年人本人的习惯，不宜太高或太低，软硬度适中。枕头的作用是在睡眠时，保证人体颈部的生理弧度符合生理需要，枕头过低会使头部充血，造成眼睑和颜面浮肿，而且下颚会上抬，容易出现呼吸道不畅、张口呼吸、打呼噜的症状；枕头太高，无论用什么姿势睡觉都会使颈部纵轴与躯干纵轴产生一定的角度，不但影响睡眠，一觉醒来会出现颈部酸痛、头晕、头痛、耳鸣等症状，或是睡到半夜手麻、脚麻，有时还可能发生落枕。

4. 注意保证老年人的睡眠安全：

老年人卧室、活动室面积尽可能宽敞些，家具不宜放置得过多过乱，使老年人在室内活动时感到方便。在睡前一定要把椅子、桌子、小孩玩具等杂物收拾好，以免碰着后摔倒。

床的两侧备置有靠背的木椅，以便手扶靠背帮助移动体位，也可以起到床档的作用，还可放一些备用物品；由于老年人肢体末梢循环不良，经常会出现足肿胀，因此鞋袜均要大些。鞋以软底有沟纹的软鞋为好，可以增加与地面的摩擦力，地面平而不滑且保持干燥，以防夜间起夜时滑倒。

由于老年人肾脏浓缩功能减退，男性老年人常因前列腺肥大造成膀胱残留尿液增多，因而

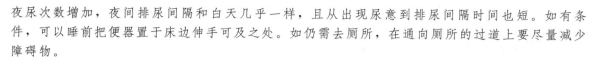

夜尿次数增加，夜间排尿间隔和白天几乎一样，且从出现尿意到排尿间隔时间也短。如有条件，可以睡前把便器置于床边伸手可及之处。如仍需去厕所，在通向厕所的过道上要尽量减少障碍物。

由于老年人血管运动中枢功能减低，在体位改变时容易引起暂时性血压波动，需要较长的恢复时间，而且老年人手足不太灵活。因此在体位改变时，特别是由卧位迅速坐起、站立行走时，容易发生体位性低血压。平日血压本已偏低者，此种低血压反应更加明显。避免服用不适当的药物，以免引起药源性跌倒的发生。

5. 应嘱咐老年人做到：

（1）起立动作要慢，最好同时用手扶一坚牢之物如桌子、床架或墙壁，使有所依靠。起立应分段进行，每一阶段都暂停片刻，防止眩晕或体位不稳引起摔倒和外伤。

（2）睡醒后不宜突然起立。无论白天或黑夜，醒后先活动一下手足，使血压稍升高些。特别在夜间服安眠药入睡者，需短时睁眼静卧，使眼睛对周围环境或灯光有了适应，然后按要求改变体位。

延伸 阅读

午睡有讲究

午睡是正常睡眠和清醒的生物节律表现，是保持健康必不可少的条件。不少人常常有这样的体会：午睡后下午精神非常好。国外有资料证明，在一些有午睡习惯的国家和地区，其冠心病的发病率要比不午睡的国家低得多。这与午睡能使心血管系统舒缓，并使人体紧张度降低有关。所以，有人把午睡比喻为最佳的"健康充电"。美国哈佛大学几位心理学家进行的一项研究显示，午间小睡可以提神醒脑，效果相当于一整夜八小时的睡眠。

午睡确实好，但是不宜在吃饭后立即午睡。因为午饭后胃内充满尚未消化的食物，若立即卧倒会让人产生饱胀感。正确的做法是吃过午饭后，先做些如散步、揉腹等轻微的活动，然后再午睡，这样会更有利于食物的消化吸收。

日常生活中经常可见坐在椅子或沙发上打盹之人，有的人干脆趴在桌子上睡。这些做法都是不科学的。因在午睡后，较多的血液进入胃肠，若此时再坐着坐着睡，时间久了大脑便会缺氧，让人产生头重、乏力、腿软等不适感。趴在桌子上睡，会压迫胸部，妨碍呼吸，增加心肺负担，睡后让人难受，有害健康。

另外，午睡不可以随便找个地方躺下就睡，也不宜在风口处睡午觉。因为人在睡眠中体温调节中枢功能降低，容易让人着凉生病。不恰当的午睡反而会使人身体受罪。

午睡虽然已被证实对健康有利，但由于年龄、习惯、环境等多种因素的影响，并非人人都有午睡的习惯。所以如果睡不着时，没有必要强迫自己午睡。

同 步 训 练

为"情境导入"中的王阿姨布置恰当的睡眠环境，并在小组内进行讨论分析。

任务二

老年人睡眠状况观察记录

任务描述

　　老年人随着年龄的增长，睡眠能力会下降，睡眠时间会逐渐缩短，睡眠质量也会降低。学会观察老年人的睡眠状况，做好观察记录，通过分析才能有针对性地给予适当帮助。

　　通过对老年人良好睡眠习惯的了解，熟悉老年人睡眠的观察要点，用所学知识正确观察老年人睡眠状况，并能报告记录睡眠的异常变化，通过对老年人睡眠状况的评估，分析存在的问题，给予适当帮助。

 知识

一、老年人良好的睡眠习惯

　　（1）每天按时起床就寝（包括节假日）。午睡 30～60 分钟，不宜多睡。

　　（2）按时进食，晚餐吃少，不宜过饱。晚餐后或睡前不食用和饮用对中枢神经系统有兴奋作用的食物、饮料。减少饮水量。

　　（3）睡前洗漱，排空大小便。热水泡脚。穿着宽松睡衣。

　　（4）入睡前避免阅读有刺激性的书报、杂志。避免看情节刺激、激烈的电视节目，不要在床上读书、看报、看电视。睡前做身体放松活动，如按摩、推拿、气功、静坐等。

　　（5）老年人有不愉快或未完成的事情用笔记录下来，减少就寝后惦念。

二、睡眠相关知识

（一）睡眠质量

　　睡眠质量是指在最佳睡眠时间，达到足够睡眠量，并且半小时内入睡，基本不醒或醒后能够很快再次入睡。觉醒后感觉精力充沛，情绪愉快。

　　最佳睡眠时间：成年人一般为晚 10 点至次日清晨 6 点。老年人可稍提前，为晚 9 点至次日清晨 5 点。

（二）睡眠时间

成年人对睡眠的要求一般为 7～9 小时。老年人由于新陈代谢减慢，减少 1～3 小时，达到 6～7 小时即可。老年人睡眠质量的判断，不应以睡眠时间的长短来衡量，而应以是否消除了疲劳，精力是否充沛来评判。

（三）生物钟

生物钟又称生理钟。它是生物体内的一种无形的"时钟"，实际上是生物体生命活动的内在节律性，它是由生物体内的时间结构序所决定的。保持健康的睡眠，最重要的是不随意打乱自己的生物钟。即使睡眠不够，也要按时起床。那些总是觉得自己睡眠不够的人们，应该用坦然的态度对待睡眠。睡眠是维持我们精神和生理状态自发平衡的一种自然现象。有时真正睡得不够，也不要担心，因为功能会自动调节以补足前晚睡眠的不足部分，如果昨晚没睡够，今晚就能熟睡，享受到高质量的睡眠。

（1）告知老年人，生活应符合人体生物钟节律，提倡早睡早起、午睡的习惯。对于已经养成的特殊睡眠习惯，不能强迫立即纠正，需要多解释并给予诱导，使其睡眠时间尽量正常化。有些高龄老年人，昼夜颠倒，有时睡几天，有时几天不能入睡，与脑软化有一定关系。对于这些老年人应给予特殊的照顾，施予适宜的外界刺激，调整其睡眠状况。

（2）夜间起夜易失去定向力和意识混乱，故应注意房间的布置，去卫生间的路上不放置障碍物，地面要平，避免滑倒。对于起床困难的老年人，要练习床上排便，床边备有便器。老年人要选择矮和硬软度合适的床，必要时放床挡，以防坠床。

（3）老年人的思维方式比较专一，又较固执，遇到问题不易排解，内向型的老年人有心事也不愿讲出来，这些均会影响情绪和睡眠。

（4）调整老年人睡眠，首先要调整情绪。睡眠与许多因素有关，应分析其原因，纠正影响睡眠的因素。有些老年人最大的问题就是入睡困难，为此服用镇静剂。长期服用一种药物，药效逐渐降低，当不断加大剂量或增加新的镇静剂时，会对镇静剂产生依赖性，所以使用镇静剂要遵医嘱，尽量交替使用。避免出现滥用镇静剂现象。

（四）睡眠障碍

睡眠障碍指睡眠量不正常及睡眠中出异常行为表现，也可以是睡眠和觉醒正常节律性交替发生紊乱。它可由多种因素引起，包括睡眠失调和异常睡眠。

睡眠障碍会导致大脑功能紊乱，对身体造成多种危害，严重影响身心健康，容易出现头晕、头痛、心慌、烦躁等现象，还可导致反应迟缓、记忆力减退、免疫力下降、易衰老，诱发多种疾病，例如：心血管疾病、糖尿病、肿瘤等。

睡眠障碍的分类中，失眠最为常见，失眠为入睡困难或难以保持睡眠。常见的失眠形式有：

（1）入睡困难：入睡时间超过 30 分钟。

（2）睡眠维持障碍：夜间觉醒次数≥2 次或凌晨早醒。

（3）睡眠质量下降：睡眠浅、多梦。

（4）总睡眠时间缩短：通常少于 6 小时。

（5）日间残留效应：次日感到头晕、精神不振、嗜睡、乏力等。

（五）睡眠呼吸暂停

睡眠呼吸暂停指睡眠期间呼吸暂时停止。最常见的原因是上呼吸道阻塞，经常以大声打鼾、身体抽动或手臂甩动结束。睡眠呼吸暂停伴有睡眠缺陷、白天打盹、疲劳，以及心动过缓或心律失常和脑电图觉醒状态。

睡眠呼吸暂停的一般原因为中枢性暂停、阻塞性暂停，以上气道阻塞导致呼吸暂停多见。长期上气道阻塞后也可引起中枢性暂停，这称为混合性暂停。

（六）睡眠姿势

睡眠姿势不良常常会引发一些疾病或增加某些疾病的发病率，所以保持正确的睡眠姿势和方向，对身体健康有着不容忽视的作用。尤其对于那些已患有某些疾病的老年人而言，选择适合自己的睡眠姿势就更为重要了。

睡眠的姿势不外乎仰、俯、侧睡（患有某些疾病的特殊患者，需要采取某种特殊姿势或必须避免某种姿势）。俗话说："立如松，行如风，坐如钟，卧如弓"，"卧如弓"指的就是睡姿，以略为弯曲的侧睡为好。

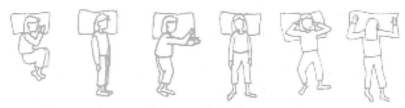

因为仰睡时身体和两腿都是伸直的，肌肉不能完全放松，所以不能得到充分的休息；有时两手会不自然地放在胸前，容易做噩梦；睡熟后，舌根容易下坠而造成打鼾，口水容易流入气管而引起呛咳。

俯睡时除身体及腿部肌肉不能完全放松外，胸腹部受到压迫，会影响心肺的功能；为了避免口鼻被枕头捂住影响呼吸，就得长时间地把头转向一侧，这样反而容易导致落枕（颈肌扭伤）。

侧睡时，脊柱略向前弯，四肢容易放到舒适的位置，全身肌肉得到放松，较前两种睡姿而言弊端更少。一般认为，向右侧睡较多：因为心脏受压少，这样有利于减轻心脏负担，利于心脏排血；而胃通向十二指肠以及小肠通向大肠的口都向右开，右侧卧位有利于胃肠道内容物的顺利运行；肝脏位于右上腹，右侧卧时它处于低位，因此供应肝脏的血液充沛，有利于对食物的消化、体内营养物质的代谢及药物的解毒，也有利于肝组织本身的健康等。

实际上，人们在整晚的睡眠过程中，不可能固定在一个姿势，到一定时候就会自行翻身或改变四肢的位置，以维持舒适的体位。人在睡眠过程中，只要能迅速入睡，没有不舒服的感觉，掌握一个睡姿就可以，不必太拘泥。

（七）休息与睡眠

（1）休息。

活动与休息是对立统一的矛盾。休息是更好活动的前提，活动有可促进身体及大脑的放松和休息。老年人需要较多的休息，而且要分散于一天的活动之中。早醒后需在床上休息片刻，伸展肢体，准备起床。变换一种活动方式也是休息，坐久了，需要卧床休息一会活站立活动一下。看书时间长了，需调整一下视力，举目远眺或闭目养神。休息要注意质量，不能认为坐、躺就是休息，有时坐卧太久反而会加重疲劳感，应注意调节性休息。

（2）睡眠。

老年人休息增多，但睡眠时间相对减少，每天大约 6 小时，且因人而异。睡眠的质量也可以受个人和环境因素的影响，如疾病的疼痛、呼吸困难、情绪变化、更换环境。睡眠质量不好可影响机体的状况，可能出现烦躁、精神萎靡、食欲减退、疲劳无力、血压增高，甚至发生疾病和危险。

三、老年人睡眠观察的要点

老年人睡眠观察的重点内容包括以下三方面：

（1）一般睡眠状况。

入睡时间、觉醒时间及次数、总睡眠时间、睡眠质量等。

（2）异常睡眠状况。

入睡困难、不能维持睡眠、昼夜颠倒现象、睡眠呼吸暂停、夜间阵发性呼吸困难、嗜睡等。

（3）异常睡眠记录内容。

异常睡眠记录内容包括床号、姓名、睡眠一般状况（入睡时间、觉醒时间及次数、总睡眠时间、睡眠质量）、老年人主诉、异常睡眠的表现，有无采取助眠措施等。

常用几种镇静安眠药的合理使用对解除短期失眠的老年人有显著效果。首选地西泮类药物，如舒乐安定（1～2mg）最安全。三唑仑（海乐神）可使人迅速进入睡眠，药物作用时间短，半衰期 2～3 小时，对后段睡眠均有作用，同时伴有抗焦虑和抑郁作用，用药时间以 1～2 周为宜，长期使用易产生药物依赖。对于顽固性睡眠的治疗可选用新一代的安眠药物，如忆梦返、思诺斯等药物，可以减少安定类药物依赖的发生，并有副作用较小的特点。

 技能操作

观察并记录老年人异常睡眠

【案例】

王红，女性，72 岁，退休工人。查房发现入睡晚，间断睡眠，每次睡眠时间为 30～60 分钟，清晨 5 点起床，询问老年人有无不适，老年人诉说睡眠差，感觉疲惫。

技能操作步骤与流程

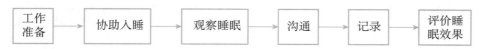

工作准备 → 协助入睡 → 观察睡眠 → 沟通 → 记录 → 评价睡眠效果

步骤 1　工作准备

1. 护理员准备。服装整洁，查阅既往照料记录，了解老年人近期的状况。

2. 环境准备。居室整洁。

3. 老年人准备。老年人平卧于床上。

4. 物品准备。如记录单、笔。必要时备被子、褥子、毛毯等。

步骤 2　协助入睡

护理员为老年人布置舒适的睡眠环境，协助老年人入睡。

步骤 3　观察睡眠

护理员夜间 2 小时查房一次。做到走路轻，关门轻。观察老年人睡眠状况，夜间 11 时查房老年人仍未进入睡眠状态，整夜觉醒 4 次。夜间温度下降，老年人觉醒时，为老年人增盖薄被。

步骤 4　沟通

晨起巡视并询问王红睡眠情况。王红主诉：5 点起床，夜间睡眠差，感觉疲乏。

步骤 5　记录

交班本上记录的内容：101～1 床，王红，夜间睡眠差。夜间觉醒 4 次，每次睡眠时间 30～60 分钟。晨起感觉疲乏。加强观察和看护。

步骤 6　评价睡眠效果

1. 睡眠是否有改善，次日疲劳是否有所减轻。

2. 睡眠过程中无外伤发生。

3. 由于睡眠改善，老年人心情好转，无精神萎靡，激动不安，各种慢性病控制平稳，无社会功能受损。

注意事项

1. 夜间查房注意走路轻，关门轻，避免惊醒老年人。

2. 记录内容详细，字迹清楚。

3. 尝试使用睡眠日记。

为了确定主诉失眠患者是否真的存在睡眠不足，可以通过连续 2 周记录睡眠日记，分析睡眠原因，以便于采取适当的、有针对性的措施改善睡眠。有时通过检查或分析自己的睡眠日记，会发现自己为之焦虑的睡眠不良其实并不存在，"失眠"及其导致焦虑现象能够自发解决。睡眠日记的内容如表 8—1 和表 8—2 所示。

表 8—1　　　　　　　　　　　　　　　　　　睡眠日记—1

					今天起床后的感觉				
					早晨填写				
按顺序逐日填写	昨晚上床时间	今晨起床时间	昨晚多长时间内睡着	昨晚睡眠过程中起床次数	精神恢复	精神部分恢复	疲劳	昨晚的总共睡眠时间	昨晚的睡眠受到以下因素干扰

列出所有影响您睡眠的精神、情绪、身体或环境因素，有无紧张、打鼾、身体不适，室内温度等。

表 8—2　　　　　　　　　　　　　　　　　　睡眠日记—2

按顺序逐日填写	饮含咖啡因的饮料				活动 20 分钟的时间				上床 2 小时进食情况			白天何时服用	入睡前 1 小时的活动
	早晨	下午	睡前 2 小时	无	早晨	下午	睡前 2 小时	无	含乙醇饮料	饱食	无		

注：含咖啡因的饮料包括咖啡、茶、可乐等。

四、常用的老年睡眠障碍的评估表

通过相关睡眠量表，全面了解评估睡眠情况，有针对性地找到根源以改善睡眠质量。

阿森斯失眠量表：用于记录你对遇到过的睡眠障碍的自我评估，对于出现的下列问题：入睡时间（关灯后到睡着的时间）、夜间苏醒、比期望的时间早醒、总睡眠时间、总睡眠质量（无论睡多长）、白天情绪、白天身体功能（体力或精神：如记忆力、认知力和注意力等）、白天思睡。针对上述问题，如果在 1 个月内每星期至少发生 3 次在您身上，就请您在相应的自我评估结果项目上画√。总分为 0～24 分，得分越高，表示睡眠质量越差；小于 4 分：无睡眠障碍；4～6 分：可疑失眠；大于 6 分：失眠。

下面介绍睡眠卫生知识量表与睡眠卫生习惯量表（见表 8—3 和表 8—4）。前者是一项有关白天行为对睡眠影响情况的调查表，主要是了解老年人对白天行为睡眠质量影响的情况。后者是针对每个行为，根据自己的情况，在每项后面的括号内填上您每周参与活动或经历的平均天数。睡眠卫生知识和习惯量表能够客观评价环境因素对于睡眠的破坏程度；帮助了解老年人对于睡眠卫生知识的掌握的情况和所存在的不良睡眠卫生习惯，有助于分析与判断老年人的日常行为对于睡眠的影响及其程度，对于选择和制定个体化治疗方案具有重要意义。

表 8—3　　　　　　　　　　　　　　　　睡眠知识量表

	对睡眠有帮助			对睡眠无影响	干扰睡眠		
	非常	中等	轻微		非常	中等	轻微
白天睡午觉或打盹	☐	☐	☐	☐	☐	☐	☐
上床睡觉时感到饥饿	☐	☐	☐	☐	☐	☐	☐
上床睡觉时感到口渴	☐	☐	☐	☐	☐	☐	☐
每天抽烟超过一包	☐	☐	☐	☐	☐	☐	☐
定期服用催眠药物	☐	☐	☐	☐	☐	☐	☐
睡前 2 小时内剧烈运动或活动	☐	☐	☐	☐	☐	☐	☐
每晚要睡同样长的时间	☐	☐	☐	☐	☐	☐	☐
睡前设法使自己放松	☐	☐	☐	☐	☐	☐	☐
晚上吃有咖啡因的食物、饮料或药物	☐	☐	☐	☐	☐	☐	☐
下午或傍晚锻炼身体	☐	☐	☐	☐	☐	☐	☐
每天在同一时间醒来	☐	☐	☐	☐	☐	☐	☐
每天在同一时间上床睡觉	☐	☐	☐	☐	☐	☐	☐
晚上喝酒（3 杯啤酒或其他酒）	☐	☐	☐	☐	☐	☐	☐

表 8—4　　　　　　　　　　　　　　　　睡眠卫生习惯量表

对下列每个行为，根据你自己的情况，在每项后面的括号内填上你每周参与活动或经历的平均天数（0～7）。	
午睡或打盹	（　　）
上床睡觉时感到口渴	（　　）
上床睡觉时感到饥饿	（　　）
每天抽烟超过一包	（　　）
定期服用催眠药物	（　　）
睡前 4 小时内喝含咖啡因的饮料（咖啡或茶）	（　　）

续前表

对下列每个行为，根据你自己的情况，在每项后面的括号内填上你每周参与活动或经历的平均天数（0~7）。	
睡前 2 小时内喝 3 杯啤酒或其他酒	（ ）
睡前 4 小时内服含有咖啡因的药物	（ ）
准备上床睡觉前担心睡觉的能力	（ ）
白天担心晚上睡觉的能力	（ ）
喝酒来帮助睡觉	（ ）
睡前 2 小时内剧烈运动或活动	（ ）
睡觉受光线干扰	（ ）
睡觉受噪音干扰	（ ）
睡觉受同床人干扰（如一人睡则填无）	（ ）
每晚要睡同样长的时间	（ ）
睡觉前设法让自己放松	（ ）
下午或傍晚锻炼身体	（ ）
晚上睡觉时卧室或床温暖舒适	（ ）

五、有效改善睡眠之锦囊妙计

（一）自我催眠法

去掉或松开紧束身体的东西（如发卡、眼镜、手表、领带、腰带、护膝、护腕等）。

（1）以不妨碍呼吸和各部位肌肉放松为前提，以最舒服的姿势躺好或坐好。

（2）微闭双眼，很自然地做几次呼吸，呼吸时体验胸部和心脏轻松、舒适的感觉。每次深呼吸后要体验一会儿，感到轻松、舒适后再做下一次。

（3）顺序放松两脚、双腿、臀部、胸部、双手、双肩、颈部、头部和面部肌肉。放松某部位肌肉时，先把注意力集中到该部位，默念该部位肌肉"放松、再放松"。然后体验一会儿该部位放松、舒适的感觉。待体验到这种感觉后，接着放松下一部位的肌肉。

（4）输入催眠和醒复指令："周身肌肉已经放松，非常舒适，身体轻轻下沉，下沉……"同时，体验这种舒适和不想睁开的感觉。"我的眼睛越闭越舒适，不想睁开，不想睁开……"同时，体验眼睛舒适和不想睁开的感觉；"我就要睡着了，就要睡着了，会睡得很踏实、很解乏，×点×分（具体时间自己拟定）准时醒来，醒来后会感觉身体轻松、头脑清晰、心情愉快……""从一数到五，我飘然进入催眠状态，×点×分愉快醒来，一，二，三，四，五……"

延伸 阅读

催眠十一法

1. 建立睡眠的信心。

2. 保持乐观良好的心态。

3. 安排有规律的生活。

4. 保持适度运动。

5. 适当调节日常饮食，单一的碳水化合物可以起到镇静的作用，而

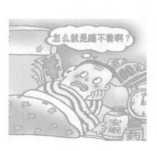

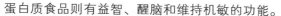

蛋白质食品则有益智、醒脑和维持机敏的功能。

　　6. 限制白天睡眠的时间。

　　7. 睡前放松心情，避免接触过多刺激。

　　8. 设计安静的卧房，建立适宜的睡眠环境。

　　9. 使睡床单纯化，不在床上看书、打电话、看电视。

　　10. 睡前饮食适度。

　　11. 合理使用安眠药。

（二）其他提高睡眠质量的方法

1. 饮食

控制脂肪、吃八成饱：进餐以低脂肪食物，八成饱为宜。吃得过饱、摄入不易消化的食物就会难以入睡。此外，傍晚以后尽量避开咖啡、红茶等刺激性饮料为好。

早餐要吃好：起床后先喝一杯水使内脏觉醒。早餐是一天的开始，要充分咀嚼并吃好。如果没时间喝碗汤也可以，一定要吃早餐。

2. 沐浴

温水泡澡：浸入 37℃～40℃的温水中。因副交感神经活动可缓解全身紧张使身心放松。但要避开就寝前或进餐后，否则有时会适得其反。

热水淋浴：在一天开始时，浸入 42℃左右稍热的水中，或淋浴。因交感神经受到刺激会使神经振奋。但有高血压及心脏病的人要避开此方法。

3. 运动

睡前轻松伸展：就寝前轻微伸展，适度活动身体。足部最易于储存疲劳，可通过按揉、拍打足底促进血液循环，可解除疲劳。建议在睡不着的晚上可试一试。

仰卧伸展：仰卧、双手握拳再展开，然后手足及颈部、关节也充分伸展开。此外也可配合腹式呼吸。可清晰地感觉到发自身体内部的觉醒。

4. 社会活动

营造放松的时间：营造与家人、朋友及宠物在一起的放松时间很重要，一起闲聊、散步可收到与一个人独处时不同的效果。

营造活动的时间：通过爱好及社区活动、志愿者及定期散步等家庭外活动，可以感觉到自己是社会的一员。外部适度刺激可引发兴致，营造充实的一天。

延伸　阅读

助眠食物

● 香蕉：除了能平稳血清素和褪黑素外，还有可让肌肉松弛的镁元素。

● 菊花茶：具有适度的镇静效果，对无法放松的精神或身体来说，它是完美的天然对抗手段。

● 温牛奶：含有一些色氨酸（具有镇静作用的一种氨基酸）和钙，有利于大脑充分利用色氨酸。

● 蜂蜜：能促使大脑停止产生进食素，进食素是最近发现的一种与保持清醒有关的神经传递素。

● 土豆：能清除掉对可诱发睡眠的色氨酸起干扰作用的酸。

● 燕麦片：能诱使产生褪黑素，一小碗就能起到促进睡眠的效果。

- 杏仁：既含有色氨酸，又含有适量的肌肉松弛剂——镁。
- 亚麻籽：富含 ω-3 脂肪酸。
- 全麦面包：有助于促进胰岛素的分泌，胰岛素在大脑中转变成血清素，有助于色氨酸对大脑产生影响，促进睡眠。
- 火鸡：是最著名的色氨酸来源，在全麦面包上放一片或两片火鸡肉，将会获得由食物诱发的良好睡眠。

同 步 训 练

请使用睡眠知识量表和睡眠卫生习惯量表对您身边的一位老年人进行评估。

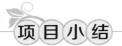

项 目 小 结

　　本项目阐述了睡眠的概念，重点介绍了老年人睡眠的生理特点及影响老年人睡眠的因素；在此基础上训练学生对老年人睡眠的全面评估；根据影响老年人睡眠的不同因素，结合所掌握的相关知识和技巧为老年人营造舒适的睡眠环境，能正确观察老年人睡眠状况，做好观察记录。为全面做好老年人睡眠照料奠定基础，这对改善老年人睡眠质量、维护和促进老年人身体健康是非常重要的。

教 学 做 一 体 化 训 练

一、选择题（选项不限）

1. 一般睡眠状况包括（　　　）。
   A. 入睡时间　　　　　　　　B. 觉醒时间及次数
   C. 总睡眠时间　　　　　　　D. 睡眠质量
2. 怎样的睡眠姿势最好？（　　　）。
   A. 仰睡　　　　　　　　　　B. 俯睡
   C. 侧睡　　　　　　　　　　D. 略为弯曲的侧睡
3. 为了老年人起床安全，建议做到起床的三个半分钟是什么？（　　　）。
   A. 床上躺半分钟　　　　　　B. 坐起来再等半分钟
   C. 两条腿垂在床沿等半分钟　D. 站在地上再等半分钟

二、简答题

1. 简述老年人的生理睡眠特点。
2. 简述居室环境包括哪八项内容。

三、论述题

老年人应养成怎样的良好睡眠习惯？

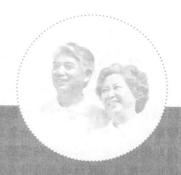

项 目 九

老年人陪同服务

学习目标

知识目标

1. 认识老年人陪同服务的迫切性、重要性、价值与意义
2. 掌握陪同服务的总则及陪同工作人员的自我保护方法
3. 掌握陪同服务所涉及的相关技能
4. 了解陪同服务评估、服务方案及协议、实施服务及记录、满意度
5. 熟悉陪同服务的操作要点以及注意事项

能力目标

1. 能够独自判断及评估老年人的陪同服务需求
2. 能够独自完成老年人的陪同服务
3. 在陪同服务时段，遇到突发事件能够有足够的应急处理能力

素养目标

1. 能够从整个家庭的现状来评估陪同服务对他们的重要性、迫切性及产生的影响
2. 能够在进行陪同服务的时段保护好自身及提供高品质的陪同服务

老年人陪同服务是现在社区居家养老服务当中重要的一项服务内容。提供高品质的陪同服务，对于一个有需要的家庭来说意义重大。在一个家庭中，当家人不能担当相应责任或实际现状已不具备家庭实质功能的时候，陪同服务给予了有需要的人一个可以停靠、信赖的港湾，让他或她依旧可以享受到生命存在的价值和意义，坦然接受现状，不因为家庭成员不能担当相应的照护而产生困扰、哀伤、恐惧、抱怨。通过陪同服务，可以引导他们积极地面对生活，有尊严、有品质地生活。

与此同时，此项服务也在敦促着从事养老服务中的各类人员意识到陪同服务存在的重要性。把看似简单的陪伴、陪聊等服务提升为专业的、有高质素的服务项目。

而特别要提出的是陪同服务的总则及陪同工作人员的自我保护。总则是以老年人为中心进行陪同服务，不是以陪同工作人员为中心。避免陪同服务过程中，陪同人员以自我为中心的思维方式进行陪同服务。但同时在陪同服务过程中，陪同的工作人员也要做好自我保护工作。因为难免有些老年人可能会在单独与陪同工作人员相处时，出现骚扰行为或是语言暴力情况，甚至有可能出现打人行为。当然这是少数情况。以上提到的这些情况都需要在对陪同服务进行评估时仔细观察，谨慎对待。

现有的陪同服务极其考验陪同工作人员的综合质素能力。综合质素能力中涉及与他人的沟通能力、观察能力、问题解析能力、服务能力、面对不同环境的适应能力、处理突发情况的应对能力等。若服务人员掌握了这些相关技能，具备了良好的服务态度，摆正了服务与被服务的关系，就会为老年人提供更高品质的陪同服务。

情境导入

王阿姨今年82岁，是一名退休干部，患有慢性支气管炎；老伴已去世，近几年都是一个人生活，能自理。王阿姨有个收养的女儿，在外地工作以及生活，虽不能常在身边伺候，但是经济条件很好，可以支持王阿姨进入养老院或雇保姆照顾她。为难的是王阿姨并不接受进养老院，也不适应家里住个保姆照顾自己。因此找到了社区当中的家庭支持资源中心寻求帮助。

根据王阿姨的情况，社区中的家庭支持资源中心派遣工作人员上门为王阿姨评估，制定服务内容，签订协议，并在签订协议后对王阿姨进行一系列的陪同服务。

任务一

陪同服务评估

任务描述

为了使提供的服务更有针对性，在对老年人进行陪同服务之前，社区中的家庭支持资源中心要派遣工作人员或团队去往老年人家里进行具体需求评估。根据具体评估制定出陪伴服务方案，然后签订协议，最后提供陪同服务。

相关 知识

一、家庭基本信息

为了使得评估服务更加标准化，并提高评估效率，可将评估内容制定成评估表。

这个评估表是针对陪同服务的，参考如下：

丈夫姓名：_____　　年　　龄：_____

出生年月：_____　　联系电话：_____

妻子姓名：_____　　年　　龄：_____

出生年月：_____　　联系电话：_____

儿子姓名：_____　　联系电话：_____

女儿姓名：_____　　联系电话：_____

家庭成员现状：

老年人独居 ☐

夫妻（老年人）单独居住 ☐

夫妻（老年人）与子女同住 ☐

老年人身体自理能力：

丈夫：自理 ☐　　　　半自理 ☐　　　不能自理 ☐

妻子：自理 ☐　　　　半自理 ☐　　　不能自理 ☐

疾病史：

丈夫：心脏病 ☐　　　糖尿病 ☐　　　其他：_____

妻子：心脏病 ☐　　　糖尿病 ☐　　　其他：_____

家庭环境：

居住环境差 ☐　　　居住环境一般 ☐　　　居住环境良好 ☐

备注：此点可以按使用面积评估，如：居住 30～50 平方米、50～80 平方米、80～110 平方米。

经济状况：

贫困——购买不起服务 □   中等水平——购买得起陪同服务 □

高收入家庭——购买服务无压力 □

备注：此点可以按收入评估，如：收入 1 500～2 000 元/月、2 000～2 500 元/月。

需求陪同服务：

陪同就医 □   从_____到_____

陪同购物 □   从_____到_____

陪同休闲活动——室内 □

　　　　　　——户外 □   地点_____

陪读陪聊□

陪同服务需要几个人：

一人 □   两人 □

备注：_____

思考一下：

　　为了更切合你所在机构所需用的评估系统，你会怎样设计评估表呢？尝试自己设计一个吧。

二、陪同服务方案及协议

具体如下：

甲方：_____

乙方：_____

服务内容：×××陪同服务

×××陪同服务从_____年_____月_____日至_____年_____月_____日

服务时间：周三，上午 10：00—12：00   时长：2 小时

服务频次：4 次/月，每周一次

服务费用：×××元/月

缴费时间：20 日/月

服务人员姓名：_____   联系电话：_____

危机处理：

1. 在陪同服务过程中，意外发生时是否同意机构人员进行急救？

2. 在陪同服务过程中，意外发生时是否同意机构人员拨打 120 进行急救？

免责协议：根据情况拟定

双方签字：

甲方：_____   乙方：_____

签字日期：_____   签字日期：_____

三、陪同服务记录卡

具体如下：

陪同人员姓名：＿＿＿＿＿＿＿ 联络手机：＿＿＿＿＿＿＿

服务时间：每周三，上午 10：00—12：00 时长：2 小时

达到情况：

准时 □   迟到 15 分钟 □   迟到 30 分钟 □

×××陪同服务完成情况：

顺利完成 □

出现问题 □   说明：＿＿＿＿＿＿＿＿＿＿＿

处理方案：＿＿＿＿＿＿＿＿＿＿＿＿＿＿＿

服务日期：＿＿＿＿＿＿＿＿＿＿＿

被服务老年人签字：＿＿＿＿＿＿＿

四、陪同服务满意度测评

具体如下：

非常不满意 □

原因：服务态度 □   行为 □   其他：＿＿＿＿＿＿＿＿＿＿＿

不满意 □

原因：服务态度 □   行为 □   其他：＿＿＿＿＿＿＿＿＿＿＿

满意 □   原因：＿＿＿＿＿＿＿＿＿＿＿＿＿

非常满意 □   原因：＿＿＿＿＿＿＿＿＿＿＿＿＿

同 步 训 练

制定一个评估服务表格，并选取一个老年人家庭，根据表格内容进行评估，最后总结你所制定的评估表的优缺点，并加以完善。

任务二

陪同就医

任务描述

有数据显示，现在鳏寡独居的老年人，失独的家庭，"空巢"的老年人都有需要陪伴就医服务的需求。不难想象，在这个境遇中的老年人会面临很多的困难和挑战！有的老年人因为身体状况差、行动不便，无法很好地解决就医问题。有的或者是老伴病患在床，身边又无子女在身边，更是加大了就医难度。对于鳏寡的老年人，更惨淡的情况是死在家中无人知晓。而对于失独的家庭来说，每每想到老年的生活境况，也是心生恐惧。此外，随着科技的发展，信息时代的来临，让老年人们很难合拍于现在的生活，尤其是面对手机、网络等。而对于不识字的老年人而言，更是难上加难。当他们外出，看病就医时，就会遇到各种各样的困难。

另外，面对现实生活的状况，他们的子女也很难做到时常陪伴在他们身边，解决他们的各种问题。为此，子女们也是万分苦恼。

面对以上种种情况，陪伴就医服务就凸显得尤其迫切及重要。陪伴就医服务可以解决老年人部分看病难的问题，至少可以帮助老年人解决选择最佳乘车路线，陪伴他们到医院，路程中老年人若遇到突发情况，身边有人帮助联络解决急救等实际问题。到达医院后也可以帮助老年人排队、跑腿取药等。而从另一个角度讲，陪伴就医服务替老年人的子女们尽了一些应尽的责任和解决了他们不能陪伴老年人就医的实际问题，替他们解了忧愁，减轻了压力和负担，从而架起了一座连接老年人与子女关系的桥梁。

从陪伴就医服务来说，更考验了陪伴就医服务人员的综合工作能力。从外出陪伴就医准备工作开始，到路途中可能遇到的突发情况及应急处理、与老年人及子女的沟通，甚至是与医院方面的协调，处处体现出陪伴就医工作人员的素养、技能、服务品质。

相关知识

一、就医前与老年人的沟通及外出就医的准备工作

首先，工作人员要根据老年人的家庭情况、身体健康状况、所要到达的医院、具体的就医内容等与老年人进行沟通和商讨，为之后做出一系列的安排及外出所使用物品作出准备。

与老年人的沟通需要有耐心，陪同工作人员需要使用柔和的言语，不要有强势的态度和行为，切忌急躁的言语。通常老年人的动作会慢些，多一点耐心给他们，等待他们的反应。在沟通过程

中，多观察老年人的精神状态，留意他们的身体状况，看是否有不适，体力是否能够支持他/她外出就医，是否困难，是否需要叫车接送等并作出沟通及观察记录。必要时可以用视频记录下片段。

其次，列出每一项的具体清单。具体如下：

外出行走的路线：从＿＿＿＿＿＿＿＿＿＿到＿＿＿＿＿＿＿＿＿＿。

乘车情况：先是步行，然后乘坐＿＿＿＿＿＿＿＿路公交汽车，或是乘坐＿＿＿＿＿＿＿号线地铁，＿＿＿＿＿＿＿＿＿＿。

外出携带的药品：＿＿＿＿＿＿＿＿＿＿＿＿＿＿＿＿＿＿＿＿＿＿＿＿＿＿＿＿＿＿＿＿。

备注：老年人的急救药物，如有心脏病的老年人所必备的速效救心丸。

外出携带的其他物品：医疗卡、钱、纸巾、水、糖（低血糖患者）、小毛巾、雨具等。

天气情况：看是否要准备备用的衣服。

外出助行器械：轮椅、拐杖、便捷座椅（视情况而定）。

提醒及确认：是否是今天去医院看病，如果可以联络好医生。

丈夫/妻子的联系电话：＿＿＿＿＿＿＿＿

子女的电话：＿＿＿＿＿＿＿＿

备注：若是老年人家里有丈夫/妻子患病在床，老伴需要陪同就医服务，就需要陪同服务工作人员与所在机构（家庭支持资源中心）取得联系或是与所在居委会取得联系，提出需要一位义工或协调由居委会的工作人员暂时在老年人家里陪伴患病在床的老年人。或是在最初评估时，提出需要两位工作人员配搭完成此项服务。

二、与老年人子女的沟通

在陪同老年人外出就医以前，陪同工作人员需要和老年人的子女进行短暂沟通。短暂沟通有两个目的：一是告知老年人子女，当日有陪同老年人就医一事。二是温馨提醒子女，及时关注发生在父母身边的事情、及时关注和了解父母身体健康情况、及时通过电话表达对父母的爱和关注。让父母感受到子女的存在与关爱，同时享受到优质陪伴就医服务所带来的温馨和体贴。

三、危机情况的辨识

危机情况的辨识是重要的一项工作技能，非常能考验陪同人员的观察能力及面对老年人各样变化的敏感度，这些都是能够帮助陪同人员快速判断及分辨问题所在的前提所在，此时也能体现出陪同人员的应对能力。那么，在哪些方面陪同人员需要注意呢？如：老年人的精神状态、表达语言时头脑的清晰度及逻辑性、老年人的体态姿势，这些方面都可能隐藏着潜在病理的危机。

四、陪同就医服务时的操作要点及注意事项

（一）操作要点

（1）评估老年人当日的精神状态及体力情况，选择陪同就医的途径。如：看是否需要出租车来回接送，或是陪老年人直接行走、乘车等。

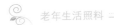

（2）为路途中可能出现的情况作出预案，如是否使用轮椅、拐杖、便捷座椅等。总之，首要是保障老年人在路途中的安全问题。

（3）陪同工作人员切记不要与老年人发生争执，时刻保持清醒的头脑、友好的态度，遇到事情不慌张。

（二）注意事项

（1）即使准备工作充分，也难免在路途中有意外发生。若有突发情况，可以根据平日所学习的护理及救护知识采取适当行动。

（2）若是不能很好地判断，应及时拨打急救电话进行救护。同时，联络所在机构进行支援，打电话与老人的子女进行联络。

延伸 阅读

陪同就医小贴士

1. 选择正规的医院就医。

2. 事先预约挂号，以减少老人在医院等待的时间。

3. 准备好病历、医保卡等看病必需的资料。

4. 选择好交通工具，尽量事先预约好出租车，以免老人在路旁等候过久，坐轮椅者可先预约残障专车。

5. 上下车时须注意安全，上车时应让老人臀部先坐上，然后以手护其头再上车，下车时以相反顺序执行并须确定老人已安全离开车子，才能让车开走。

6. 注意老人上下楼梯、电梯的安全。如老人活动不太方便，可从医院服务台借用轮椅。

7. 就诊时与老人一同进入诊疗室，协助提供诊疗所必要的资料，了解老人的病情及该疾病的注意事项，以指导老人平时的生活起居。

8. 安排检查（如抽血、拍片等），以半天为原则，以防老人体力不支，老人做检查时应在旁协助（如上下检查台、更换衣服等）。

9. 应了解康复方法，返家后指导老人在家做康复。

10. 返家后，应确认老人对服药及疾病注意事项是否已清楚。

11. 协助老人服药。

同 步 训 练

"情境导入"中的王阿姨有一天正在社区的活动中心跟朋友们一起打扑克，忽然晕倒了，你被紧急派出陪同王阿姨就医，请详述你的服务过程，并分小组进行角色扮演。

任务三

陪同购物

任务描述

　　陪同老年人购物服务的价值和意义，在于此项服务帮助老年人保持了正常的生活功能及社交礼仪活动。

　　外出对于老年人而言涉及了自身的妆容和社交礼仪，而这方面恰恰也体现出老年人某一层面的心理健康水平和对生活的态度。同时，在陪同购物的过程中，会有机会与不同的人打交道，也会遇到不同的情境出现，这些都会对老年维持正常生活起重要的积极作用。保持这样的生活功能，会让老年人感受到没有因为年老，而与社会脱节；没有因为年老，而进入隔离生活。反而因为陪同购物服务的存在，延缓及维持了老年人的这一重要生活功能，为老年人的生活增加了保持正常生活的机会。从这些方面讲，陪同老年人购物服务是具有重要价值和意义的。

 知识

一、陪同老年人购物前的准备工作

　　首先，工作人员要根据老年人的身体健康状况、所要到达的购物场所、具体购买的物品与老年人进行沟通，为之后做出一系列的安排及外出所使用物品作出准备。

　　与老年人的沟通需要有耐心，陪同工作人员需要使用柔和的言语，不要有强势的态度和行为。切忌急躁的言语，通常老年人的行动动作会慢些，多一点耐心给他们，等待他们的反应。

　　另外，对于外出购物时的妆容，男性老年人和女性老年人会有所不同。女性老年人更注重着衣打扮，尽量帮助她们梳妆得漂亮得体，这样会增加她们的自信心、愉悦的心情，男性老年人需要注意保持衣物干净整洁、面容洁净，看发型是否凌乱。这些也会影响到男性老年人的自信与尊严。

　　其次，列出每一项的具体清单。具体如下：

　　外出行走的路线：从＿＿＿＿＿＿＿＿＿＿到＿＿＿＿＿＿＿＿＿＿＿＿。

　　乘车情况：先是步行，然后乘坐＿＿＿＿＿＿＿路公交汽车，或是乘坐＿＿＿＿＿＿号线地铁，＿＿＿＿＿＿＿＿＿＿＿＿。

　　外出携带的药品：＿＿＿＿＿＿＿＿＿＿＿＿＿＿＿＿＿＿＿＿＿＿＿＿＿＿＿＿＿＿＿＿＿＿＿

　　备注：老年人的急救药物，如有心脏病的老年人所必备的速效救心丸。

　　外出携带的其他物品：购物袋、钱、纸巾、水、糖（低血糖患者）、小毛巾、雨具等。

天气情况：看是否要准备备用的衣服。

外出助行器械：轮椅、拐杖、便捷座椅（视情况而定）。

提醒及确认：购买物品清单。

丈夫/妻子的联系电话：＿＿＿＿＿＿＿＿

子女的电话：＿＿＿＿＿＿＿＿

二、与老年人子女的沟通

在陪同老年人外出购物以前，陪同工作人员需要和老年人的子女进行短暂沟通。短暂沟通有两个目的：一是告知老年人子女，当日有陪同老年人外出购物一事。二是温馨提醒子女及时关注发生在父母身边的事情，鼓励父母保持外出及生活社交活动。同时，若有意外情况发生也可以及时与他们联络进行处理。

三、危机情况的辨识

危机情况的辨识是重要的一项工作技能，非常能考验陪同人员的观察能力及面对老年人各种变化的敏感度，这些都是能够帮助陪同人员快速判断及分辨问题所在的前提，此时也能体现出陪同人员的应对能力。那么，在哪些方面陪同人员需要注意呢？比如：老年人的精神状态、表达语言时头脑的清晰度及逻辑性、老年人的体态姿势，这些方面都可能隐藏着潜在病理的危机。

四、陪同老年人购物时的操作要点及注意事项

（一）操作要点

（1）随时注意老人的身体状况及行动安全。

（2）留充裕的时间购物，不着急赶时间。同时要注意避免在闷热、拥挤、不通风的购物环境中逗留太长的时间。

（3）为老人提供购物参考，让老人自行决定购物与否。

（4）协助老人提物，避免老人用力提物和过于疲劳。

（二）注意事项

（1）陪同老年人外出购物时，路途中遇到售卖东西的，及时提醒老年人不要随便听取售货人员的夸张言辞，以免老年人上当受骗。

（2）尽量让老年人自己保存好钱财，即使购物时，也尽量让老年人直接支付或收回所找的零钱，以免出现误会。

（3）即使准备工作做得充分，也难免在路途中有意外发生。若有突发情况，可以根据平日所学习的护理及救护知识采取适当行动。

（4）若是不能很好地判断，可以及时拨打急救电话进行救护。同时，联络所在机构进行支援，打电话与老年人的子女进行联络。

案例思考

何爷爷今年75岁，需要经常外出购物。在去市场的路上，常有人向他推销东西，比如：为他提供一些免费试吃的营养品，告诉他营养品多么多么的好，结果就是何爷爷忍不住要去尝试，或抱着占小便宜的心理天天去尝试。结果推销员就怂恿何爷爷大量订购。

何爷爷付款后再打电话给推销员时，对方就关机了，开始何爷爷不相信被骗了，后来连续几天打电话，对方都关机，何爷爷才后悔莫及地知道受了骗。受骗后的何爷爷又不敢把这样的事情和子女说，自己生闷气，十分愤怒。

在现实生活中这样的例子很多，陪伴老年人外出购物的工作人员需要特别提醒陪同的老年人，不要相信路边的这些免费试用的事情。

延伸 阅读

日本老年人购物不难

中国的老龄化与日本的老龄化有很大的不同，中国人口老龄化超前于现代化，即"未老先富"，老年福利缺乏强大的经济支持。可是中国与日本老龄化也存在许多共通之处，比如老年人口发展速度快，老龄化人口地区分布不均匀，老龄化城乡倒置，等等。但最大的共同点当属两国"购物难民"不约而同地出现。

可是目前，日本已经基本上解决了"购物难民"的难题，日本在老龄化过程中所采取的对策，在解决"购物难民"问题时的经验和教训，对于今天的中国，无疑具有相当大的借鉴和启示作用。至于如何借鉴日本的成功经验，还确实有待我们进行深入细致的研究。

一条街买全必需品

日本的老龄化之严重，已经到了"不看不知道，一看吓一跳"的地步。在东京街头，到处都能见到老人的身影，面对如此庞大的老龄消费人群，从经济发展的角度，日本很多商家以往把销售目标定位于年轻人的经营模式似乎有点不合适了，他们开始重视老人们的各种需求。

在专为方便老人购物建立的东京"巢鸭老人街"上，更是满街步履蹒跚、头发花白的老人，他们三两一群，开心地聊天购物。在老人购物街上根本不需要什么标志，单看街面上的行人，便知道这儿就是老年人购物街了。

这条街所售物品，如服装、鞋子、食物等都专为老人们设计，非常人性化，为老人着想得细致而周到。巢鸭街的衣服并不时髦，但宽大厚实、质地好，鞋子宽松舒适，食物也多是传统特色，很符合老年人的口味。日本对老年人的关爱与照顾，完全融在了这一点一滴的细节中。

这里被誉为大叔大妈们的圣地，老人们都爱到这里来购物，因为这条街上的东西很多都是老年人想买但是别的地方不卖的。但老年人购物街上的店铺并非全部"老龄化"，你会意外地发现还有专卖儿童服装和玩具的店铺。老人们给孙辈挑礼物比给自己买东西的热情还高，看来日本的商家也明白"隔辈亲"的道理。

此外，随着大型购物中心向郊区转移，对腿脚不便又不会开车的老年人来说，购物成为了重大难题，有些商店为了方便老人购物，专门开设了老人免费专车。巢鸭街位于东京都丰岛区东部，有两条地铁线途经此处，70岁以上的老年朋友都可以免费乘坐，很好地解决了日本老年群体被称为"购物难民"的尴尬。

即便如此，日本"黑猫"宅急便公司也联合超市，开发了一种方便老人购物的新系统。该公司在超市等商业场所设置电脑终端，可以显示超市内所有的商品，老人只要在上面用手指输入想要购买的物品，就可以空手回家了，所购物品随后将会被送到老人家中。

在这条老人街还有一项特别服务，称为AED——如果有老人昏倒，送医院前先进行心脏按压等急救。商店的人员都要接受相关的"救命讲习"，这在中国的商业街是很难看到的。

在日本，有的老年人孤身一人前往商店街，有的则是和朋友或老伴一同去。他们在逛这条街时似乎能回味流逝的岁月，找回失去的尊严。中国的老年"购物难民"又何尝不需要这种底气和尊严呢？

规划银发生活圈

银发一族已成为日本一个规模庞大的人群，让他们老有所居成为一个大难题。靠着土木建筑技术和资金的投入，再豪华、再舒适的建筑设施都可以随心所欲地建造出来，但这只是个空壳，重要的是里面的内涵。如果老人不能享受每一天，不能过得快乐，那么再美的环境、再方便的设施也毫无意义。

近年来，日本各地开始大规模建设"高龄者住宅区"。去年，福冈县在北九州市八幡东区建成了当地首座"高龄者住宅"。这是经过日本政府厚生劳动省认可的适合高龄者的专用租赁住宅，居住者必须在60岁以上。

高龄者乐园和普通的住宅有什么区别呢？这种住宅区是供老年夫妇独立生活的地方，和我国的养老院有很大区别。在住宅的整体规划上，充分考虑到老年人由于身体机能退化引起生理和心理变化等多方面因素，也充分注重老年人的生活习惯。

从方便和经济角度出发，住宅整体规划占地较小，按低密度、低容积率进行平面展开；功能区布局合理，缩小了服务半径；在建筑形式上基本采用庭院组团式设计，体现邻里亲情，保证其与社会的接触交流；交通组织方面也充分考虑到老年人行动缓慢，从而采取人车分流，设置景观步道。日本所有的老龄住宅室内外环境设置，都尽可能让老人有独立生活的能力。

中国社科院人口与劳动经济研究所所长表示，人口老龄化已成为我国"十二五"最重要的挑战。一方面，政府要重视和引导；另一方面，企业要积极参与开发老年市场。

日本在打造老年住宅的同时，一些企业和个体户也纷纷转变自己的策略，许多原本和年轻人息息相关的便利店，也改变自己的经营方式以迎合社区老年人的需求。他们将服务的目标人群锁定在社区老年人身上，从内容到形式上都变得更贴近老年人。

在这些便利店中，有专门为老年人设计的休息空间，放有桌子、液晶电视和推拿椅等。老年顾客购物之余，可以在此处自由地吃东西、聊天。货架之间的空间更大，方便老人推购物车行走。

商店中卖的多为老年人偏爱的商品，其中所有的价格标签都是大号字体的，便于老人辨认，同时还配备有血压计。便利店里，安装了坐着轮椅也能使用的洗手间。在收银台处，顾客还可以把拐棍、手杖之类的放在拐棍架上存放。横滨市有一个大型住宅区每周二会有方便老人的"自由菜场"，顾客几乎都是60岁以上的老人。

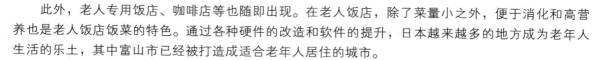

此外，老人专用饭店、咖啡店等也随即出现。在老人饭店，除了菜量小之外，便于消化和高营养也是老人饭店饭菜的特色。通过各种硬件的改造和软件的提升，日本越来越多的地方成为老年人生活的乐土，其中富山市已经被打造成适合老年人居住的城市。

打造老人服务体系

在日本，老人们不仅可以买到称心如意的商品，住在舒适温馨的社区，还能享受优质专业的服务。在相关政策和法律的保障和政府的大力支持下，日本的老人服务充分利用社会资源，汇集各方力量以适应不同身体状况老年人的需要。

作为社会特殊群体的老年人在年龄、身体状况、文化水平等方面存在很多差异，因此其对服务的需求也就有所不同，这要求日本构筑一个多层次的服务体系。

日本针对身体状况不同的老人提供不同的卫生、医疗服务项目，包括定期健康检查、上门医疗服务、发放必需药品、家庭护理服务等。同时，针对不同文化水平的老人也设计了不同的服务项目，比如，组织书画、棋类比赛，举办健康讲座，组织各种主题游览。

从日本的经验来看，高素质、专业化的老人服务工作人员是优质养老服务的重要保证，基本上能让老人们不出门而且少花冤枉钱就能享受高质量服务。日本的服务机构非常注重对老人的心理养护和教育培训等，不像我国的一些养老场所，仅停留在保证老人基本生活的程度上。

首都经贸大学教授陈立平认为，包括政府、企业、非营利组织在内的多样化组织形式，有着适应不同层次老年人需要的丰富的服务内容。这一切都使日本的老年人在为社会做出应有的贡献后能够无忧地度过晚年，享受社会对他们的回报。

随着我国老龄化的加剧，老年人口比重不断上升，家庭结构的变化又使得传统家庭养老模式逐渐衰退。的确，目前我国的社区服务存在资金不足、质量不高、效率低下、内容单一等诸多问题。日本多层次的服务体系不但符合我国老年人的养老意愿，而且与我国经济发展水平相适应。作为最先进入老龄社会的亚洲国家，日本的经验与对策有着十分重要的借鉴意义。

毫无疑问，日本目前不仅是世界上老龄化最快的国家之一，而且也是老人生活最方便的国家之一。从老人街、老人饭店、老人菜场，到高龄者住宅区、老人城市，日本老人的各种需要，在为老人们专设的地方都得到了很大满足。

在老龄化社会问题上，日本的今天就是中国的明天。"购物难民"如今已成为我国必须面对并亟待解决的难题。相比日本的经验，确保我国"购物难民们"老有所依、老有所养、老有所乐，全社会的共同参与将是巨大的挑战。

同步训练

"情境导入"中的王阿姨有一天想去一家离家较远的大超市购买一些老年化妆品，你被派出陪同王阿姨一起去，请详述你将如何执行此项任务，若遇到王阿姨可能上当受骗的情况应如何处理。分小组进行角色扮演。

任务四

陪同休闲活动

任务描述

休闲活动存在于每个人的生活当中，无论是年老的人，还是年少的人，而对于年老的人来说，休闲活动对于他们这个人生阶段尤为重要。重要不仅在于与日常生活息息相关，更重要的是有"有意义的休闲活动"可以延缓及推迟老年人的功能丧失和其他心理疾病的发生。怎样把休闲活动转化为"有意义的休闲活动"便显得格外重要。

对于陪同者来说，若能通过本次的学习懂得怎样设计有意义的活动及掌握有意义活动的技巧，便可在陪同服务过程中正向地引导老年人尽情享受生活的乐趣，为他们的晚年生活增添些色彩，保持、改善、提高他们的生活品质！这也才是陪同休闲活动的本质及价值所在。

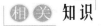

相关 知识

一、"有意义休闲活动"的定义、价值和意义

什么是有意义的休闲活动呢？外出走走算不算是有意义的休闲活动呢？甚至有人问，吃喝拉撒睡算不算有意义的活动呢？吃喝拉撒睡的确是活动，但那些仅仅是一个人的基本生理活动。而我们这里所要说的是有意义的休闲活动是能给给人们带来满足感，让人们能够乐于参与其中的活动。而这里所提到的有意义的休闲活动，主体是可以参与其中的老年人们。

当我们接触老年人时，有的老年人并不知道自己喜欢什么活动，甚至也没有什么休闲活动。而有的老年人认为在家里干干活就已经是很好的休闲活动了。其实有意义的休闲活动里还蕴藏着社交活动的能力，而保持正常的社交活动关系，对于每个人来说都意义重大。每个人都需要与人接触和交往，不然就会容易陷入孤僻，产生焦虑、无助感、无价值感等。所以陪同的工作人员需要帮助老年人找到或参与到有意义的休闲活动中去，这样可以使他们有感受到身心愉悦的机会，并找到自我肯定的源泉，产生归属感、存在感及体会价值所在。

延伸 阅读

老年人休闲娱乐四大原则

如今老年人的休闲娱乐活动越来越多了，很多老年人参加一些社区组织的休闲娱乐活动，但是在休闲娱乐的同时要注意适当，大量的运动不但对体力有影响，严重时可能会影响到健康。

1. 休闲不宜过头

相当多的老年人很讲究休闲娱乐，以期强身健体，但老年人的休闲娱乐不能过了头。这是因为老年人的身体条件与中年人、青年人有差别，因而，休闲娱乐的方式也不同。

2. 休闲以静养为主

休闲要以静养为主，如种花、看书、打太极拳、散步等。而打球、爬山、跳舞等方式尽管对老人也非常重要，但一定要适度，以适应其各种生理功能下降的现实。

3. 休闲时间也不能过长

许多老年人喜欢看电视，甚至一天几个小时离不开电视，也有的老年人像年轻人一样上网，这些娱乐休闲活动可以让老年人的大脑接受一些新的刺激，使他们得到意想不到的满足和收获，起到减缓衰老的作用，但久看电视或者长时间上网会对他们的健康造成非常大的危害，加速衰老，尤其那些有心脑血管疾病的老年人，更不能久看电视或上网，而且不能看令人过于兴奋、恐惧、激动的节目。

4. 多参与社会公益性活动

老年人假若可以将自己的休闲活动与承担社会功能相结合，多参与社会公益性活动，身心就可以得到很大的满足，为夕阳增添更加瑰丽的色彩。

二、怎样评估、设计和安排"有意义的休闲活动"

评估、设计、安排"有意义的休闲活动"的要素，即原则。

可以评估老年人的：兴趣；身体活动能力；参与活动的意愿。

下面介绍设计、安排原则：

(1) 老年人乐于参与，能够体会到满足感。

(2) 所参加或设计的活动和老年人自身能力相匹配。

(3) 设计时要加入老年人个人的兴趣喜好。

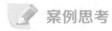 案例思考

设计"有意义的休闲活动"

王阿姨今年78岁，中风偏瘫，一侧的手部功能很差，一侧尚好。患病后的王阿姨，精神有些抑郁，对生活失去了兴趣，高兴的时候很少。

工作人员小李在与王阿姨打交道的过程中，发现王阿姨很喜欢她的头发，也喜欢看自己年轻时的照片。之后，小李就借机会赞美王阿姨漂亮，头发也很好。王阿姨听了很是高兴，也会想照照镜子。

根据这个发现，小李为老年人设计了一个活动，每天陪老年人花15分钟梳头发，照镜子，陪她聊天，不停地赞美王阿姨。同时，小李鼓励王阿姨用功能差的手来做梳头发的动作，练习了手部功能。

这样，就把一个原本很平常的动作，转化成对王阿姨来说是"有意义的休闲活动"了。

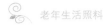
三、了解"有意义的休闲活动"的类型

（1）兴趣活动。比如：绘画、音乐、刺绣、下棋等。

（2）家务活动。比如：收拾房间、做饭等。

（3）社交活动。比如：让老年人和外部世界保持接触，不要过与世隔绝的日子。

四、"有意义的休闲活动"推荐

随着年龄的增长有些老年人的记忆力水平开始下降，陪伴者可以设计一些相关记忆力的活动。

（1）老照片活动。

陪同者可以和老年人一起看老照片，追忆自己的成长岁月，让老年人维持远期记忆。

（2）绘画活动。

绘画活动能够锻炼老年人的想象力、注意力、色彩和空间感，锻炼手脑并用和身体协调能力。

（3）晒太阳——光照活动。

光线对人体具有相当大的作用。一来可以稳定情绪，减少抑郁的发生；二来可以帮助大脑调节生理时钟，让人体的作息趋于规律化。所以，陪同者要经常带老年人到户外去晒太阳、呼吸新鲜空气，有助于老年人的身心健康。

（4）社交——团体活动。

正常的团体社交活动，可以让老年人在团体的环境里感受到自己被关怀、被肯定，有机会关心他人，产生价值感，也会因此增加对生活的乐趣。

五、陪同老年人"有意义的休闲活动"的操作要点及注意事项

（一）操作要点

（1）陪同老人户外散步（含轮椅）、至亲友处聊天、参加团体性活动（如宗教信仰聚会、慢性病俱乐部等）、参加个别性活动（如下棋、体操）及参观机构等，首先确定活动的性质、内容和注意事项，选择合适的交通工具，确保老人安全。

（2）协助老人活动，注意老人的心理需求，维护老人的尊严。

（3）多观察及多了解老年人在参与活动时容易出问题的地方，给予及时的支持和鼓励，避免指责的言语，用老年人能接受的语言进行引导。

（4）以老年人为中心，尊重老人的爱好，不武断干涉老人的活动。

（5）避免老人心身过劳，或者活动时间过长，中间要让老人适当休息。如遇竞赛性活动，注意老人的心理，不因输赢大喜大悲，掌握老年人心理及体力所能承受的度，首要保证安全。

（6）注意气候因素，防止老人受凉。活动时间较长，要叮嘱老人多饮水。

（二）注意事项

（1）根据老年人身体的状况调整活动时间。正常情况下，休闲活动的时间为30～40分钟即可。

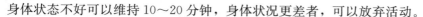

身体状态不好可以维持 10～20 分钟，身体状况更差者，可以放弃活动。

（2）天气不好，可以陪伴老年人在家里进行活动。

（3）若是外出，准备好老年人常用物品。包括老年人平日备用的急救药品，如速效救心丸。

（4）若在外出时间出现突发情况或意外，及时与所在机构、老年人家人联络，或者拨打急救电话进行救护。

同 步 训 练

为"情境导入"中的王阿姨设计至少 3 项有意义的休闲娱乐活动，详述活动方案，并说明理由。选择其中一项活动进行小组角色扮演。

任务五

陪读陪聊

任务描述

陪读陪聊是目前社区居家养老服务中一项需求量很大的服务内容。陪读陪聊不仅体现了对老年人的关爱与心理呵护，而且还体现出了老年人自身的，有需要与他人分享生活点滴的被认同、被重视、被关注的存在感和价值感。尤其现在大多数老年人没有与子女同住，与人交流、被人呵护、关注都略显不足的情况下，老年人的心理需求更加明显。无论是"空巢"老年人、鳏寡独居的老年人，还是"失独"家庭，都亟须陪读陪聊服务来疏导他们内心当中那些久已没有人倾听、无处倾诉的心声，来缓解及释放他们心灵上的负累与饥渴感。

在此要申明的是，陪读陪聊服务并不是现在大多数人所认知的，只是随便聊聊天，陪着干待着，无话可说。甚至有人误解陪读陪聊服务与性服务有关。这真的是让人尴尬的事。若不扭转这样的认知，也许我们接到的更多是骚扰电话。

专业的陪读陪聊服务不仅是满足老年人的心理需要，也是引导他们保持与人交流、交往及融入社区生活的一种途径。借助陪读陪聊让老年人感受到自身的存在感、引导他们认识到，他们还可以有机会与他人分享自身的经验、经历，激励别人，给他人带来帮助，从而认识到及找到自身更深层次的价值感。

即使年华已经逝去，人已经苍老，但是还有存在的价值感和意义。这种存在感与价值感在于与他人的互动所得。陪伴者与被陪伴者永远是个不可分割、彼此需要的载体，他们在彼此中也遇见自己。

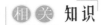

（一）评估

（1）评估老年人阅读或喜好的听到信息范畴。如：新闻报纸。

（2）评估老年人喜好聊天的内容范畴。如：天文地理、时事新闻、奇闻异事等。

（3）评估老年人忌讳听到哪些内容和忌讳的聊天内容，甚至忌讳的词句。如：人老了，不中用了……

（二）内容选择

（1）根据老年人的兴趣爱好，来选择陪读的范畴。

（2）在某一时期内，可以选择相对固定的书籍来读。

（3）陪聊的内容避开老年人家庭里忌讳的事，还要根据了解到的老年人家庭背景的风俗习惯说恰当的言语。

（三）注意事项

忌讳聊及老年人家庭中隐秘的事情，如：家里的存款等。

（1）每次陪读的内容不要过多，也不要过少。过多会使老年人疲倦，过少老年人兴致未得到满足。需要根据陪读工作人员对老年人了解后，掌握合适的"度"。

（2）陪读陪聊最好是在上午进行。一般不要超过45分钟，可以选择在30分钟～45分钟。若是下午，可以选择在3点～4点。

陪读陪聊是一门艺术，它较集中体现了陪同者的文学修养及沟通能力，语言表达能力，善于引导的技巧，以及心理知识的运用等能力。所以在这样高难度的陪读陪聊服务下，需要督促从事这个行业领域的人员不断学习，进行跨学科的经验交流及实践工作的大量积累，才能为老年人提供优质的陪读陪聊服务。

案例思考

李阿姨今年76岁，病患在床，老伴82岁，家中有个患脑瘫的儿子，今年42岁。刘姐是为老服务中心的一名工作人员，在李阿姨家服务。在与李阿姨交流的过程中，李阿姨问起了刘姐的家庭情况，刘姐人很诚实，也很坦诚，说起了自己父母死得早，后来丈夫又死了……

当天刘姐服务结束后，李阿姨给为老服务中心的主管打了电话，问从明天起是否可以换个工作人员到她家中去服务。主管好奇事发突然，就问是不是发生了什么事。李阿姨说这个刘姐命太苦，克家人，命不好，晦气等。

从这个案例中，你能看到什么问题？

四、进入老年人家中陪读陪聊的工作原则

进入家庭为老年人提供此项服务是不容易的，这个不容易指的是高质量的服务品质。工作人员需要掌握以下几点原则：

（1）进入家庭，要学会入乡随俗的言语。

（2）尊重老年人的生长环境和不同文化水平。

（3）引导老年人一起读，一起探讨其中的内容，甚至鼓励老年人反过来尝试为陪读的人来读、来聊。

（4）陪读陪聊的人，最好能对老年人感兴趣的点或其他细节内容进行记录、整理，以便更好地服务于老年人。

陪读陪聊需要互动，需要双方的参与，可能最初老年人是被动的，但通过陪读陪聊人员的带动和引导，可以帮助老年人更多地参与其中，享受其中。艺术是普通点滴生活得升华，陪读陪聊的艺术在于在交谈中不知不觉地寻找到一种力量，一种深度思想，找到交流中的价值及乐趣。

五、陪读陪聊的注意事项

（1）了解老人的生活和职业经历，了解老人感兴趣的食物，选择老人感兴趣的话题。

（2）对一些失智老人，可利用照片、音乐、物品等激发老人对往事的回忆，以促进老人的思考，延缓智力的衰退。

（3）老人反复唠叨某一件事时，应做一个好的倾听者，应用交流技巧促进老人表达，不应有不耐烦的表情。

（4）为老人读书、读报，语速要慢，咬字清楚，可与老人交流对某些事件的看法。

（5）当与老人有不同的见解、看法时，不应与老人争执，使老人激动、生气，但也不必一味地认同，适当的争论有时候可激发老人的兴趣。

（6）陪读陪聊服务，有时会引来一些不怀好意者的试探及诱惑。陪读陪聊工作人员要理性分辨，智慧地引导开来，保护好自己。同时避免与老年人发生口角、冲突。同时，也要尊重老年人，找机会正向引导他。

（7）陪读陪聊的时间段，不要选择在傍晚或夜间。

（8）陪读陪聊服务在家里进行时，工作人员要在进入家庭时了解门窗等方便出入的通道，以便被服务老年人有不轨行为时，可以找机会逃生。

延伸 阅读

陪老年人聊天可以预防老年痴呆

日本老年问题研究所三谷隆生所长最近呼吁，人们应多与老人对话。因为老人年更需要倾诉和陪伴，需要被人关注。三谷隆生指出，目前老年人最大的问题是孤独。他曾在多个老人院任院长，也曾做过老人福利学校的老师，他认为与老人相处的经验就是增加对话。

为减轻老人的孤独感，目前日本很多地方都实行"老小共处，互相学习"。小学校或幼儿园都与当地老人建立了联系，定期互访，邀请老人到小学参加活动，让他们讲过去的事情，讲从前没有电子游戏机的时候玩些什么。有的学校还将空置的教室开辟为老年人活动中心，让老人在孩子们的读书声和喧闹声中感受活力。

此外，在日本各地的慈善机构，有一项慈善活动是陪老人说话。志愿者上门陪老人说话，也有通过电话问候老人的。不少志愿者表示与老人聊天能听到很多过去有趣的事情，能感受老人们的人生经验，对自己来说也是很好的学习机会。

三谷所长认为与老人对话可以稍微"偷偷懒"，这样做既给了老人们最需要的关心和爱护，也给自己留下空间。比如说，当老人重复多次说旧事时，不要说"您说过多次了，我知道"，甚至急躁地说出下文。对于老人，这样的态度是粗暴的，作为晚辈完全可以换一种柔和轻松的方式：可以"嗯"、"啊"地答应着，但脑子里想则在想着自己的事情。因为已经知道老人下面要说的旧事是什么，所以完全可以随时接上话茬。

同 步 训 练

张爷爷，83 岁，是一位退伍老军人，参加过抗日战争，由于子女不在身边，老伴也已去世，张爷爷迫切需要有人陪同聊天交流，你被派去提供该项服务。服务过程中，你发现张爷爷总是反复讲述他当年抗战的事情，你已听得快会背了，他还经常说现在的年轻人如何身在福中不知福，不懂得珍惜美好生活，这让你有些不服气，对此你将如何应对？请针对该案例进行小组角色扮演。

项 目 小 结

本项目阐述了老年人陪同服务的迫切性、重要性、价值与意义。与此同时，此项服务也在敦促着从事养老服务中的各类人员意识到陪同服务存在的重要性，把看似简单的陪伴、陪聊等服务提升为专业的、有高质素的服务项目。当家人不能担当相应责任或实际现状已不具备家庭实质意义的时候，陪同服务给予了有需要的人一个可以停靠、信赖的港湾，让他或她依旧可以享受到生命存在的价值和意义，坦然接受因为家庭成员不能担当相应的照护而带来的困扰、哀伤、恐惧、抱怨、无价值感，引导他们积极地面对生活，可以有尊严、有品质地生活。

一、选择题（选项不限）

1. 陪同就医不需要考虑的事情包括（　　）。

　　A. 陪同就医时的路线　　　　B. 陪同就医时，有可能出现的意外

　　C. 陪同就医时，医生所开的药物　　D. 陪同就医外出时，所准备的物品

2. 陪同购物需要注意的事项包括（　　）。

　　A. 行走或乘车路线

　　B. 外出所备物品

　　C. 安全措施

　　D. 不需要提醒老年人被售货员误导购物

二、简答题

1. 简述陪同服务过程中需要注意哪些事项。

2. 简述陪同服务给家庭或个人带来怎样的影响。

三、论述题

　　作为一名从事养老服务行业的工作人员，你怎么看待陪同服务？陪同服务是否有存在的价值？

教学做一体化训练

参考文献

1. 辛胜利主编．养老护理员（初级）．北京：中国劳动社会保障出版社，2013.

2. 钟华荪主编．老年人家庭安全照顾．北京：人民军医出版社，2008.

3. 朴顺子，尚少梅主编．老年人实用护理技能手册．北京：北京大学医学出版社，2011.

4. 倪荣，王先益主编．居家养老护理．杭州：浙江大学出版社，2009.

5. 许福子编著．老年生活护理．北京：经济管理出版社，2007.

6. 黄剑琴，彭嘉琳主编．养老护理员（基础知识与初级技能）．北京：中国协和医科大学出版社，2005.

7. 李小寒，尚少梅主编．基础护理学．北京：人民卫生出版社，2006.

8. 宋燕华主编．精神障碍护理学．长沙：湖南科学技术出版社，2001.

9. 宋岳涛主编．老年综合评估．北京：中国协和医科大学出版社，2012.

10. 谢阳谷，赵静主编．中医心理保健．北京：北京科学技术出版社，2009.

11. 杨顺秋，凌云霞，戴志鑫主编．现代医院护理员（含护工）技能培训．北京：军事医学科学出版社，2008.

12. 邱保国，杜文森，邱彤主编．一本书读懂失眠．郑州：中原出版传媒集团，中原农民出版社，2013.

13. 孟令君主编．社区居家养老服务．北京：中国社会出版社，2012.

14. 李明子主编．社区护理学．北京：北京大学医学出版社，2006.

15. 陈珊珊主编．不活九十多就是您的错——健·活出高质量．北京：北京出版社，2005.

16. 章晓幸主编．基础护理技能．北京：高等教育出版社，2012.

17. 魏兰新主编．不活九十多就是您的错——禄·远离与吃有关的病．北京：北京出版社，2005.

18. 胡献国．流感的药粥疗法．中国社区健康，2010（121）.

19. 中国营养学会．中国居民膳食指南．拉萨：西藏人民出版社，2008.

20. 翟凤英主编．我的平衡膳食．北京：北京大学医学出版社，2009.